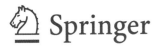

世图医学

止血与血栓

Hemostasis and Thrombosis

主编　[美]托马斯·G.德洛格利
Thomas G. DeLoughery

主译　万晓红　万林骏　岳锦熙　朱炜华　王　刚

U0397826

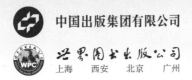

中国出版集团有限公司

世界图书出版公司
上海　西安　北京　广州

图书在版编目（CIP）数据

止血与血栓/（美）托马斯·G.德洛格利主编；万晓红等译. —上海：上海世界图书出版公司，2024.2
ISBN 978-7-5232-0860-1

Ⅰ.①止… Ⅱ.①托… ②万… Ⅲ.①止血②血栓栓塞 Ⅳ.①R459.9②R543

中国国家版本馆CIP数据核字（2023）第211851号

First published in English under the title
Hemostasis and Thrombosis, edition: 4
edited by Thomas G. DeLoughery
Copyright © Springer Nature Switzerland AG, 2019
This edition has been translated and published under licence from
Springer Nature Switzerland AG.

书　　名	止血与血栓
	Zhixue yu Xueshuan
主　　编	[美] 托马斯·G. 德洛格利
主　　译	万晓红　万林骏　岳锦熙　朱炜华　王　刚
责任编辑	陈寅莹
出版发行	上海世界图书出版公司
地　　址	上海市广中路 88 号 9-10 楼
邮　　编	200083
网　　址	http://www.wpcsh.com
经　　销	新华书店
印　　刷	杭州锦鸿数码印刷有限公司
开　　本	787mm × 1092mm　1/16
印　　张	15.25
字　　数	300 千字
印　　数	1-1200
版　　次	2024 年 2 月第 1 版　　2024 年 2 月第 1 次印刷
版权登记	09-2022-0441
书　　号	ISBN 978-7-5232-0860-1/R·692
定　　价	230.00 元

译者名单

主　　译

万晓红　万林骏　岳锦熙　朱炜华　王　刚

译　　者（按翻译章节排序）

朱姝婧　韩　辰　于晓帆　刘欧亚　任宗芳

李　晖　杨　锦　刘　怡　张瑞凌　马敏慧

王媛媛　段玉珊　杨　渊

主译简介

万晓红

云南省兴滇英才支持计划"医疗卫生人才",硕士生导师,主任医师,昆明医科大学第二附属医院重症医学科副主任。

云南省重症医学质量控制中心副主任,云南省重症医学分会委员,云南省重症医师分会委员,云南省转化医学会重症医学专业分会常委,云南出凝血多学科联盟副理事,云南省医院协会ICU管理专业委员会委员,西部重症医学协作组青年委员及西部重症菁英学院培训导师。

从事重症医学专业工作28年,擅长各类休克、脓毒症、ARDS、重症急性胰腺炎、重症产科、重症神经等危重症的监护与治疗,研究方向为重症凝血紊乱、重症营养。先后主持、参与国家科技重大专项课题、昆医联合专项、云南省卫生科技项目、云南省教育厅科学研究基金项目、卫生科技计划项目、昆明医科大学第二附属医院院内科研项目。曾获云南省卫生科技成果奖励三等奖、云南省科技进步三等奖。至今已在国内外核心期刊发表论文40余篇,参编国家级继续医学教育项目教材1部,译著2部。

作者简介

莫利·M. 多赫蒂（Molly M. Daughety），医学博士

美国，北卡罗来纳州，达勒姆，杜克大学医学中心，血液和肿瘤科

托马斯·G. 德洛格利（Thomas G. DeLoughery），医学博士

MACP FAWM（译者注：master at the American College of Physicians，美国医师协会会长；Fellows of the Academy of Wilderness Medicine，荒野医学科学院院士）美国，俄勒冈州，波特兰，俄勒冈健康与科学大学，内科、病理科和儿科，血液科/肿瘤内科

克里斯蒂娜·海莉（Kristina Haley），骨科医学博士

美国，俄勒冈州，波特兰，俄勒冈健康与科学大学，儿童血液科/肿瘤科

贝萨妮·T. 塞缪尔森·班诺（Bethany T. Samuelson Bannow），医学博士

美国，北卡罗来纳州，达勒姆，杜克大学医学中心，血液科和肿瘤科

约瑟夫·萨彻尔（Joseph Shatzel），医学博士

美国，俄勒冈州，波特兰，俄勒冈健康与科学大学，医学和生物医学工程系，血液科/肿瘤内科

译　序

　　凝血、抗凝血、纤维蛋白溶解和抗纤维蛋白溶解系统，以及血管和血小板构成了机体维持血液流动状态和生理性止血的关键环节。当创伤血管破损、发生出血时，可通过局部损伤血管收缩、血小板聚集及凝血因子参与使血液凝固，从而避免过度失血，达到止血的目的。止血过程所带来的凝血因子消耗、局部血栓形成，应看作是创伤发生时机体正常的生理反应。而与其不同的是，在其他致病因素作用下，导致凝血与抗凝血之间的平衡紊乱时，病理性血栓形成，这种血栓不管是以血小板为主的血栓，还是以纤维蛋白形成为主的血栓临床表现是以器官功能不全，甚至器官衰竭和出血为结局。当然临床上能见到的，还有非血栓形成的凝血和抗凝血平衡紊乱，如先天性凝血因子缺乏或器官凝血因子产生不足或破坏过多等，都可以导致病理性出血。由此可见，凝血与抗凝血平衡紊乱的病理生理是复杂的，使得临床医生一直以来，对临床体征结合凝血指标的解读有一定难度，导致治疗措施争议不断。随着近些年分子生物学、基因组学及蛋白质组学等新技术研究的深入发展，与凝血相关的各种细胞成分的结构和特征及细胞作用位点逐步阐明，让我们对凝血、抗凝血及纤溶系统血栓形成的病理生理学意义有了新的认知。

　　本书以生理性止血和病理性血栓为主题，注重凝血与抗凝血的病理生理学基础，结合本领域的研究进展，阐明了凝血紊乱导致的各类疾病的来龙去脉，对临床诊断与防治有很强的指导意义。对临床具有很好的启发性和适用性，是一本值得推荐的书。

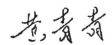

昆明医科大学第二附属医院重症医学科教授

中华医学会重症医学分会第一、二、三任常务委员

中华医学会重症医学分会"重症医学杰出贡献奖"获得者

本书获云南省"兴滇英才支持计划"项目经费支持

目　录

凝血基础

托马斯·G.德洛格利

应该掌握凝血的基本机制，以便理解止血障碍和旨在改变凝血的治疗方法。一般来说，凝血分为纤维蛋白形成、纤维蛋白溶解、血小板功能和天然抗凝剂几个方面。

纤维蛋白形成

凝血级联反应是一系列酶促反应，旨在将初始创伤的损伤放大为形成纤维蛋白血栓。最近的研究揭示了纤维蛋白是如何在体内形成的，而不是研究如何在试管中形成。在本书中，体内途径被称为凝血的"新途径"。不过，这两种最常见的凝血实验室检测和许多书籍仍然基于凝血的试管模型，因此学习一点旧的凝血模型对于理解这2个实验室测试和许多经典文献很重要（图1.1）。

旧途径

在试管中，组织因子（TF）+活化Ⅶ因子（Ⅶa）比Ⅺ因子能更有效地激活X因子。这一途径是通过向血浆中加入少量组织（"组织凝血激酶"，通常是动物大脑的碎片）来启动的。这些研究中

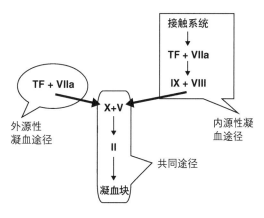

图1.1 凝血级联反应

注：TF组织因子，Ⅶa活化Ⅶ因子，Ⅱ、Ⅴ、Ⅷ、Ⅸ、X分别指相应凝血因子

使用了脑组织，因为它是磷脂和组织因子的极好来源。由于添加了一种外源性启动因子，即脑组织，该途径被称为外源性凝血途径。当血液暴露在玻璃中时，第二种途径便被触发。由于没有添加任何物质（除了玻璃表面），因此被称为内源性凝血途径，该途径依赖于一组不同的酶导致Ⅻ因子激活Ⅺ因子。X因子形成之后，2种途径是相同的，因此从X因子到纤维蛋白形成被称为"共同"途径。

总结：

外源性凝血途径：TF + Ⅶa → X a + V → Ⅱa→凝血块

内源性凝血途径：接触系统→Ⅸa + Ⅷ→Ⅹa + Ⅴ→Ⅱa→凝血块

共同途径：→Ⅹa + Ⅴ→Ⅱa→凝血块

（译者注：标有a的凝血因子为活化凝血因子）

这些途径解释了实验室结果，但不符合临床观察。接触激活途径缺陷的患者并没有出血，这提示出血与内源性凝血途径不相关。另外，血友病患者缺少Ⅷ因子和Ⅸ因子（内源性凝血途径），这意味着仅靠外源性凝血途径不足以支持止血。这些相互矛盾的观察结果导致了"新途径"的发展。

参与因素

大多数凝血蛋白是酶（丝氨酸蛋白酶）或辅助因子（表1.1）。凝血蛋白是一个由丝氨酸蛋白酶组成的框架，其上添加了不同的蛋白结构域，这些结构域

表1.1 凝血相关蛋白

酶	辅助因子	其 他
Ⅱa因子	组织因子	纤维蛋白原
Ⅶa因子	Ⅴ因子	ⅩⅢ因子
Ⅸa因子	Ⅷ因子	α_2抗纤溶酶
Ⅹa因子	蛋白S	纤溶酶原激活物抑制物
Ⅺa因子		抗凝血酶
蛋白C		
组织型纤溶酶原激活物		
纤溶酶		

的作用是为凝血蛋白添加不同的功能。

因子Ⅱ、Ⅶ、Ⅸ和Ⅹ、蛋白C、蛋白S和蛋白Z在蛋白质的氨基末端具有维生素K依赖性谷氨酸（GLA）结构域。这些结构域包含9～11个谷氨酸，经修饰形成γ-羧基谷氨酸（GLA）（图1.2）。这种修饰使钙能够与这些蛋白质结合。钙的结合改变了蛋白质的构象，使其与磷脂表面结合。肝脏GLA氧化还原反应依赖于维生素K（Koagulation）。如果没有这种维生素，就会产生功能失调的凝血蛋白，这些蛋白质在凝血反应中功能很差。华法林阻断维生素K的循环，导致功能性凝血因子的减少。

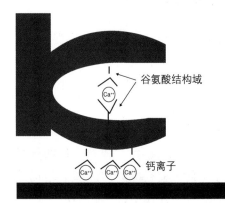

图1.2 谷氨酸结构域的功能

Ⅱ因子、组织型纤溶酶原激活物（tPA）和纤溶酶原包含"kringle"区域（以丹麦糕点命名）。这种三环结构域有助于这些蛋白质与纤维蛋白原结合（图1.3）。

Ⅴ因子和Ⅷ因子是非常相似的分子，需要凝血酶激活，其辅助因子功能的机制尚不清楚。这两种辅助因子的存在将凝血因子的效率提高至少10万倍。

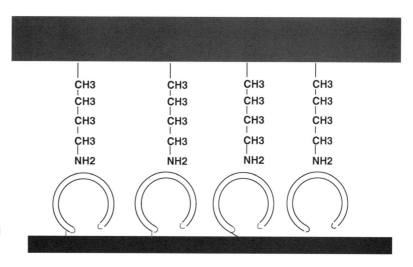

图1.3　赖氨酸残基和三环结构域

"四元复合体"

　　大多数凝血反应有四个组成部分，首先是酶与辅助因子的结合，它们通过钙结合到一定的凝血表面（表1.2）。这有助于在这一表面形成一个小的"凝血工厂"，并通过将这些成分聚集在一起提高反应效率（图1.4）。

- 酶：（Ⅶa、Ⅺa、Ⅹa、Ⅱa、蛋白C）
- 辅助因子：（Ⅴ、Ⅷ、TF、蛋白S）——以数量级加速反应
- 钙：将蛋白质结合到凝血表面
- 磷脂表面：具有负电荷，通过使蛋白质相互靠近来加速反应

表1.2　关键凝血反应

关键反应
新途径 TF+Ⅶa→Ⅸa+Ⅷ→Ⅹa+Ⅴ→Ⅱa→凝血块

旧途径	
内源性凝血途径	接触系统→Ⅸa+Ⅷ→Ⅹa+Ⅴ→Ⅱa→凝血块
外源性凝血途径	TF+Ⅶa→Ⅹa+Ⅴ→Ⅱa→凝血块
共同途径	→Ⅹa+Ⅴ→Ⅱa→凝血块

纤维蛋白形成 纤维蛋白原-（凝血酶）→纤维蛋白单体→纤维蛋白聚合物-（ⅩⅢ因子）→纤维蛋白凝块

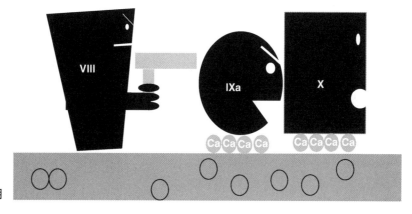

图1.4　辅因子的作用

凝血启动

概述：TF+Ⅶ→Ⅸ+Ⅷ→Ⅹ+Ⅴ→Ⅱ

凝血启动的关键步骤是暴露组织因子（TF）。TF是一种跨膜表面分子，或多或少存在于除内皮细胞和循环血细胞外的所有细胞表面。因此，在正常条件下，流动的血液永远不会暴露于TF。创伤后，血液从血管中溢出并与TF接触，这就是凝血级联反应的启动因素。

TF结合Ⅶ因子，如果没有活化Ⅶ因子（Ⅶa）来裂解Ⅸ因子，该反应将立即停止。然而，一小部分（0.1%）Ⅶ因子以活性形式循环，来自血液的这一部分Ⅶa结合TF，然后TF-Ⅶa复合物激活周围的TF-Ⅶ复合物，这些复合物将Ⅸ因子转化为活化Ⅸ因子（Ⅸa）（"内切酶"），并将Ⅹ因子转化为活化Ⅹ因子（Ⅹa）（"外切酶"）。

当形成Ⅸa后，它和辅助因子活化Ⅷ因子（Ⅷa）一起将Ⅹ因子转换为Ⅹa。Ⅷa的存在对于Ⅹa复合物至关重要。虽然Ⅶa激活Ⅹ因子是凝血的第一步，但很快Ⅸa就会成为激活Ⅹa的主要途径。值得注意的是，两种最常见的血友病的基础病理学是该反应中两种蛋白质的缺失（Ⅸ因子和Ⅷ因子）。

Ⅹa（不论由Ⅶa或Ⅸa生成）与辅助因子Ⅴa结合，使凝血酶原（Ⅱ）转化成凝血酶（Ⅱa）。凝血酶的产生是凝血启动的最后一步，也是止血过程中最关键的一步。

凝血酶

凝血酶是一种多功能分子，它的功能有：

- 裂解纤维蛋白原为纤维蛋白
- 激活Ⅴ因子和Ⅷ因子
- 激活ⅩⅢ因子
- 激活Ⅺ因子
- 激活血小板
- 激活凝血酶激活的纤溶抑制物（TAFI）
- 激活纤维蛋白溶解
- 激活蛋白C

凝血酶在几个方面是独特的。酶功能不需要辅因子。当它被激活时，会从谷氨酸结构域中分离出来，因此它可以四处分布以促进凝血。凝血酶还通过激活Ⅴ、Ⅷ、Ⅺ和ⅩⅢ因子和TAFI提供正反馈，通过激活蛋白C和促进纤维蛋白溶解提供负反馈。凝血酶激活Ⅺ因子提供了进一步的正反馈回路。活化Ⅺ因子激活Ⅸ因子，最终导致更多凝血酶生成。

纤维蛋白形成

纤维蛋白形成是通过将可溶性循环纤维蛋白原转化为不溶性纤维蛋白血栓（图1.5），分两步完成的。第一步，凝血酶将纤维蛋白原转化为纤维蛋白单体，纤维蛋白单体自发聚合形成纤维蛋白聚合物。第二步，ⅩⅢ因子通过在不同的纤维蛋白聚合物之间形成酰胺键来稳定凝血块：

纤维蛋白原→纤维蛋白单体→纤维蛋白聚合物→纤维蛋白凝块

凝血酶作用于纤维蛋白原并剪切两种肽（纤维蛋白肽A和B），这就产生了纤维蛋白单体。凝血酶剪切掉这些肽，

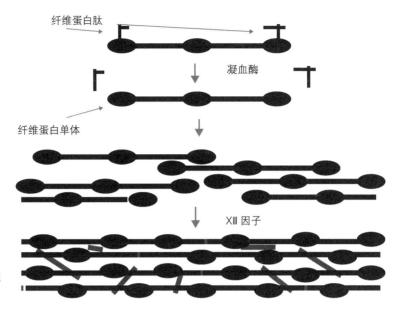

纤维蛋白肽

凝血酶

纤维蛋白单体

ⅩⅢ 因子

图1.5　纤维蛋白原形成纤维蛋白

纤维蛋白单体暴露出可以与其他纤维蛋白单体结合的聚合位点，这些单体聚合在一起形成松散的血凝块。然后，ⅩⅢ 因子通过在纤维蛋白单体侧链之间形成谷氨酰-赖氨酸桥来加固连接。注意，ⅩⅢ 因子是唯一不是丝氨酸蛋白酶的凝血酶。

此外，凝血酶通过激活凝血酶激活的纤溶抑制物（TAFI）来促进凝血。TAFI可裂解许多纤溶酶结合的赖氨酸残基，使凝血块不太容易被溶解。

扩增

凝血酶可激活 ⅩⅠ 因子，ⅩⅠa 因子具有正反馈作用，可产生更多的 Ⅸa，这会导致更多的凝血酶生成，更多凝血酶的形成可导致TAFI的激活。这一理论与缺乏 ⅩⅠ 因子的患者在纤溶活性部位经常出血的发现相一致，如口腔手术后出血。如本章后面所述，组织因子途径抑制物（TFPI）可抑制TF-Ⅹa途径，这将导致依赖于凝血酶激活的 ⅩⅠ 因子持续生成凝血酶。

纤维蛋白溶解

一旦凝血块形成，纤溶系统便负责分解凝血块。显然，这是一个重要的过程，可以防止血栓过大，有助于伤口愈合，也防止血栓在其他部位形成。最近的研究还揭示了纤溶系统的蛋白在癌症转移和记忆等多种过程中的作用。

纤溶蛋白

纤溶系统中的关键蛋白有（图1.6）：

- 纤溶酶：这是一种由肝脏产生的丝氨酸蛋白酶，可裂解纤维蛋白和纤维蛋白原中的连接。正常情况下，它以非活性的纤溶酶原前体的形式循环，但可被tPA、UK转化为纤溶酶。
- 组织型纤溶酶原激活物（tPA）：由内皮细胞产生，是纤溶酶原的生理激活剂。

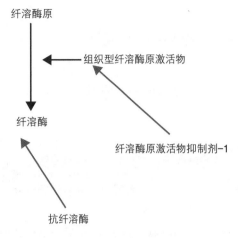

图1.6 纤维蛋白溶解

- 尿激酶（UK）：从尿液（因此得名）和许多其他细胞中提取，也是一种强效的纤溶酶原激活剂。

纤溶系统中还存在几种纤溶抑制剂以保持纤溶系统平衡：

- 纤溶酶原激活物抑制物-1（PAI-1）：由肝脏和内皮细胞产生，可结合并使tPA失活。
- α_2抗纤溶酶：由肝脏产生，可结合并使纤溶酶失活。

纤维蛋白溶解：过程

当纤溶酶原和tPA都与纤维蛋白凝块结合时，tPA将纤溶酶原裂解成纤溶酶的效率要大得多。此外，当纤溶酶与纤维蛋白结合时，纤溶酶不被循环α_2抗纤溶酶灭活。

形成的血栓通过将纤溶酶原结合到血栓中而携带着自身毁灭的种子。从附近内皮细胞释放的tPA渗透到血凝块中，tPA与纤维蛋白结合，然后将纤溶酶原转化为纤溶酶，从而溶解血凝块。逸出到血浆中的任何过量tPA都会被PAI-1快速灭活，逸出到血浆中的任何纤溶酶都会被α_2抗纤溶酶快速灭活。因此，纤维蛋白溶解激活被限制于血栓内部。

血小板的产生和寿命

血小板在骨髓中生成（图1.7）。被称为巨核细胞（来自造血干细胞）的大细胞是血小板的前体，一个巨核细胞可以产生2 000个血小板。血小板从巨核细胞的边缘出芽形成，巨核细胞最终"蒸发"而死亡。血小板在血液中可循环7～10天，此期间血小板要么自由循环，要么被隔离在脾脏中，但不管任何时候，都有1/3的血小板留在脾脏中。

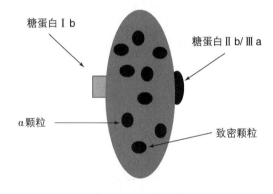

图1.7 血小板结构

促血小板生成素（TPO）

1994年发现的TPO是巨核细胞的主要生长和成熟因子。TPO分子的一半与促红细胞生成素非常相似。TPO可使早期前体细胞分化为巨核细胞，并可诱导巨核细胞产生血小板。TPO和具有TPO样活性的分子目前用于治疗免疫性血小板减少症和再生障碍性贫血，因为它们能够刺激干细胞。

血小板的功能

血小板有4种功能：
1. 粘附受损的内皮细胞
2. 储存ADP和蛋白质
3. 聚集其他血小板
4. 为凝血反应提供表面

血小板粘附

血管损伤暴露了包裹在血管周围的胶原蛋白。暴露的胶原与一种称为血管性血友病因子（vWF）的多聚体蛋白结合并反应。一旦结合，血管性血友病因子一端的构象便会发生变化，可以与血小板结合。血管性血友病因子附着在血小板受体糖蛋白（Gp）Ⅰb上，血小板通过血管性血友病因子粘附在损伤表面形成单层血小板分子。血管性血友病因子与GpⅠb的结合导致的生理变化称为血小板活化。

关于血管性血友病因子（vWF）

vWF是一个巨大的分子，分子量高达2 000万Da。它通过携带和保护凝血因子Ⅷ而在止血过程中发挥另一作用。完全缺乏vWF的患者也缺乏Ⅷ因子，这会导致严重的出血性疾病（图1.8）。

血小板粘附的总结

血小板粘附由暴露的胶原启动，导致血管性血友病因子（胶水）与血小板受体GpⅠb结合。

血小板储存

血小板内充满了颗粒，其内储存ADP和其他蛋白质，并在血小板激活时释放。α颗粒储存蛋白质，致密颗粒储存化学物质。α颗粒含有vWF和Ⅴ因子等蛋白质。致密颗粒含有5-羟色胺和ADP等化学物质，释放后可激活附近的血小

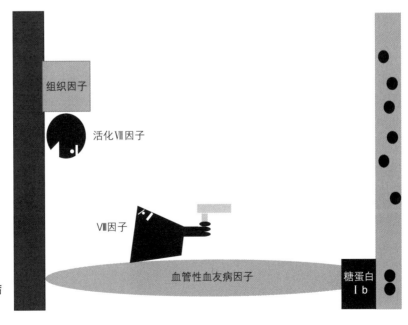

组织因子

活化Ⅶ因子

Ⅷ因子

血管性血友病因子

糖蛋白Ⅰb

图1.8 血管性血友病因子的功能

板。血小板活化还导致一种关键的血小板激活剂血栓素A2的产生（回想一下，阿司匹林可阻止血栓素A2的合成）。

血小板聚集

血小板聚集是血小板相互结合（与血小板粘附于血管系统相反）。聚集是由于血小板受体GpⅡb/Ⅲa的激活而发生的。该血小板受体通过多种过程激活，包括：

1. vWF与GpⅠb的结合。

2. 血小板激动剂如血栓素A2和ADP与血小板受体的结合。

3. 凝血酶与血小板凝血酶受体的结合。这将凝血的相关因子（组织因子等）与血小板活化联系起来。凝血酶是已知的最有效的血小板生理激活剂。

激活GpⅡb/Ⅲa是血小板聚集的最终共同途径。GpⅡb/Ⅲa受体是目前使用的许多强效抗血小板药物的靶点。

当血小板在损伤表面形成单分子层后，可释放血小板激动剂，如ADP，这会激活附近的血小板，使它们激活自己的GpⅡb/Ⅲa。然后，纤维蛋白原（在血浆中含量丰富）与血小板表面暴露的所有活性GpⅡb/Ⅲa结合。血小板聚集的黏合剂是纤维蛋白原，它可以将血小板聚集成一个大团，形成一个血小板栓子，阻止出血。

血小板表面

凝血反应发生在表面。这允许所有凝血因子彼此接近，并提高反应效率。当血小板被激活时，它们暴露出带负电的磷脂-磷脂酰丝氨酸。磷脂酰丝氨酸增强凝血因子与损伤表面的结合。由于血小板是在损伤部位发现的，它们的表面为凝血提供了平台。当血小板被激活时，小泡（称为血小板微粒）从表面溢出，这些微粒使凝血反应的表面积增加了许多倍。

天然抗凝剂

对于凝血级联的每个步骤，都存在该步骤的天然蛋白质抑制剂。这些蛋白质确保不会发生过度血栓形成。这些蛋白质包括组织因子途径抑制物（TFPI）、抗凝血酶（正式称为抗凝血酶Ⅲ）、蛋白C和蛋白S（图1.9）。

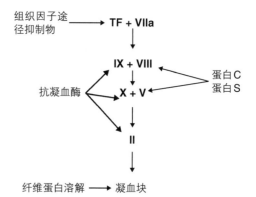

图1.9 天然抗凝剂

组织因子途径抑制物是一种结合Xa因子的蛋白质。然后，该复合物与组织因子-Ⅶa形成四元复合物，并阻止进一步的Ⅸa形成。据推测，凝血通过凝血酶激活Ⅺ因子而继续进行，Ⅺ因子再激活Ⅸ因子，导致更多凝血酶生成。

蛋白C是一种丝氨酸蛋白酶，可裂解和破坏Ⅴa和Ⅷa因子。其辅因子蛋白S对该功能至关重要。蛋白C和蛋白S都依赖于维生素K。蛋白S有2个不寻常的特征，首先，它不是丝氨酸蛋白酶；其次，它在血浆中以2种形式循环，一种是游离形式，另一种是与C4B结合蛋白结合的形式。只有游离形式可以作为蛋白C的辅因子。通常约40%的蛋白S以游离形式存在。该比例的改变，无论是后天获得的还是遗传的，都是导致许多高凝状态的原因。

抗凝血酶是一种丝氨酸蛋白酶抑制剂，可结合并灭活凝血级联反应中的所有丝氨酸蛋白酶。天然肝素或外源性肝素可大大增强其功能，这些复杂多糖的添加可显著提高抗凝血酶结合和中和丝氨酸蛋白酶的能力。

（朱姝婧 译）

建议阅读

Chapin JC, Hajjar KA. Fibrinolysis and the control of blood coagulation. Blood Rev. 2015; 29(1): 17–24. https://doi.org/10.1016/j.blre. 2014.09.003.

Estevez B, Du X. New concepts and mechanisms of platelet activation signaling. Physiology (Bethesda). 2017; 32(2): 162–177.

Long AT, Kenne E, Jung R, Fuchs TA, Renné T. Contact system revisited: an interface between inflammation, coagulation, and innate immunity. J Thromb Haemost. 2016; 14(3): 427–437.

O'Donnell JS, O'Sullivan JM, Preston RJS. Advances in understanding the molecular mechanisms that maintain normal haemostasis. Br J Haematol. 2019.

Smith SA, Travers RJ, Morrissey JH. How it all starts: initiation of the clotting cascade. Crit Rev Biochem Mol Biol. 2015; 50(4): 326–336.

Ten Cate H, Hackeng TM, García de Frutos P. Coagulation factor and protease pathways in thrombosis and cardiovascular disease. Thromb Haemost. 2017; 117(7): 1265–1271.

Vojacek JF. Should we replace the terms intrinsic and extrinsic coagulation pathways with tissue factor pathway? Clin Appl Thromb Hemost. 2017; 23(8): 922–927.

Witkowski M, Landmesser U, Rauch U. Tissue factor as a link between inflammation and coagulation. Trends Cardiovasc Med. 2016; 26(4): 297–303.

止血和血栓形成实验

2

托马斯·G.德洛格利

一种常规的实验室检测一旦建立起来，通常会被盲目地坚持下去，很少进一步思考它是如何产生的，为什么要这样做，或者它意味着什么。为了证明这一点，人们经常听到"为了记录"和"为了保护"这两个词。仅出于这些原因进行的实验通常不仅是浪费时间和金钱，而且可能会产生误导，可能会给医生带来虚假的安全感，或者在没有疾病实际存在的情况下，产生对潜在严重疾病的担忧和关注。

——戴蒙和波特 NEJM 1958

进行止血实验有3个原因：筛查凝血障碍、诊断这些障碍和监测治疗。医院里几乎每一位患者都要接受止血和血栓形成的检测。

出血性疾病

出血病史

出血病史是任何手术出血风险的最强预测因子。病史中必须包含更多的问题，而不仅仅是"你是一个易出血者吗？"。如本书第3章将讨论的，通过询问一些具体问题，可以在几分钟内获得完整的出血病史。由于凝血功能缺陷导致的出血是罕见的、易复发的和严重的，但很少是惊人的。

使用"出血评估工具"提供更多定量的评估越来越普遍。经常使用的一个例子是ISTH-SSC表单（https://bleeding-score.cert.nl/）。这些工具在出血性疾病的临床研究中特别有用。

出血性疾病的特异性分析（表2.1～表2.3）

表2.1　凝血酶原时间（PT）/INR

血浆+钙+组织促凝血酶原激酶（译者注：组织因子）
TF+Ⅶa→Ⅹa+Ⅴ→Ⅱa→凝血块

表2.2　活化部分凝血活酶时间（aPTT）

血浆+钙+高岭土+磷脂
接触因子→Ⅺa→Ⅸa+Ⅷ→Ⅹa+Ⅴa→Ⅱa→凝血块

表2.3　PT和（或）aPTT升高的解释

仅PT：
Ⅶ因子缺乏
先天性

（续表）

| 获得性 |
| 维生素K缺乏 |
| 肝脏疾病 |
| Ⅶ因子抑制剂 |
| 少数病人为Ⅴ或Ⅹ因子中度降低 |
| 仅PTT： |
| 接触因子Ⅺ、Ⅸ、Ⅷ缺陷 |
| 接触因子Ⅺ、Ⅸ、Ⅷ特异性抑制剂 |
| 肝素污染 |
| 抗磷脂抗体 |
| 两者均升高： |
| Ⅹ、Ⅴ或Ⅱ因子缺陷 |
| Ⅹ、Ⅴ或Ⅱ因子抑制剂 |
| 抗凝剂比例不当（红细胞压积＞60%或＜15%） |
| 高剂量肝素（aPTT延长相对PT延长多） |
| 华法林效应大（PT相对于APTT延长多） |
| 低纤维蛋白原（＜80mg/dL） |

凝血酶原时间（PT）

PT测量Ⅶa与组织因子形成复合物并形成凝块所需的时间。通过向血浆中添加组织因子进行试验。仅PT延长通常提示孤立性因子Ⅶ因子缺乏。PT和活化部分凝血活酶时间（aPTT）的共同延长表明因子Ⅹ、Ⅱ或Ⅴ因子缺乏或多种因子缺陷。然而，根据试剂的不同，偶尔会出现Ⅴ或Ⅹ因子的轻度缺乏（约为正常值的50%），而仅PT略有升高。PT的主要临床应用是监测华法林治疗。由于不同的实验室使用不同的试剂，监测华法林治疗的一致方法是采用国际标准化比值（INR）。

INR是一种将不同实验室获得的凝血酶原时间标准化的方法。INR是患者的凝血酶原时间除以实验室对照所得比值的国际敏感性指数（ISI）次方。每个凝血酶原时间实验室试剂的ISI都是已知的，它根据试剂的不同灵敏度调整凝血酶原时间。使用INR代替凝血酶原时间可以更准确地监测华法林剂量。许多实验室现在只报告INR，而不报告凝血酶原时间。

重要的是要记住，INR仅对接受慢性华法林治疗的患者进行标准化。通常情况下，患者（尤其是危重患者）的INR会轻微升高（1.2～1.6），这没有临床意义。在肝病患者中，不同实验室之间的INR不一致，这可能导致肝病严重程度评分的变化。

PT（INR）升高的评估。如果PT升高是唯一的实验室异常，则表明因子Ⅶ缺乏，通常不会带来额外的出血风险，因为只需要正常Ⅶ因子水平的5%～10%即可支持止血。先天性Ⅶ因子缺乏症非常罕见，表现为儿童期出血。Ⅶ因子缺乏的杂合子无出血，但凝血酶原时间升高（INR为1.5～2.0）。

PT升高的最常见获得性病因是由于使用华法林或维生素K摄入不足导致的维生素K缺乏。肝脏疾病是第二常见的后天原因。由于Ⅶ因子的半衰期最短，其合成（和水平）将最先随着肝病而下降。在PT和aPTT共同延长时，要么是罕见的Ⅴ、Ⅹ或Ⅱ因子缺陷，要么是多重获得性缺陷，如弥散性血管内凝血

（DIC）。在病情严重的患者中，Ⅶ因子的水平经常下降，导致PT一定程度的延长（INR高达3.0）。一些直接口服的抗凝剂如利伐沙班也可导致INR升高。

活化部分凝血活酶时间（aPTT）

通过向血浆中添加活化剂（如黏土）进行aPTT测试。aPTT测量接触途径的速度（Ⅻ因子、激肽释放酶、Ⅺ因子）→Ⅸa+Ⅷa→Ⅹa+Ⅴa→Ⅱa→凝血块。

在Ⅷ因子水平升高的患者中，由于凝血反应效率的提高，aPTT可以缩短，主要见于炎症、尿毒症、服用环孢素和妊娠期患者。

aPTT延长时，有4个原因需要考虑：

1. 凝血因子缺乏。单个凝血因子的血浆水平低于30%～40%时aPTT才会延长，但多个凝血因子轻微下降（60%～70%）便会延长aPTT。

2. 狼疮抑制物（抗磷脂抗体［APLA］）。抗磷脂抗体（APLA）是与体内某些磷脂反应的抗体。它们也会与aPTT测试试剂中的磷脂反应。因此，它们实际上会延长aPTT。矛盾的是，这些抗体的存在可能表明血栓形成风险高而非出血风险高。它们可能是自身免疫病的一部分，也可能是感染的后遗症，在服用某些药物的情况下，它们可能在高达30%的人群中以低滴度出现。

3. 凝血因子抑制剂。这些是针对特异凝血因子如Ⅷ因子的抗体。这些抑制剂通常见于血友病患者，也可能在老年人或妊娠后获得。这些抑制剂的存在通常与严重出血有关，通常伴有大面积瘀斑。

4. 肝素或其他抗凝剂。即使是微量的肝素也能延长aPTT。当从导管管路中抽取测试aPTT的血液时，最常发生这种情况。使用直接口服抗凝剂也可能导致aPTT升高。

如何区分这4种情况 避免肝素污染的最简单方法是从外周血管采血。此外，肝素和直接凝血酶抑制剂会延长凝血酶时间（见下文）。许多实验室也在进行抗Ⅹa水平测试，以排除肝素或Ⅹa因子抑制剂。50∶50的血浆混合可鉴别其余几种情况（表2.4和表2.5）。50∶50混合是通过制备患者血浆和正常血浆的混合物，并对混合物进行aPTT检测。将混合物孵育一段时间（通常为60或120分钟），并在这些时间点进行检测。aPTT延长的3种主要病因（理想情况下）将在50∶50混合血浆测试中出现不同的结果：

1. 凝血因子缺乏。初始升高的aPTT将在时间0校正到正常，并在每个时间点保持在正常范围内。由于仅需30%～40%的正常凝血因子即可使aPTT正常化，即使完全缺乏因子，正常血浆的混合也会将该水平提高到50%，并使aPTT正常化。

2. 抗磷脂抗体。aPTT在时间0或任何时间点都无法纠正至正常。随着患者血浆的加入，aPTT实际上可能进一步延长（狼疮辅因子效应）。关键的一点是，在50∶50混合情况下，aPTT不会完全纠正。

3. 凝血因子抑制剂。aPTT可在时间0纠正至正常，但随着孵育时间延长而延长。这证明了在进行50∶50混合试验时孵育步骤的重要性。即使在时间0，强抑制剂仍可能会延长50∶50混合物aPTT，随着孵育时间的延长，aPTT会更长。

表2.4 APTT延长的4个原因和对50∶50混合的反应

1. 凝血因子缺乏—纠正

2. 抗磷脂抗体—不完全纠正

3. 凝血因子抑制剂—在时间0纠正，但随后延长

4. 肝素，直接抗凝剂—不纠正（通常从病史上分析）

表2.5 50∶50混合试验的示例

1. Ⅷ因子缺乏				
2. 抗磷脂抗体				
3. Ⅷ因子抑制剂				
时间	0	30	60	120
正常值	30	32	33	34
患者	50	52	55	53
50∶50-因子缺乏（1）	30	32	33	34
50∶50-抗磷脂抗体（2）	40	38	42	39
50∶50-因子抑制剂（3）	30	40	45	65

特定凝血因子分析

测定凝血因子的标准方法是测定其活性水平。许多出血缺陷是由异常凝血因子引起的，而不是缺乏。此外，测定活性水平比直接测定数量更容易。

通过将患者血浆与缺少特异凝血因子的样本血浆混合来进行测定。例如，如果有人缺乏Ⅷ因子，并且他们的血浆与缺乏Ⅸ因子的血浆混合，凝血时间将纠正。然而，如果患者血浆与Ⅷ因子缺乏血浆混合，凝血时间将持续延长。为了测量因子缺乏的确切水平，将缺乏凝血因子血浆的凝血时间与已知因子水平的一系列凝血时间进行比较，例如，如果被检血浆的凝血时间为45秒，查看标准曲线，Ⅷ因子水平为10%时凝血时间是42秒，Ⅷ因子水平为5%时凝血时间是47秒，推断患者Ⅷ因子水平为7%。

血小板功能

出血时间

出血时间曾经作为标准筛选试验，但现在很少应用。出血时间敏感但不特异。如果患者有正常的出血时间，那么他们在手术中出血的风险便很低。但出血时间延长不能可靠地预测手术出血。术前测量出血时间对于没有出血史的无症状患者没有益处。血小板功能障碍、血管性血友病和结缔组织疾病可导致出血时间延长。出血时间作为筛选试验缺乏诊断特异性。它最适合用于评估有出血性疾病病史的患者。

血小板功能分析

最近，已开发的一些实验室血小板测试优于出血时间。这些测试中最常用的是PFA-100。此测试使用全血，将全血暴露于小孔周围的胶原/ADP或胶原/肾上腺素。测试的终点是由血小板聚集导致小孔闭合。对于先天性出血性疾病，该测试似乎比出血时间更敏感，但与出血时间一样，它并不适用于大规模的患

者筛查。PFA-100的主要优点是它不依赖于技术因素，并且是可重复的。

VerifyNow试验旨在评估抗血小板药物的血小板抑制水平。有阿司匹林和ADP受体抑制剂（如氯吡格雷）的特异性检测。尽管该试验可以在许多患者中发现阿司匹林或氯吡格雷耐药的证据，但这些发现是否会改变临床结局仍存在争议。

流式细胞技术

流式细胞技术在止血诊断中越来越重要。流式细胞技术可用于评估血小板致密颗粒和判断血小板糖蛋白如GpⅡb/Ⅲa的存在，以便特异性诊断一些疾病诸如格兰茨曼血小板功能不全。

特异性血小板研究

通过将血小板与特异激动剂如ADP或凝血酶混合来进行血小板聚集试验。光通过含有血小板的试管照射，如果血小板聚集，则透射更多的光，从而测量血小板聚集。血小板聚集试验的优点是可以识别特异性缺陷，如巨血小板综合征。然而，缺点是缺乏标准化和可用性受限，因为必须使用新鲜提取的血小板进行检测。

血小板的电子显微分析可以显示一些缺陷如致密颗粒缺陷，但它并没有被广泛使用，也没有标准化解释。

现在越来越多地使用特异分子面板（新一代测序）诊断血小板疾病。在一些研究中，有血小板疾病病史或试验提示血小板功能障碍的患者中，高达50%的患者在该项检测中会有异常发现。目前，

缺乏标准化、发现的遗传变异意义不确定以及成本阻碍了其更广泛的应用。

弥散性血管内凝血（DIC）的检测

简单地说，DIC是凝血酶（Ⅱa）的不适当激活。如第8章所述，这会导致以下结果：① 纤维蛋白原转化为纤维蛋白；② 血小板活化（及消耗）；③ Ⅴ因子和Ⅷ因子活化；④ 活化蛋白C（以及Ⅴa因子和Ⅷa因子降解）；⑤ 内皮细胞活化；⑥ 纤溶激活。

没有一种测试可以诊断DIC，必须结合测试结果与临床情况。

筛选实验 急性DIC，凝血因子严重消耗，PT和aPTT通常延长，但在慢性DIC，凝血因子合成增加可以弥补消耗，这些测试可能正常，甚至缩短。DIC患者的aPTT缩短有两个原因：一是在严重DIC患者中，Ⅱ因子大量激活，Ⅹ因子"绕过"接触途径而被激活，急性DIC患者出现了短至10秒的aPTT；二是在慢性DIC中，高水平的Ⅷ因子导致aPTT缩短。血小板计数通常下降，但在慢性DIC中可能正常。DIC患者的血清纤维蛋白原水平较低，但在慢性DIC时可能再次处于"正常"范围。

特异性DIC实验 这是一组可以推断存在异常高浓度Ⅱa因子的实验（表2.6）。

表2.6 特异性DIC实验

D-二聚体：纤维蛋白降解产物
FDP：纤维蛋白和纤维蛋白原降解产物
硫酸鱼精蛋白/乙醇凝胶：检测循环纤维蛋白单体（DIC）

乙醇凝胶和鱼精蛋白试验 这2种较旧的测试都检测循环中的纤维蛋白单体。当Ⅱa作用于纤维蛋白原时，循环中出现纤维蛋白单体。通常纤维蛋白单体与纤维蛋白凝块聚合，但当Ⅱa过多时，纤维蛋白单体产出过多，进入循环。检测到循环中的纤维蛋白单体意味着Ⅱa过多，因此导致DIC。

纤维蛋白降解产物（FDP） 当纤溶酶作用于纤维蛋白/纤维蛋白原分子时，它在特定位置切割该分子。因此，在纤维蛋白/纤维蛋白原破坏增加（DIC，纤维蛋白溶解）的情况下，FDP水平将升高。FDP来自循环纤维蛋白原的破坏和纤维蛋白凝块的分解产物。高水平的FDP也见于纤维蛋白原异常，这是因为检测的第一步需将所有纤维蛋白原凝结，然后用试剂检测任何残留的片段。由于异常纤维蛋白原不能凝结，因此也会被检测到。这是在肝病和纤维蛋白原异常症中常见的"FDPs"升高的原因之一。

D-二聚体 当纤维蛋白单体结合形成血栓时，ⅩⅢ因子将其"D"结构域结合在一起。这样的结合具有抗纤溶酶作用；降解片段称为"D-二聚体"。D-二聚体水平升高表明：① 凝血酶作用于纤维蛋白原，形成一份纤维蛋白单体，通过ⅩⅢ因子与另一份纤维蛋白单体结合；② 该凝血块被纤溶酶溶解。

综上所述，由于高水平的纤溶酶可以破坏纤维蛋白原和纤维蛋白，临床医生需要区分纤维蛋白和纤维蛋白原降解产物。两者之间的区别在于，当形成凝血块时，ⅩⅢ因子通过在纤维蛋白单体之间形成肽键来稳定凝血块。纤维蛋白原

分子的远端称为"D-结构域"，纤溶酶不能破坏连接相邻2个D-结构域的键，这种相邻的两个D-结构域可以通过纤维蛋白降解产物测试（如D-二聚体测试）来检测。

凝血酶时间（表2.7） 本试验通过向血浆中添加凝血酶进行。添加的凝血酶直接凝结纤维蛋白原。凝血酶时间仅受干扰凝血酶或纤维蛋白原的因素影响。凝血酶时间在DIC（FDP干扰聚合）、低纤维蛋白原水平、异常纤维蛋白原血症和存在肝素或直接凝血酶抑制剂（非常敏感）时升高。

表2.7 凝血酶时间

血浆中加入凝血酶→凝血块
升高见于：
1. 直接凝血酶抑制剂（达比加群等）
2. DIC
3. 异常纤维蛋白原血症
4. 使用肝素
5. 低纤维蛋白原水平
6. 高纤维蛋白原水平
7. 尿毒症

蛇毒凝血酶时间（RT） 这与凝血酶时间相同，但使用能裂解纤维蛋白原且对肝素不敏感的蛇毒（*Bothrops atrox*）进行。导致凝血酶时间延长的情况也会导致蛇毒凝血酶时间延长，但后者不受肝素影响。凝血酶时间和蛇毒凝血酶时间评估异常纤维蛋白原血症最有用。

蛇静脉酶时间(ECT) 蛇静脉酶时间使用锯鳞蝰蛇（锯齿蛇）的蛇毒进行检

测。这种毒液直接激活凝血酶原，导致凝血块形成。它可被直接凝血酶抑制剂抑制，并可用于监测抗凝血酶类抗血栓药（如达比加群和阿加曲班）的作用。

纤维蛋白原水平 使用改良的凝血酶时间测定纤维蛋白原活性水平。纤维蛋白原水平低的原因有：

- 肝脏疾病
- DIC
- 血液稀释（即大量输血）
- 异常纤维蛋白原血症和纤维蛋白原缺乏血症

血栓弹力图（TEG）（表2.8）

TEG是一种检测全血血栓形成和溶解的独特实验室检测项目。TEG通过将0.35mL全血放入带有悬垂丝的振荡容器中，容器中有一探针测量血栓形成的力。TEG测量5个参数（表2.8）：

- R时间：从TEG检测开始到凝血块形成的时间
- K时间：描记振幅从2～20mm的时间
- α角：R和K之间的描记曲线的斜率
- MA：TEG描记的最大振幅
- 血块溶解：MA后30～60分钟描记曲线的振幅

大多数现代TEG机器自动计算这些参数。此外，一些TEG具有肝素酶杯，用于使用肝素的患者。目前，TEG主要用于肝移植、心脏手术和创伤患者。TEG允许对凝血进行快速的即时检测，特别适用于评估肝病患者的纤溶和止血。

血栓性疾病

与出血性疾病一样，病史对于评估血栓性疾病非常重要，不仅需要询问患者是否有明显的血栓形成史，还需要了解腿部肿胀、呼吸急促和"行走肺炎"的诊断。家族史也至关重要，像出血性疾病一样，高凝状态通常是可遗传的，但外显率不完全，因此需要坚持提问。

APLA的检测

APLAs的检测很重要，因为在某些患者中，APLAs与一种综合征有关，可能包括高凝状态、血小板减少、胎儿死亡、痴呆、卒中、艾迪生病和皮疹。APLAs有2种主要检测方法：检测心磷脂抗体的存在和基于凝血的APLA检测。

表2.8 血栓弹力图

TEG 参数	解　　释	方向-产品
R时间	反应时间—纤维蛋白形成时间	延长—FFP
K时间	动力学—描记振幅从2～20mm的时间	延长—冷沉淀
α角	R和K之间的描记曲线的斜率—随血栓强度、纤维蛋白原浓度的增加而增大	降低—冷沉淀
MA（最大振幅）	血栓的强度和稳定性	降低—血小板
全血溶解指数	纤溶	增加—抗纤溶

基于凝血的检测 如上所述，APLA可与磷脂反应，磷脂提供了凝血反应发生的表面。所有基于凝血测试的基础是磷脂抗体将延长凝血反应，从而延长测试时间。一旦发现aPTT延长，必须通过50∶50的混合血浆不完全纠正aPTT来证明磷脂抗体的存在。为了证明抑制剂依赖于磷脂，随后加入源自血小板的磷脂或六角相磷脂。APLA与这些磷脂反应强烈，添加这些磷脂将通过吸附APLA来纠正凝血试验。

总之，基于凝血检测筛查APLA的方法就是，观察是否有凝血时间延长。如果测试结果延长，则使用50∶50混合物，以确保凝血延长不是由于特异凝血因子不足所致。如果没有凝血因子缺乏，则使用磷脂源校正凝血时间并验证APLA的存在。

特异性分析

aPTT 常规aPTT仅能检测到30%的APLA患者，不足以作为APLA筛查的单一测试。使用不同的aPTT试剂可以提高灵敏度。

高岭土凝血时间 该实验不添加磷脂，是检测APLA的敏感试验。然而，这在技术上要求很高。

血小板中和实验 该实验采用凝血反应延长，且50∶50混合无法校正的血浆。将血小板磷脂提取物添加到血浆中并进行aPTT测试。血小板磷脂对APLA非常敏感，"吸附"抗磷脂抗体，并纠正aPTT。如果通过添加血小板纠正aPTT，则可诊断APLA。

六角磷脂中和实验 本实验基于与血小板中和实验相同的原理，但使用t六角磷脂，它对抗磷脂抗体更具特异性。目前使用的六角磷脂测试试剂盒也添加了血浆和肝素抑制剂，这种有添加剂的试剂允许对抗凝患者进行狼疮抑制物的检测。该测试报告为添加和不添加磷脂时PTT的时间差（以秒为单位）。

二氧化硅凝血时间 本实验使用二氧化硅激活凝血，并使用含有极低水平磷脂的试剂。如果测试时间延长，则使用高磷脂试剂重复测试。如果PTT延长是由于抗磷脂，则添加高磷脂反应物将纠正PTT延长。该试验报告为添加和不添加磷脂的PTT之间的比率。

稀释尤蝰蛇毒时间（dRVVT） 本试验对任何对磷脂的干扰非常敏感，对APLA非常敏感。这是通过使用对磷脂非常敏感的鲁塞尔蝰蛇蛇毒液直接激活X因子并启动凝血级联来进行测试。服用华法林的患者和X、V或Ⅱ因子缺陷的患者dRVVT也将延长。有一个磷脂中和步骤，用于推导dRVVT比率（无/有磷脂），以发现抗磷脂抗体。

任何直接口服抗凝剂的使用都可能导致狼疮抑制物检测的假阳性（在某些情况下为假阴性）。服用这些药物的患者不应进行抑制物测试，如前所述，许多实验室正在对这些药物的样本进行筛选，然后再进行专门的凝血测试。

抗心磷脂抗体（ACLA） 这是一种抗心磷脂抗体的ELISA测试。因此，可以对已抗凝的血浆进行检测。测试结果可以任意单位报告，也报告为特异类型（IgG、IgA、IgM）。目前仍在争论特异类型是否表示特异疾病，但大多数"继发性"（即与感染相关）ACLA倾向于IgM亚型，只有高滴度（＞40个单位）与APLA相关。

抗β₂糖蛋白抗体 虽然"APLA"是以磷脂抗体命名的，但真正的靶点是磷脂-蛋白质组合。对于抗心磷脂抗体，蛋白质靶标是 β_2 糖蛋白（β_2GP）。抗 β_2GP 抗体似乎是更具特异的致病性APLA，因为它们在感染相关APLA和其他与血栓形成无关的APLAs中通常为阴性。目前，抗 β_2GP 检测在评估低滴度ACLA时最有用。

疑似APLA患者的筛查 不幸的是，没有一项单一的测试能够筛查出APLA患者，必须对疑似患有APLA的患者进行全面检查。这将包括：

- 抗心磷脂抗体
- 抗 β_2 糖蛋白抗体
- 狼疮抑制物筛查（至少使用2种不同测试方法，如dRVVT和六角磷脂）

高凝状态

将在本书第17章和第18章讨论，有几种试验可检测遗传性或获得性高凝状态，最好的方法还是进行活性测定。活性测定可用于主要遗传性疾病包括蛋白C、蛋白S、抗凝血酶Ⅲ缺乏症和活化蛋白C的遗传抗性的检测。由于蛋白C和蛋白S是维生素K依赖性蛋白，因此服用维生素K阻断剂华法林的患者，蛋白C和S水平会假性降低。任何基于凝血的易栓症检测也可能受到直接口服抗凝剂的干扰，如果要进行该试验，患者不应使用这些药物。

（朱姝婧 译）

建议阅读

Hayward CPM. How i investigate for bleeding disorders. Int J Lab Hematol. 2018; 40(Suppl 1): 6–14.

Khair K, Liesner R. Bruising and bleeding in infants and children — a practical approach. Br J Haematol. 2006; 133(3): 221–231.

Lassila R. Platelet function tests in bleeding disorders. Semin Thromb Hemost. 2016; 42(3): 185–190.

Levi M, Meijers JC. DIC: which laboratory tests are most useful. Blood Rev. 2011; 25(1): 33–37.

Loizou E, Mayhew DJ, Martlew V, Murthy BVS. Implications of deranged activated partial thromboplastin time for anaesthesia and surgery. Anaesthesia. 2018; 73(12): 1557–1563.

Mezzano D, Quiroga T. Diagnostic challenges of inherited mild bleeding disorders: a bait for poorly explored clinical and basic research. J Thromb Haemost. 2019; 17(2): 257–270.

Pengo V, Tripodi A, Reber G, Rand JH, Ortel TL, Galli M, De Groot PG, Subcommittee on Lupus Anticoagulant/Antiphospholipid Antibody of the Scientific and Standardisation Committee of the International Society on Thrombosis and Haemostasis. Update of the guidelines for lupus anticoagulant detection. Subcommittee on Lupus Anticoagulant/Antiphospholipid Antibody of the Scientific and Standardisation Committee of the International Society on Thrombosis and Haemostasis. J Thromb Haemost. 2009; 7(10): 1737–1740.

Rimmer EK, Houston DS. Bleeding by the numbers: the utility and the limitations of bleeding scores, bleeding prediction tools, and bleeding case definitions. Transfus Apher Sci. 2018; 57(4): 458–62. https://doi.org/10.1016/j.transci.2018.07.004. Epub 2018 Jul 21.

出血性疾病：一般方法

3

托马斯·G.德洛格利

出血性疾病患者可能表现为多种形式。根据病史和基本筛选试验，可以大大缩小差异。需要询问的关键问题有（表3.1）：

1. 出血是真的吗？患者对出血的感知并不总是有助于诊断出血性疾病。应详细说明出血病史。以下问题有助于获取相关病史：

（1）你流过鼻血吗？这种情况发生的频率是多少？需要去医院吗？

（2）口腔是否出血？出血是否需要缝合或填塞？第二天继续流血了吗？

（3）你做过什么手术？有需要输血吗？你的外科医生有没有评论过大出血？

（4）你经历过最大的瘀伤是什么？是怎么发生的？

（5）你的月经期有多长？你有没有因为贫血而需要补铁？分娩后出血过多或需要输血吗？

（6）你排尿时有没有出血，你有没有呕吐过血，或者你在厕所里有没有看到过大便带血？

（7）刷牙或使用牙线时牙龈会流血吗？

伴有凝血障碍的出血是严重的、持续的和反复的。例如，血友病患者在形成凝血块之前会因小伤口出血数小时，然后出血可能会持续数天。轻度出血性

表3.1 关键问题

1. 出血是真的吗？

2. 出血是因为凝血因子缺陷还是血小板缺乏？

3. 出血是后天的还是遗传的？

4. 我需要进行哪些测试，以及如何解释这些测试结果？

疾病患者在拔牙和手术时会出现出血。然而，一些血管性血友病患者（由于疾病的变异性）可能之前有过止血困难，但没有出现明显出血。

如第2章所述，"出血评估工具"可用于定量的出血评估。一个经常使用的工具是ISTH-SSC表格（https://bleedingscore.certe.nl/），这些工具在出血性疾病的临床研究中特别有用。Philipp评分对更好地定量月经出血很有帮助：https://www.cdc.gov/ncbddd/blooddisorders/women/documents/menorhagiaforting.pdf

2. 出血是因为凝血因子缺陷还是血小板缺乏？

血小板缺陷（和血管性血友病）引起的出血主要表现为黏膜皮肤出血。他们会有过多的瘀伤、牙龈出血和频繁的鼻出血。凝血因子缺乏的患者往往会出

现肌肉和关节出血。两组患者在受伤和手术时都会大量出血。

3. 出血是后天的还是遗传的？

遗传性出血性疾病患者从出生到年老都可能发病。轻度血友病或血管性血友病患者在第一次创伤或手术前可能不会出现令人担忧的出血。因此，不应忽视老年患者aPTT异常的存在，以为"他们太老了，不可能患上血友病"。经典型血友病A和B（因子Ⅷ和Ⅸ缺乏）与性别有关，因此询问兄弟、堂兄弟和叔叔的出血情况很重要。血管性血友病为常染色体显性遗传，但可能具有可变外显率。获得性出血障碍通常会突然出现严重出血和新的异常凝血试验结果。这些患者通常有其他疾病，但自身免疫性凝血病会突然袭击任何先前健康的人。

4. 我需要进行哪些测试，以及如何解释这些测试结果？

有出血病史的患者应进行PT、aPTT、血小板计数和出血时间（或PFA-100）检查。以下模式最常见（表3.2）：

表3.2 最常见的测试结果和可能的（并非全面！）诊断

单纯PT延长：慢性肝病，轻度维生素K缺乏
单纯aPTT延长：
不出血：狼疮抑制剂，Ⅻ因子缺乏
出血：肝素污染（如果通过导管采样），Ⅷ因子缺乏或抑制剂，Ⅸ因子缺乏
PT和APTT均延长：华法林或肝素作用，严重肝病，DIC
异常出血时间：阿司匹林、Cox-1抑制剂、血管性血友病、血小板功能缺陷、尿毒症、肝病

- 仅APTT延长：Ⅷ、Ⅸ和Ⅺ因子缺陷与aPTT延长和出血有关。Ⅷ和Ⅸ因子缺乏将表现为典型的"血友病"。Ⅺ因子缺乏具有更可变的出血倾向，通常与手术后出血有关。获得性因子抑制物通常表现为突发性出血。Ⅻ因子和接触蛋白缺乏与出血无关。狼疮抑制物患者很少出血，一些抗磷脂抗体患者如果有相关的凝血酶原缺乏，会发生出血，实验室的线索是他们的PT也会延长。

- 仅PT延长：只有单一的Ⅶ因子缺乏时会出现PT延长。充分止血仅仅需要5%～10%的Ⅶ因子水平，因此大多数PT延长幅度不大者（小于3的INR）不会导致出血。

- PT和aPTT均延长：罕见的Ⅹ、Ⅴ和Ⅱ因子缺乏均可导致PT和aPTT延长。更常见的病因是肝脏疾病、维生素K缺乏或弥散性血管内凝血引起的多种因子缺乏。含有抗凝血酶原抗体的狼疮抑制物也会导致PT、aPTT延长。

- 血小板计数降低：见第7章关于血小板减少症的讨论。

- 出血时间/PFA-100增加：见于血管性血友病或血小板功能障碍。血管性血友病患者只有在Ⅷ因子水平低于30%时才会出现aPTT延长。服用阿司匹林或非甾体抗炎药的患者出血时间可能延长。肝脏和肾脏疾病通常会出现出血时间延长。肝肾疾病患者出血时间延长对出血风险的预后价值很小。

少数患者的PT、aPTT、血小板计数和出血时间正常，但具有出血素质。对于这些患者，应检查（表3.3）：

- 血浆纤维蛋白原以除外异常纤维蛋白原血症
- 优球蛋白凝块溶解时间以除外纤维蛋白溶解
- XIII 因子水平
- 纤溶酶原激活物抑制物-1 水平
- α₂ 抗纤溶酶水平

表 3.3　针对筛查试验结果正常的出血患者进行的额外测试

血浆纤维蛋白原
凝血酶时间
蛇毒凝血酶时间
优球蛋白凝块溶解时间
XIII 因子水平
纤溶酶原激活物抑制物-1 水平
α₂ 抗纤溶酶水平

（韩辰　译）

建议阅读

Harrison LB, Nash MJ, Fitzmaurice D, Thachil J. Investigating easy bruising in an adult. BMJ. 2017; 356: j251.

Moenen FCJI, Nelemans PJ, Schols SEM, Schouten HC, Henskens YMC, Beckers EAM. The diagnostic accuracy of bleeding assessment tools for the identification of patients with mild bleeding disorders: a systematic review. Haemophilia. 2018; 24(4): 525–535.

Neutze D, Roque J. Clinical evaluation of bleeding and bruising in primary care. Am Fam Physician. 2016; 93(4): 279–286.

血友病

托马斯·G.德洛格利

简述

　　血友病A和B分别是由Ⅷ因子（FⅧ）和Ⅸ因子（FⅨ）缺乏引起的X连锁出血性疾病。血友病A在男孩中的发病率为1∶5 000，占血友病病例的80%，其余20%为血友病B。病情严重的患者需要持续治疗，以处理出血并发症和相关并发症。病情较轻的患者在创伤或手术时仍需要补充Ⅷ因子或Ⅸ因子及一些特殊的治疗。一些轻症患者可能在成年后才出现症状，或可能出血症状轻微，把这些症状看作是正常的。

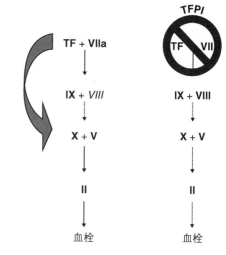

图4.1　正常凝血途径显示TF+Ⅶa在激活 X 因子和Ⅸ因子中的作用。当TAFI抑制TF+Ⅶa时，持续凝血依赖于Ⅸa及其辅因子即Ⅷ因子。

病理生理和分类

　　正常情况下，在凝血启动后，TF（组织因子）–Ⅶa（活化Ⅶ因子）复合物激活Ⅸ因子。Ⅸ因子与其辅因子：Ⅷ因子一起激活X因子。血友病患者因缺乏Ⅷ因子或Ⅸ因子而出血。组织因子–Ⅶa可直接激活X因子，但该反应很快被组织因子途径抑制物形成所终止，使得进一步的凝血酶生成依赖于Ⅷ因子和Ⅸ因子（图4.1）。

　　疾病的分级基于临床严重程度，这通常与因子缺乏水平相关。重型定义为因子活性小于1%（＜1IU/dL），中型定义为因子活性1% ～ 5%，轻型定义为因子活性5% ～ 40%。重型患者通常会出现无故出血；中型患者往往因创伤而出血。然而，既往的关节出血或关节病（既往出血造成的关节损伤）可能会增加出血倾向；轻型患者通常只在严重创伤、手术或牙科手术时出血。测量基线因子水平有助于预测出血倾向。

临床表现和症状

关节出血

严重缺乏Ⅷ因子或Ⅸ因子的患者如果不治疗，通常会导致关节、肌肉和大脑出血。未经治疗的关节出血通常会导致致残性关节炎，最终导致关节失能，成年后需要关节置换。膝盖或肘部受累最常见，但脚踝和肩部也可能受累。严重患者可能会发展出"靶关节"，这些关节受到的影响比其他关节大得多，靶关节会反复出血，导致永久性损伤和慢性疼痛。出血周期通常始于滑膜间隙出血，滑膜内血液的存在引起炎症反应，导致疼痛、发热和肿胀。随后，滑膜肥大、血管增多，这些新血管更脆弱，导致更多出血，形成恶性循环，最终导致关节破坏。

对于幼儿等年轻患者，关节出血的唯一迹象可能是易怒和拒绝使用关节。年龄较大的儿童和成人通常会描述关节"刺痛"，预示着出血。轻型血友病患者可能不会将其症状与关节出血联系起来，而只是抱怨频繁的"扭伤"脚踝。

关节出血引起基础关节损伤，使血友病患者关节更容易发展为脓毒性关节炎，其风险比普通人群高15～40倍。脓毒性关节炎的最初表现可能与出血相似，可能会有轻微的发热和剧烈的疼痛，但凝血因子治疗不会改善脓毒性关节炎症状，仍会继续恶化。金黄色葡萄球菌感染患者通常会出现高热和粒细胞计数升高。

肌肉内血肿

出血可发生在任何肌肉群中，髂腰肌血肿最具破坏性，并危及生命。任何肢体的肌肉出血都可能并发筋膜室综合征，即使补充凝血因子，仍可能需要手术减压。

髂腰肌血肿可导致筋膜室综合征，血液沿着腰肌流动，压迫股神经，导致股四头肌群瘫痪。患者可出现大腿、臀部或腹股沟疼痛和腹痛。一个特殊的体征是由于股神经分布区域的感觉异常，髋关节会屈曲和旋外。

脑出血

脑出血在重症患者中并不罕见，是出血性死亡的主要原因，尤其是老年患者。出血可能由轻微创伤导致，也可能是自发性的。患者通常主诉这是他们一生中最严重的头痛。对于有颅内出血迹象的患者，应在影像检查前考虑给予凝血因子。

诊断

由于Ⅷ因子和Ⅸ因子基因都编码在X染色体上，因此血友病是一种性连锁遗传性疾病。任何出现不明原因或过量出血的男性患者均应考虑血友病。患者的祖父、舅舅和表兄弟可能患病，但通常父母未患病。然而，母亲可能是具有不同出血症状的有症状携带者。高达30%新诊断的血友病患者没有血友病家族史，代表有新的突变。相反，血管性血友病是最常见的遗传性凝血病，很少与关节出血相关。由于大多数类型为常染色体显性遗传，因此血管性血友病患者通常会有一位患病的父母或女性亲属。

轻型血友病患者可能直到成年后才被诊断出来，当创伤、拔牙或手术引起出血时才得到诊断。过去的出血事件通常轻微或未视为异常。一些轻型血友病患者只有轻微的aPTT升高，如果不进一步评估实验室异常，则可能会继续发生严重出血。

一旦怀疑血友病，诊断方法很简单。aPTT升高的患者应检测Ⅷ因子、Ⅸ因子和血管性血友病因子水平。Ⅷ因子和Ⅸ因子水平正常的患者应筛查其他出血性疾病（第6章）。

治疗

从理论上讲，血友病的治疗很简单——补充缺少的凝血因子。血浆纯化凝血因子和重组凝血因子可用于血友病A和B（表4.1）。在实践中，治疗需要根据每个患者的需求进行调整。此外，新产品的使用越来越多，使得选择最佳治疗方法更具挑战性。

血友病A（Ⅷ因子缺乏）

存在许多Ⅷ因子替代产品，这些产品从"中纯度产品"到纯重组产品。由于所有来源于血浆的产品都经过灭活肝炎和HIV病毒的处理，"纯度"指的是其他蛋白质存在的多少。一些重组Ⅷ因子（rFⅧ）产品在生产过程中需要血浆蛋白，这些蛋白在加工过程中被去除，如Helixate FS或Refacto，而其他rFⅧ制剂，包括Advate或Xyntha，不含白蛋白，几乎没有病毒传播的风险。仅高纯度产品用于治疗凝血因子缺乏性凝血病，中等

表4.1　凝血因子补充产品

Ⅷ因子
低纯度
冷沉淀
免疫亲和纯化
Hemofil-M（百特）
Monarc-M（百特）
Monoclate-P（杰特贝林）
中等纯度，含vWF
Alphanate SD（基立福）
Koate-DVI（Talecris）
Humate-P（杰特贝林）
Wilate（奥克特珐玛）
重组
Advate（百特）
Helixate（拜耳）
Kogenate（拜耳）
Recombinate（百特）
Refacto（辉瑞）
Xyntha（辉瑞）
Ⅸ因子
低纯度（凝血酶原复合物）（＜50Ⅸ因子IU/mg）
Bebulin VH（百特）
Profilnine SD（基立福）
Kcentra（杰特贝林）
高纯度（＞160Ⅸ因子IU/mg）
MonoNine（杰特贝林）
Alphanine SD（基立福）
重组
BeneFIX（美国遗传学研究所）
Rixubis（百特）

纯度血浆衍生的Ⅷ因子产物可用于治疗血管性血友病，因为它们含有血管性血友病因子。应注意，任何rFⅧ或现代病毒灭活血浆分离产物均未观察到病毒传播。

理论上，1IU/kg的Ⅷ因子可使因子活性增加2IU/dL或2%（表4.2）：

$$\frac{（目标Ⅷ因子水平-目前Ⅷ因子水平）×体重（kg）}{2}$$

表4.2 Ⅷ和Ⅸ因子补充剂量计算

Ⅷ因子补充剂量
$\dfrac{（目标Ⅷ因子水平-目前Ⅷ因子水平）×体重（kg）}{2}$
Ⅸ因子补充剂量
（目标Ⅸ因子水平-目前Ⅸ因子水平）×体重（kg）
连续输注
Ⅷ因子：50IU/kg推注，随后在因子水平指导下持续输注4IU/h
Ⅸ因子：100IU/kg推注，然后在因子水平指导下持续输注4～5IU/h

在紧急情况下，可以假设目前浓度为零并使用公式计算：

$$\frac{目标因子水平}{2}×体重（kg）$$

然而，不同患者凝血因子利用率不同。在手术应激下，可能会增加因子消耗。因此，除了最简单的操作外，所有治疗应以Ⅷ因子水平为指导。应每

8～12小时重复输注，以达到所需水平。另一种有助于达到Ⅷ因子稳定水平的方法是持续输注该产品。Ⅷ因子输注应以50IU/kg的推注开始，然后以4IU/（kg·h）的速度连续输注，并根据因子水平进行调整。

对于接受过多次输注凝血因子的患者，病史可用于指导简单出血的治疗。在进行大手术之前，应进行"恢复"研究。这包括在输注前测量Ⅷ因子水平，然后在输注20～50IU/kgⅧ因子后30分钟和4小时再次测量。恢复研究可以准确评估特定个体所需的Ⅷ因子剂量。

去氨加压素通过动员血管内膜释放血管性血友病因子来增加Ⅷ因子水平，可用于治疗轻微出血和轻症患者的手术出血。使用去氨加压素后，这些患者的Ⅷ因子水平将大幅上升。静脉注射剂量为0.3μg/kg，加入50mL生理盐水稀释，在手术前半小时即20～30分钟内注入，最大剂量为20μg。同样的剂量也可以皮下给药，最大给药量为1.5mL。50kg以下患者的去氨加压素鼻喷雾剂（Stimate）剂量为150μg（一喷），50kg以上患者的剂量为300μg（两喷）。给药后30～60分钟，因子水平应增加，并保持6～12小时。可在12～24小时重复给药，尽管会因血管性血友病因子贮存部位耗尽而发生快速耐受。

血友病B（Ⅸ因子缺乏）

过去，使用新鲜冰冻血浆（FFP）或凝血酶原复合物（PCC）治疗Ⅸ因子缺乏，PCC是通过从血浆分离提取维生素K依赖性凝血因子而获得，使得最终产

品不仅含有Ⅸ因子，还含有Ⅱ因子、Ⅶ因子和Ⅹ因子。这些产品与若干潜在并发症相关，因此不再用于Ⅸ因子缺乏的治疗。随着高纯度Ⅸ因子浓缩物和重组Ⅸ因子（rFⅨ）（如AlphaNine SD和BeneFⅨ）的出现，Ⅸ因子缺乏引发出血的治疗不再引起凝血途径的过度激活。1IU/kg的Ⅸ因子将使因子活性增加1IU/dL或1%。

高纯度浓缩物的剂量为：

（目标Ⅸ因子水平−目前水平）×体重（kg）

rFⅨ的剂量为：

［（目标Ⅸ因子水平−目前水平）×体重（kg）］× 1.2

与Ⅷ因子相比，Ⅸ因子治疗更加不可预测，因为输注的Ⅸ因子具有更多变的半衰期，通常是Ⅷ因子的两倍，应每12～24小时重复输注，以达到所需水平。与Ⅷ因子输注一样，应在接受大手术的患者中测量峰值和谷值。在连续输注Ⅸ因子之前，应给予100IU/kg的负荷剂量，然后根据因子水平调整4～5IU/（kg·h）的速率连续输注。

预防性使用凝血因子

出血发作的治疗指南将在下一节讨论。血友病最有效的治疗是预防出血及其相关并发症。已证明预防性治疗方案能显著减少出血次数和关节疾病数量，同时提高生活质量。此外，与增加因子使用有关的成本被出血及其并发症的治疗成本所抵消。建议对所有重度Ⅷ因子缺乏的患者以及有出血并发症的中度Ⅷ因子缺乏的患者进行预防治疗。有几种预防方案可使用：常见的Ⅷ因子预防方案是周一和周三各25IU/kg，周五50IU/kg，目标是每年出血少于1次。重要的是确认凝血因子谷水平 > 1%。给药计划经常被修改以配合活动和常规生活，预防的总体目标是使血友病患者能够过上积极的正常生活，包括非接触性运动。为了适应个体出血倾向和活动水平的差异，如果出现突破出血或凝血因子谷水平 < 1%，则增加预防性因子补充剂量。

与相同严重程度的Ⅷ因子缺乏患者相比，Ⅸ因子缺乏患者的出血表现通常较轻。然而，对于重度Ⅸ因子缺乏或任何Ⅸ因子缺乏伴出血并发症的患者，通常考虑进行预防治疗。标准Ⅸ因子缺乏的预防以100IU/kg起始，每周2次，目标和原则与Ⅷ缺乏患者相同。

现在可以获得具有更长半衰期的Ⅷ因子和Ⅸ因子。对于Ⅷ因子，通过将人免疫球蛋白Fc结构域连接到Ⅷ因子分子或聚乙二醇化来实现延长半衰期，这些修饰可将半衰期延长1.5～1.8倍，用于部分患者出血的预防性治疗。

对于Ⅸ因子产品，改良产品的半衰期可延长3～5倍，这些产品是Ⅸ因子缺乏患者的首选预防药物，因为患者每周只需要输注一次，甚至更少即可。除了通过聚乙二醇化和添加Fc受体修饰的因子外，还有一种是与人血白蛋白结合。

艾美赛珠单抗

艾美赛珠单抗是治疗血友病A的新

产品。这种双特异性抗体同时结合活化 XI 因子（XIa）和 X 因子，发挥类似 VIII 因子的功能。该产品能显著减少患者出血。当用于预防时，与接受 VIII 因子预防的患者相比，该产品显著降低了出血率。给药方案为头 4 周给予每周 3mg/kg 的负荷剂量，之后每周给药 1.5mg/kg 或每隔 1 周给药 3mg/kg 或每月给药 6mg/kg。这种药物的缺点是对于急性出血，患者需要补充 VIII 因子。艾美赛珠单抗的存在将干扰所有凝血试验，包括 aPTT 等基础测试，并将导致错误的高 VIII 因子水平。真实的 VIII 因子水平只能通过显色法使用牛源性试剂来测定，但这种方法只是一种参考实验方法。在接受艾美赛珠单抗且使用大于 100IU/（kg·24h）的活化凝血酶原复合物治疗的患者中有报道出现血栓性微血管病。

特定类型出血相关指南（表 4.3）

通过将 VIII 因子（或血友病 B 中的 IX 因子）水平紧急提高到 100% 来治疗关节积血。患者应首先休息并冰敷关节，然后逐渐尝试使用凝血因子以防止关节僵硬。关节出血通常可以用 2～3 剂凝血因子补充治疗。VIII 因子通常每 12～24 小时一次，而 IX 因子则每 24～48 小时一次。此外，对于未接受预防性治疗的患者（见上文），短期多次输注以将因子水

表 4.3 凝血因子补充的一般指导原则

出血部位	止血水平	血友病 A	血友病 B
关节	80%～100%，每天检测直至痊愈	40～50IU/（kg·d）	80IU/（kg·d）
肌肉	80%～100%	25～40IU/（kg·d），直至痊愈	50～60IU/（kg·d）
口腔	100%[a]	50IU/kg	100IU/kg[a]
鼻	初始 80%～100%，然后 30% 直至痊愈	40～50IU/kg，然后 30～40IU/d	80～100IU/kg，然后 30～40IU/d
消化系统	初始 100%，然后 50% 直至愈合	50IU/kg，然后 30～40IU/（kg·d）	100IU/kg，然后 30～40IU/d
泌尿系统	如果保守治疗失败，则维持 30%～50% 直到止血	15～25IU/（kg·d）	隔日 30～50IU/kg
中枢神经系统	100% 14d	50IU/（kg·12h）	100IU/（kg·d）
外科/创伤	80%～120% 直到伤口愈合，然后 50% 直到缝线拆除	50IU/kg，然后 40～50IU/12h 根据愈合情况调整	100IU/kg，然后 50IU/d 根据愈合情况调整

注意：对于严重或持续轻微出血，应依据凝血因子水平
　　[a] 抗纤溶药物对口腔出血有用

平提高至约50%可能有助于治疗复发性出血。一旦排除脓毒性关节炎，对凝血因子补充无反应的疼痛关节可能受益于短疗程的强的松（60～80mg/d，持续3天，然后40mg/d，持续2天）。如果需要进行关节抽吸，抽吸前因子水平应至少为50%。药物输注应持续至疼痛停止。

血肿往往对80%～100%的目标因子水平有反应。大出血或影响重要结构的出血需要更积极的治疗（100%目标因子水平）或对危及肢体的出血进行引流。对于出血进入肢体间隔的患者，密切监测神经功能至关重要，应继续输注凝血因子，直到肿胀消退。如果出现筋膜室综合征，可能需要进行筋膜切开术以保留肢体功能。

对于口腔黏膜出血患者，抗纤溶药物辅助治疗有效。可以使用6-氨基己酸（EACA）或氨甲环酸。EACA的剂量为100mg/kg缓慢吞服，然后每6小时50mg/kg缓慢吞服。氨甲环酸每8小时口服10～20mg/kg。当使用抗纤溶治疗时，通常只需要单剂量凝血因子。在大多数牙科手术之前，患者应接受100%因子补充。对于涉及拔牙、深度清洁或其他涉及牙龈的手术，还应接受每6小时EACA 50mg/kg缓慢吞服，或氨甲环酸10～25mg/kg口服，每日2次。因子缺乏患者在手术后3～4天经常出现延迟性口腔出血，因此，抗纤溶治疗应持续5～7天。

胃肠道出血的治疗应以100%的因子水平为初始目标，此后应达到30%的谷水平，直至病变愈合。血友病患者通常会有作为出血源的基础疾病，因此，出血发作后有必要对胃肠道进行积极评估处理。

血尿是血友病患者的常见并发症。偶发的无痛性血尿不需要调查。频繁、过度的血尿，特别是与疼痛等其他症状相关时，需要积极评估，以确保没有基础病变。血尿若继发于梗阻，通常仅需要休息。除非红细胞压积下降、疼痛或出血持续数天以上，才需要口服或静脉补液治疗。当使用凝血因子时，目标因子水平峰值为40%～50%以控制出血。水化是重要的辅助治疗。这种情况下不应使用抗纤溶治疗，因为这可能导致输尿管中形成不溶性血栓。

重度血友病患者出现任何头部创伤，即使没有明显的瘀伤或肿胀，也应接受积极凝血因子治疗。任何患有血友病和严重头痛或新的神经症状的患者应在进行影像学检查之前立即接受因子补充（目标为100%水平）。在老年患者中，50%的出血没有外伤史。

血友病患者手术

围手术期需要密切监测患者的凝血因子水平。血液病专家、外科医生、麻醉师和护理人员之间的密切协调至关重要。在进行任何重大手术之前，均应制定康复计划。术前1小时，应给予适当剂量的凝血因子，以达到100%～120%的预测水平，并测定输注后因子水平，以确保手术所需的足够因子水平。手术后应在恢复室测定因子水平，以指导下一次剂量使用。手术后至少48小时内，谷水平不应低于70%，之后谷水平要求逐渐降低，但仍应保持在30%以上，直到伤口完全愈合。对于关节置换术，患者应在每次物理治疗前将其水平提高到50%～80%，以便充分参与康复。

抑制物

25%～30%的重度血友病A患者和约3%的血友病B患者可对输注凝血因子产生抗体或抑制物。存在抑制物通常表现为对因子输注的反应降低。在Ⅸ因子缺乏的治疗中，也可能发生过敏反应，特别是在因子补充的前20次输注中。抑制物产生有几个诱因，包括所涉及的基因突变类型、患者年龄和患者的因子输注次数。抑制物形成在患者最初的50次输注期间最常见。有证据表明，凝血因子补充类型，如重组或血浆衍生来源，改变了抑制物形成的风险，在一项临床试验中观察到重组因子使用后产生抑制物的风险更高。如果患者补充因子后出血控制不良，且输注后因子水平显著低于预期，则应怀疑产生了抑制物。

抑制物水平以贝塞斯达单位测量，1贝塞斯达单位（BU）定义为在50∶50血浆混合物中可中和50%Ⅷ因子的抑制物数量。抑制物水平滴度低（＜5BU）或滴度高（≥5BU），将影响有效治疗出血的方式。近期未暴露于凝血因子时，患者的抑制物滴度可能显著降低，这为在严重出血时使用Ⅷ因子提供了"窗口"。随着再次暴露于因子，抗体滴度可能显著升高。因此，除非出现严重或危及生命的出血，产生抑制物的患者不应暴露于任何含相应因子的产品。即使发生严重出血，大多数产生抑制物的患者也应使用旁路药物治疗出血，而不使患者暴露于因子。鉴于抑制物的动态性质，应跟踪抑制物滴度。

凝血因子抑制物的管理

产生抑制物的患者的治疗可能具有挑战性（表4.4）。抑制物滴度低（＜5BU）时，大剂量的Ⅷ因子可以对抗抑制物的作用，但抑制物滴度通常在几天后增加，导致继续使用因子无效。一种策略（Kasper）是给予Ⅷ因子40IU/kg

表4.4　抑制物治疗

凝血酶原复合物
剂量：100IU/kg
Bebulin VH（百特）
Profilnine SD（基立福）
Kcentra（杰特贝林）
活化凝血酶原复合物
剂量：75IU/kg，每8h
FEIBA（百特）
重组活化Ⅶ因子
剂量：90 μg/kg，每2～3h
NovoSeven（诺和诺德）
艾美赛珠单抗
3mg/kg，每周1次，4周，后续的维持剂量任选一种方案：
1.5mg/kg 每周1次，或
3mg/kg 每两周1次，或
6mg/kg 每月1次

加20IU/（kg·BU）。然而，对抑制物的主要治疗方法是使用旁路制剂，旁路制剂在凝血级联中的下游发挥作用，以诱导凝血酶激活和凝血，而无须Ⅷ因子或Ⅸ因子。可用的两种旁路制剂是活化凝血酶原复合物（aPCC），品牌为FEIBA（八因子抑制物旁路制剂），以及重组活化Ⅶ因子（rFⅦa），品牌为Novoseven。

aPCC含有Ⅱ因子、Ⅶ因子、Ⅸ因子、Ⅹ因子和少量Ⅷ因子，有助于诱导凝血酶的产生，这是凝血块形成所必需的。FEIBA剂量为每8～12小时50～75IU/kg，最大剂量为200IU/kg。使用aPCC的并发症可能有血栓栓塞事件（如卒中、心肌梗死和DIC）。由于它含有Ⅷ因子，它还可以诱导记忆应答。

重组Ⅶa（rFⅦa）可用于血友病A和血友病B以及血小板输注难治的格兰茨曼血小板功能不全。rFⅦa结合暴露的组织因子并可直接激活Ⅹ因子，从而绕过FⅨ–FⅧ步骤，剂量为每2～3小时90μg/kg，三剂通常足以治疗关节出血，而大手术、肌肉出血或颅内出血则需要延长疗程（最多10～14天）。

艾美赛珠单抗越来越多地用于抑制物形成的患者。与无抑制物的患者一样，预防性使用艾美赛珠单抗可显著降低出血率，许多患者现在都使用该药物来预防出血。

通过频繁给予Ⅷ因子产品（通常需要数月至数年）进行免疫耐受诱导（ITI）脱敏，已能够消除60%～80%病例中的抑制物水平。最大滴度＜200BU、ITI开始时滴度＜10BU、抑制物持续时间＜5年、低风险突变（错义突变而非无效或

无义突变）和年龄较小的患者往往容易脱敏。成功的治疗方案从每周3次100IU/kg到每天50～200IU/kg。

使用皮质类固醇、环磷酰胺、吗替麦考酚酯、静脉注射免疫球蛋白和利妥昔单抗等药物进行免疫抑制的尝试取得了不同的成功。目前还没有随机对照试验来评估治疗效果。

血浆置换已用于紧急情况，试图去除抑制物并用供体血浆替代。然而，使用这种方法存在一些潜在的困难，通常不作为一线治疗。

未来的治疗

血友病是基因治疗的一个流行靶点，因为仅将因子水平提高几个百分点就能显著改变出血表型。目前正在用腺病毒和逆转录病毒载体进行将正常基因插入肝细胞的试验。早期研究结果是有希望的，但要使这种疗法广泛应用，还需要进一步深入的研究。

一种抗TFPI的单克隆抗体，理论上可以增加促血栓活性，正在临床试验中，还正在开发一种通过反义技术干扰抗凝血酶的产生来降低其浓度水平的药物。这两种药物都处于早期试验阶段，如果成功，则有望开辟另一种预防血友病患者出血的途径。

结论

本章为血友病的管理提供了基础。然而，血友病是一种具有复杂并发症的慢性疾病，最好通过血友病治疗中心

（HTC）的多学科方法进行治疗。即使 HTC 不在附近，患者也能向区域血友病中心进行咨询，该中心可以定期提供患者的预防、物理治疗、手术和社会需求方面的信息，以及社区可能无法提供的专业测试。

（韩辰　译）

建议阅读

Croteau SE. Evolving complexity in hemophilia management. Pediatr Clin N Am. 2018; 65(3): 407−425.

Dunn A. The long and short of it: using the new factor products. Hematology Am Soc Hematol Educ Program. 2015; 2015: 26−32.

Mahlangu J, Oldenburg J, Paz-Priel I, Negrier C, Niggli M, Mancuso ME, Schmitt C, Jiménez-Yuste V, Kempton C, Dhalluin C, Callaghan MU, Bujan W, Shima M, Adamkewicz JI, Asikanius E, Levy GG, Kruse-Jarres R. Emicizumab prophylaxis in patients who have hemophilia A without inhibitors. N Engl J Med. 2018; 379(9): 811−822.

Nogami K, Shima M. New therapies using nonfactor products for patients with hemophilia and inhibitors. Blood. 2019; 133(5): 399−406.

Srivastava A, Brewer AK, Mauser-Bunschoten EP, et al. Guidelines for the management of hemophilia. Haemophilia. 2013; 19(1): e1−47.

Weyand AC, Pipe SW. New therapies for hemophilia. Blood. 2019; 133(5): 389−398.

血管性血友病

托马斯·G.德洛格利

5

简述

血管性血友病（vWD）是最常见的遗传性出血性疾病，影响高达1%的人群。尽管其发病率相对较高，但该疾病的许多特征仍存在争议。

发病机制与分类

血管性血友病因子（vWF）对于血小板与受损血管系统的相互作用至关重要，有助于血小板粘附和聚集。它还通过Ⅷ因子载体蛋白的作用参与纤维蛋白凝血块的形成（图5.1）。vWF作为分子量不同的多聚体循环，最大的多聚体达2 000万Da。较大分子量形式最有效地支持血小板和受损内皮之间的相互作用。当vWF与受损血管（通常与暴露的胶原）结合时，这会改变蛋白质，为血小板受体GpⅠb创建一个结合位点。因此，vWF是血小板和受损血管之间的"黏合剂"。vWF也是Ⅷ因子的载体蛋白。由于蛋白C和蛋白S的失活，Ⅷ因子在血浆中是不稳定的，除非受到vWF的保护。vWF水平降低或vWF功能受损导致血管性血友病。

鉴于vWF的复杂性，因此有几种形式的血管性血友病（表5.1）。1型是一种数量缺陷，是最常见的血管性血友病类型，占65%～80%。它是由功能正常的vWF蛋白减少引起的，大多数患者因子水平在正常值的5%～40%。分子研究表明，由于细胞内转运受损、转录受阻和半衰期缩短等机制，vWF基因的不同突变导致vWF水平降低。在vWF的2型变异中，存在vWF数量不受影响的质量缺陷，其大小和（或）功能异常。2A型是第二常见的亚型，占20%～25%，是由vWF的高分子量多聚体减少引起的，多聚体是最活跃的蛋白质形式。2B型是一种有趣的亚型，存在一种"功能增强"的突变，允许即使不存在胶原vWF也能与GpⅠb结合。因此，即使在血流中自由循环，vWF也可以结合血小板，导致清除增加、高分子量多聚体数量减少。轻度血小板减少症也存在，因为结合的血小板随粘附在一起的vWF被清除。另一方面，2M型血管性血友病是由vWF与GpⅠb的亲和力降低引起的，因此在不改变多聚体大小的情况下降低了因子的活性。最后，诺曼底2型（2N）常被误认为是典型的血友病，因为vWF不能

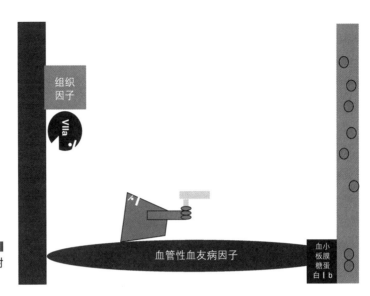

图5.1 vWF的2种作用——Ⅷ
因子载体和血小板黏附
配体

结合Ⅷ因子，导致Ⅷ因子活性水平较低
（通常为5%～15%，但vWF水平正常）。
与典型血友病的性连锁遗传不同，诺曼
底型的遗传与其他血管性血友病亚型一
样，是常染色体显性遗传；男性和女性
将受到同等影响。3型血管性血友病罕见
（1∶1 000 000），是一种纯合子缺陷，循
环中无vWF和Ⅷ因子或仅有极低水平，
这导致临床上类似血友病的严重表型。
事实上，这些患者通常会出现严重出血，
由于无vWF而导致血小板功能受损的黏
膜出血，以及Ⅷ因子缺乏导致的软组织
和关节出血。最后，在"血小板型"或
"假性"血管性血友病中，血小板受体具
有"功能增强突变"，其作用类似于2B
型，血小板以及高分子量vWF多聚体数
量减少。

症状和体征

血管性血友病患者有"血小板型"
黏膜皮肤出血。他们经常会有严重的鼻

表5.1　血管性血友病类型

1型：功能正常的所有蛋白质水平降低
2型：蛋白质异常
2A型：异常蛋白质导致高分子量多聚体（HMWM）水平降低
2B型：异常蛋白与GpⅠb结合增加，导致HMWM水平降低，血小板清除率增加
2N型：缺乏Ⅷ因子结合位点导致Ⅷ因子活性水平低
2M型：异常蛋白与GpⅠb结合降低但HMWM正常
3型：不存在vWF或Ⅷ因子
假性vWD：GpⅠb异常，vWF亲和力增加，导致HMWM水平降低

出血和大面积的瘀伤。患者会由于扁桃
体切除术等小手术出血而引起临床注意。
女性会遭受月经过多的痛苦。事实上，
在一些群体中，多达1/3月经过多的女性
会被发现患有血管性血友病。与典型血
友病不同，关节出血罕见，但3型或2N
型患者除外。患者在儿童时期经常有出

血,但在成年后症状减轻。除非特别询问,患者通常不会意识到自己有明显的出血史。意外的手术出血可能成为成年后的问题。

检验

由于几个原因,血管性血友病的检验可能具有挑战性。一些患者的血浆vW蛋白水平可能会发生显著变化,从异常低到正常的较低范围。应激如创伤时其水平可暂时升高,而且随着年龄的增长,其水平也会增加。最后,雌激素可以大大提高vW蛋白水平。因此,在检验时了解患者的基础情况非常重要。有血小板型出血病史的患者可能需要重复检测以验证诊断。由于vWF水平随月经周期的变化而变化,月经期妇女应在月经周期的第5~7天测试vWF的水平。

出血时间或PFA-100可筛查有血管性血友病出血史的患者。然而,在蛋白水平可变的患者中,当vW蛋白水平在正常范围内时,这些检验结果也可以是正常的。因此,对于明确血小板型出血史

患者,正常的出血时间结果并不能排除血管性血友病的可能性。

诊断血管性血友病需要进行四个试验(表5.2和表5.3)。包括有:

表5.3 血管性血友病检测

Ⅷ因子水平
血管性血友病抗因子抗原
血管性血友病因子活性
血管性血友管因子多聚体分析

- Ⅷ因子活性
- 血管性血友病因子抗原
- 血管性血友病因子活性(有时称为瑞斯托霉素辅因子活性〔vWFR：Co〕)
- 血管性血友病因子多聚体分析

Ⅷ因子活性与vWF数量及其携带Ⅷ因子的能力成正比。vWF抗原水平是蛋白质的实际测量值。vWF活性可以用几种方法测量。经典的测试是瑞斯托霉素辅因子活性。瑞斯托霉素是一种因相关血小板减少症而退出市场的抗生素。瑞斯托霉素导致vWF与血小板结合。瑞斯

表5.2 vWD亚型实验室检测结果

	vWF：抗原	vWF：活性	Ⅷ因子	多聚体	RIPA[a]
1型	↓	↓	↓	正常多聚体模式	↓
2A型	正常	↓	正常或↓	↓HMWM	无反应或↓
2B型	正常	↓	正常或↓	↓HMWM	↑↑
2N型	正常	正常	↓↓	正常多聚体模式	正常
2M型	↓	↓↓	↓	正常多聚体模式	↓↓
3型	<5%	<10%	<10%	不可见	不存在

[a] 瑞斯托霉素诱导血小板聚集

托霉素辅因子活性（vWFR∶Co）可作为"vWF活性"的粗略测量。新的检测方法可检测与活性相关的活性位点的暴露。多聚体分析显示了vWF蛋白多聚体的大小分布，有助于亚型区分。

如果Ⅷ因子和血管性血友病抗原和活性低于正常值，或者如果vWF活性显著低于vWF抗原，无论vWF的实际活性水平如何，应怀疑血管性血友病。由于水平可能变化，如果高度怀疑血管性血友病的患者初始测试结果正常，则应重复测试。目前，vWF水平低于30%被定为血管性血友病的诊断标准。把vWF水平为30%～50%的患者称为"低vWF出血"。

1型患者的所有3项测试和交叉免疫电泳均有下降。如果vWF活性/vWF抗原比值＜0.6，则应考虑2型。Ⅷ因子活性/vWF抗原比值＜0.7的患者应考虑血友病或2N型vWD。

缺乏高分子量蛋白多聚体的患者需要区分2A型、2B型或假性血管性血友病。瑞斯托霉素诱导血小板聚集试验（RIPA）有助于区分这些类型。由于对GpⅠb的亲和力"功能增强"，2B型和血小板型在加入少量瑞斯托霉素后将表现出聚集性增加，而2A型则表现出聚集性降低或无活性。不幸的是，RIPA是一种在大多数机构都不可用的床旁测试。然而，由于许多缺陷仅限于vWF的某些区域，分子研究有助于确定不同的2型亚型。因此，如果怀疑存在2型血管性血友病，外周血可被送往认证机构进行外显子28测序。

对于低Ⅷ因子水平的女性患者，似乎为常染色体显性遗传或患者对Ⅷ因子补充治疗无反应时，应怀疑血管性血友病2N型。通过商用vWF-Ⅷ因子结合研究确定诊断。对2M型患者的最佳诊断方法仍不确定，因为在如何进行和报告检测方面仍然没有共识；然而，大多数情况下，交叉免疫电泳显示vWF活性/vWF抗原比＜0.6，并具有正常的多聚体模式（表5.2）。因此，vWF基因的直接测序更常用于帮助准确诊断。

治疗

血管性血友病有几种治疗方法（表5.4和表5.5）。去氨加压素或1-去氨基-8-D-精氨酸血管加压素导致储存的vWF从储存池中释放（主要来自内皮）。大多数1型患者对去氨加压素有反应，其vWF水平足以实现止血。一些2A型患者也可能有反应。去氨加压素通常避免用于2B型和血小板型。令人担忧的是，这种治疗会导致血小板减少，因为vWF与血小板的结合增加，进而导致血小板聚集和血小板清除增加。1型和2A型去氨加压素的剂量为0.3μg/kg，在20～30分钟内静脉注射，最大剂量为20μg。vWF水平应在30～60分钟内增加3～5倍，这种增加应持续6～12小时。去氨加压素也可使用一种鼻喷雾剂，可在小手术前使用。去氨加压素（Stimate）鼻喷雾剂的剂量为50kg以下患者一喷，50kg以上患者两喷（每个鼻孔各一喷）。应在处方中注明Stimate的剂量，因为对于血管性血友病普通去氨加压素可能剂量不足，每24小时重复给药可由于内皮储备耗尽而发生快速耐受。去氨加压素的一个重要不良反应是自由水潴留，因为它是抗利尿激素的合成类似物。对于无法控制饮水量的患者或接受静脉输液的患者，必须注意不要诱发低钠血症，后者存在显著的发病率，严重时甚至导致死亡。

表5.4　血管性血友病的治疗

每天重复静脉注射去氨加压素 0.3μg/kg
鼻内去氨加压素 300μg（150μg/鼻孔）
Humate-P 或 Alphanate
水平低于30%：40～50IU/kg，随后每12h 20IU/kg
水平高于30%：每日20～40IU/kg
Vonicog alfa（rvWF）
轻微/中度出血或手术：40～60IU/kg
大出血或手术：80IU/kg
第一次应与Ⅷ因子浓缩物同时给药

型	
1型	去氨加压素
2A型	去氨加压素（仅10%有效），Humate-P 或 Alphanate
2B型	Humate-P，Alphanate，或 Vonicog alfa
2N型	去氨加压素
2M型	Humate-P，Alphanate，或 Vonicog alfa
3型	Humate-P，Alphanate，或 Vonicog alfa
血小板型	血小板+（Humate-P，Alphanate，或 Vonicog alfa），rⅦa

　　几种含有vWF的血浆浓缩物可供使用，包括Humate-P和Alphanate。浓缩物的输注与出血时间的缩短和多聚体模式的正常化有关。理想情况下，用药

表5.5　手术

去氨加压素反应性血管性血友病：输注 0.3μg/kg 至手术前45min结束。每24h重复1次。对于大手术，根据Ⅷ因子水平调整，保持谷水平在80%以上
去氨加压素无反应性血管性血友病
Humate-P 或 Alphanate 达到峰值超过120%，谷水平80%
低于30%水平：40～50IU/kg，然后每12h 20IU/kg
高于30%水平：每日20～40IU/kg
Vonicog alfa（rvWF）达到120%以上的峰值
轻微/中度出血或手术：40～60IU/kg-谷水平 > 50%
大出血或手术：80IU/kg-谷水平 > 30%
第一次同时使用Ⅷ因子浓缩物

剂量基于患者的瑞斯托霉素辅因子活性（vWFR：Co）。浓缩因子通过Ⅷ因子剂量单位或vWF剂量单位给药，这2种单位均列在药物包装上。大出血或手术的建议剂量为静脉推注40IU/kg（所有剂量均以vWF单位计算），然后是每12小时20IU/kg，持续3天，然后是每天20IU/kg，持续3～5天。对于病情较轻的患者，每天20～40IU/kg可能有效。现在一种重组产品可供使用-rvWF（vonicog alfa）。考虑到Ⅷ因子水平可能非常低，紧急使用时，需要与同时给予Ⅷ因子的负荷剂量，轻度至中度出血的剂量为40～60IU/kg，严重出血的剂量是80IU/kg。之后每12～24小时给药一次，术后72小时谷水平调整为50%，之后调整

为30%。对于紧急手术或严重出血，还应按照第4章中的公式给予Ⅷ因子的负荷剂量。

目前尚不清楚何种实验室检测最能预测输注止血效果。跟踪治疗的一种实用方法是跟踪vWFR：Co，目标是峰值水平超过100%，谷水平超过40%。显然，剂量应根据因子水平进行调整。对于3型血管性血友病患者或Ⅷ因子非常低的患者，应检查Ⅷ因子水平，以确保其水平足以止血。

冷沉淀含有的vWF数量可变，可用于紧急情况，直到有数量可预测的补充来源，如Humate-P，剂量为每12小时10IU。

血管性血友病亚型治疗

去氨加压素是1型患者的主要治疗方法。然而，所有患者应在给予去氨加压素（0.3μg/kg，静脉注射或使用鼻内制剂）之前和60分钟后立即获取实验室检测，以确认给药反应。对于小手术，可以给予去氨加压素一次，接受大手术患者可每天重复。大手术患者应监测vWFR：Co水平以确保充分止血。对于牙科手术，联合抗纤溶治疗，如6-氨基己酸（50mg/kg，每日4次）或氨甲环酸（10～20mg/kg，口服，每日2次）是有用的。

10%的2型患者对去氨加压素有反应，因此应测试这些患者的反应。确实对去氨加压素有反应的2A型患者，其因子的绝对上升率或反应持续时间往往不如1型患者高。对去氨加压素无反应的患者应接受含vWF的血浆浓缩物，如Humate-P或Alphanate或rvWF。口服避孕药或释放左炔诺孕酮的宫内节育器对月经过多的2型患者效果较好。

2B型的治疗采用含vWF的血浆浓缩物（Humate-P或Alphanate）或rvWF。由于异常的vWF对血小板具有更高的亲和力，并导致血小板清除率增加，去氨加压素可能导致血小板减少并加重出血倾向。

2N型患者通常对去氨加压素有反应。对于无反应者或大手术，可使用Humate-P或Alphanate或rvWF。

2M型患者需要Humate-P或Alphanate。

3型患者的治疗需要含vWF的血浆浓缩物，该浓缩物还可提供缺乏的Ⅷ因子，或者使用rvWF治疗，并在给予第一剂的同时补充Ⅷ因子。其中许多患者的特征是"血友病型"出血，需要积极地补充因子。最终，这些患者将因关节出血而需要关节置换。

血小板型血管性血友病的治疗具有挑战性。如果需要，可同时给予血小板和含vWF的血浆浓缩物。经典的剂量是20个单位血小板，然后是适当剂量的Humate-P。这些患者的管理是一项重大挑战，只有在绝对必要的情况下才应进行手术。对于难治性出血患者，重组Ⅶa因子可能有用。

妊娠

随着怀孕，vWF水平显著增加。绝大多数1型血管性血友病患者将在妊娠期间恢复正常水平，在分娩时不需要任何治疗，应在32周时进行vWF检查，以确保其处于正常水平。1型以外的其他类型可能需要在分娩时进行治疗，在脐带夹住之前，最好避免去氨加压素或凝血因子补充。严重非1型血管性血友病患者可能会出现产后出血过多，分娩后应接受积极治疗。

（韩辰　译）

建议阅读

Castaman G, Goodeve A, Eikenboom J. Principles of care for the diagnosis and treatment of von Willebrand disease. Haematologica. 2013; 98(5): 667–674.

Kruse-Jarres R, Johnsen JM. How i treat type 2B von Willebrand disease. Blood. 2018; 131(12): 1292–1213.

Leebeek FWG, Susen S. Von Willebrand disease: clinical conundrums. Haemophilia. 2018; 24(Suppl 6): 37–43.

Ng CJ, Di Paola J. Von Willebrand disease: diagnostic strategies and treatment options. Pediatr Clin N Am. 2018; 65(3): 527–541.

Peyvandi F, Mamaev A, Wang JD, Stasyshyn O, Timofeeva M, Curry N, Cid AR, Yee TT, Kavakli K, Castaman G, Sytkowski A. Phase 3 study of recombinant von Willebrand factor in patients with severe von Willebrand disease who are undergoing elective surgery. J Thromb Haemost. 2019; 17(1): 52–62.

von Lillicrap D. Willebrand disease: advances in pathogenetic understanding, diagnosis, and therapy. Blood. 2013; 122(23): 3735–3740.

其他遗传性出血性疾病 **6**

托马斯·G.德洛格利

血小板缺陷

简述

遗传性血小板缺陷分为两大类：遗传性血小板功能缺陷和血小板减少性疾病。这些综合征引起不同程度的血小板型出血，从轻微到严重。此外，有几种分型与发展为白血病的风险增加有关（表6.1）。

血小板功能缺陷

大多数遗传性血小板功能缺陷患者的血小板计数正常。这些患者表现为血小板型出血，如鼻出血和易瘀青。患者往往只有轻微症状，创伤和手术后可能会出现过度出血。虽然许多接受评估的患者会被识别出特定血小板聚集缺陷，但一些患者虽然有出血史，出血时间或血小板功能检测（PFA）闭合时间延长，却未发现有明显缺陷。

在有提示性病史时，可通过出血时间或PFA闭合时间延长进行诊断。血小板聚集研究或缺失蛋白的流式细胞术可用于识别特定缺陷，如格兰茨曼血小板功能不全或巨血小板综合征。电子显微镜可以识别异常的血小板形态。

表6.1 遗传性血小板功能缺陷

血小板计数正常的血小板功能障碍
胶原聚集缺陷（遗传模式不同）
格兰茨曼血小板功能不全（AR）
致密颗粒缺乏（常染色体隐性，AR）
分泌缺陷（遗传多样）
血小板减少症（大血小板）
奥尔波特综合征（常染色体显性，AD）
常染色体显性血小板减少症（AD）
巨血小板综合征（AR）
MYH 9缺陷
费克特纳综合征（AD）
灰色血小板综合征（AD）
梅–黑异常（AD）
蒙特里尔巨血小板综合征（AD）
血小板减少症（正常大小血小板）
白细胞异常色素减退综合征（AR）
血小板减少无桡骨综合征（TAR）（AR）
魁北克血小板病（AD）
血小板减少（小血小板）
威–奥综合征（X连锁）

注：AD 常染色体显性遗传；AR 常染色体隐性遗传

分子测试越来越多地用于识别特定缺陷。使用新一代测序技术可以筛选大量（50% ～ 90%）突变。研究表明，高达50%或更多的先前未诊断的出血性疾病患者将使用该技术发现突变。

目前没有针对这些疾病的具体治疗方法。许多患者对去氨加压素有反应，任何被确定为血小板出血紊乱的患者都应接受去氨加压素来观察PFA是否缩短。严重出血应给予血小板治疗。所有血小板产品均应去除白细胞，以防止血小板同种免疫。有一些数据表明，重组Ⅶa因子对有严重出血或需要大手术的格兰茨曼血小板功能不全患者有用。抗纤溶药物如氨甲环酸1 000mg 静脉注射或1 300mg口服，每日3次，可用于口腔手术或小手术。RUNX1、ETV6和ANKRD 26突变的患者患白血病的风险更高，需要监测他们的血液细胞计数。

先天性血小板减少

先天性血小板减少症可能与多种疾病有关。大多数患者血小板在50 000 ～ 100 000/μL范围，伴有不同程度的出血。

如果血小板减少是一个明确定义的综合征的一部分，诊断可能很容易。一些患有轻度疾病的患者可能被标记为"轻度免疫性血小板减少症"。仔细回顾家族史或回顾家族成员的血液细胞计数，将揭示血小板减少症的遗传性质。

轻度血小板减少且无症状的患者不需要任何治疗；有症状的患者通常对去氨加压素有反应；严重受影响的患者将需要输注血小板。

已命名的血小板障碍

血小板数量正常的血小板功能障碍

胶原聚集缺陷（不同遗传模式）：患者存在孤立的胶原聚集缺陷。

致密颗粒缺乏（常染色体隐性遗传，AR）：血小板没有ADP和血清素的储存池。患者可能表现出血小板聚集减少，尤其是对肾上腺素和胶原的反应。电子显微镜将显示异常的血小板结构。流式细胞术可以检测由于受影响血小板缺乏摄取荧光染料而导致的颗粒缺乏。

格兰茨曼血小板功能不全（常染色体显性遗传，AR）：一种血小板缺乏GpⅡb/Ⅲa的严重出血性疾病。患者从出生时就可能有危及生命的出血。血小板聚集试验将证明除瑞斯托霉素外，对所有激动剂完全缺乏聚集。流式细胞仪将检测CD61或CD41的缺乏。对于严重受影响的儿童，可使用骨髓移植的方式来治愈。

分泌缺陷（遗传多样）：包括大量疾病，比如环氧合酶缺乏和钙动员缺陷。

血小板减少症（大血小板）

常染色体显性血小板减少症（AD）：表现为轻度血小板减少、较大血小板（在某些血型中，血小板大小正常）和轻度出血。由于RUNX1的缺陷，一些家族的白血病发病率明显较高。此外，巨血小板综合征携带者可能患有血小板减少症，血涂片上有大血小板，并且可以显示CD42表达降低。

巨血小板综合征（AR）：血小板GpⅠb的缺陷。血小板聚集显示对瑞斯托霉素的反应降低，流式细胞术显示CD42丢失。

灰色血小板综合征（AD）：血小板没有α颗粒，使血小板在外周涂片上呈现特征性的灰色外观。一些患者在晚年发展为骨髓纤维化。血小板聚集试验对ADP、胶原和凝血酶的反应异常。

MHY9缺陷（AD）：由肌球蛋白重链基因突变引起的一组综合征。此种血小板缺陷是一种血小板减少症伴大多数患者血小板功能正常（但不是所有）。据报道，极少数患者出血时间/PFA延长，对输注去氨加压素有反应。诊断线索是白细胞中的Döhle小体。患者还可能患有神经性耳聋、肾病和白内障。这些缺陷综合征以前的名字是奥尔波特、费希纳和梅-黑综合征。

蒙特里尔巨血小板综合征（AD）：有大血小板和轻微出血。瑞斯托霉素、ADP和胶原可引起血小板异常聚集。

血小板减少症（正常大小血小板）

白细胞异常色素减退综合征（AR）：患者有白化病、反复感染以及白细胞与巨噬细胞内有包涵体。血小板在肾上腺素和胶原的作用下表现出异常聚集。

血小板减少无桡骨综合征（TAR）（AR）：患者骨髓巨核细胞数量减少。该综合征可能是范科尼贫血的一种变体。

魁北克血小板病（AD）：由于血小板释放过多的纤溶酶导致纤溶亢进，患者受伤后发生延迟出血。血小板聚集试验显示肾上腺素聚集缺陷，有时ADP和胶原聚集缺陷。患者的FDP明显升高，但D-二聚体检测正常。鉴于这一机制，抗纤溶药物可用于治疗这些患者的出血。

血小板减少症（小血小板）

威-奥综合征（X连锁）：患者有免疫缺陷和严重湿疹。ADP、胶原和凝血酶引起血小板异常聚集。

少见凝血疾病

典型血友病患者的数量远远超过这些缺陷患者。常见特征是可变出血和常染色体遗传。除一些重要的例外情况外，大多数患者均可接受血浆输注治疗（表6.2）。

$α_2$抗纤溶酶缺乏：较罕见，患者表现为脐带残端出血、自发性关节和肌肉出血以及创伤或手术后过度出血。优球蛋白凝块溶解时间可能正常，通过测量$α_2$抗纤溶酶水平进行诊断。一个奇怪的发现是，随着年龄的增长，出血的趋势更突出。治疗采用抗纤溶治疗。

纤溶酶原激活抑制物-1缺乏：表现类似于$α_2$抗纤溶酶缺乏症。在这些患者中，优球蛋白凝块溶解时间更短。治疗也采用抗纤溶治疗。

低纤维蛋白原血症：患者有轻微出血倾向。据报道，与典型血友病相似的严重出血倾向患者完全缺乏纤维蛋白原（无纤维蛋白原血症）。妇女流产的风险较高，并可能从预防措施中受益。一个特征是自发性脾破裂的倾向。冷沉淀含有纤维蛋白原，用于补充治疗。推荐剂量为每5～7kg体重一袋冷沉淀。对于长期补充，初始剂量之后可以每日每15kg体重一袋。应将谷浓度定为100mg/dL。纤维蛋白原浓缩物（重组和血浆来源）现在可用，并根据期望纤维蛋白原上升水平/1.7倍体重（千克）进行补充治疗〔译者注：纤维蛋白原补充量=

表6.2 罕见因子缺乏

因　子	正常血浆浓度（mg/dL）	凝血所需水平	半衰期（h）	治　疗
Ⅰ	200～400	100mg/dL	120	冷沉淀
Ⅱ	10	25%	50～80	血浆
Ⅴ	1	20%～25%	24	血浆，血小板
Ⅶ	0.05	15%	6	血浆，RⅦA
Ⅷ	0.01	100%	12	浓缩物，去氨加压素
Ⅸ	0.3	100%	24	浓缩物
Ⅹ	1	10%～20%	25～60	血浆，雌激素
Ⅺ	0.5	40%～60%	40～80	血浆
Ⅷ	1～2	1%～3%	150	血浆
α_2抗纤溶酶	5～7	30%（？）	48	抗纤溶药物
纤溶酶原激活抑制物-1	0.005			抗纤溶药物

（目标水平−测量水平）×体重÷1.7，其中目标水平与测量水平的单位是mg/dL，体重的单位是kg。该公式进行了简化，更便于理解和实际计算］。

纤维蛋白原异常：有多种表现，从无症状（约50%）、出血（约30%）到血栓（约20%）。PT-INR和aPTT正常，除非纤维蛋白原浓度低于80mg/dL。凝血酶时间通常延长，但也能见到凝血酶时间缩短的案例。纤维蛋白原活性的特定测试将显示低活性。在异常纤维蛋白原血症中，纤维蛋白原抗原水平明显高于活性水平，这种差异是最有价值的诊断线索。使用与低纤维蛋白原血症相同剂量的冷沉淀进行治疗。

凝血酶原缺乏：导致PT-INR和aPTT显著延长，PT-INR延长程度更大。患者通常在出生后不久就出血，但往往不会出现关节积血。出血患者应使用血浆治疗，以使轻微出血患者的凝血酶原水平达到10%～15%，大出血或手术患者的凝血酶原水平达到20%～40%。鉴于凝血酶原的半衰期较长，对于孤立的出血事件，可能不需要重复输血。对于更积极的治疗，可以使用凝血酶原浓缩物，例如凝血酶原复合物，负荷剂量为20IU/kg，之后每日输注5IU/kg达到所需水平。

Ⅴ因子缺乏症：患者有轻度至中度出血障碍。Ⅴ因子的水平往往不能很好地预测出血。PT-INR和aPTT延长。由于存在Ⅴ因子和Ⅷ因子联合缺乏的罕见综合征，应始终关注Ⅷ因子水平。出血患者用血浆治疗，以使Ⅴ因子水平达到20%～25%。初始输注20mL/kg的血浆，随后每12小时输注5mL/kg，以达到25%的谷水平。血小板也含有Ⅴ因子，血小板输注可用于严重出血。

Ⅶ因子缺乏：与严重出血相关，包括高频率颅内出血。奇怪的是，部分Ⅶ因子水平非常低的患者并没有出现出血，而且据报道存在过度的血栓形成。患者有单独的PT-INR延长。使用血浆进行治疗，以达到15%的水平。Ⅶ因子的半衰期短，因此必须频繁输注血浆。重组活化Ⅶ因子15～30μg/kg的剂量也适用于这些患者。在这些患者中，可以简单地监测PT-INR，目标是达到正常值。由于Ⅶ因子的半衰期短，可能需要频繁给药。

Ⅹ因子缺乏：与严重出血相关，包括关节积血和颅内出血。PT-INR和aPTT延长。在出血患者中，应输注15～20mL/kg血浆，以达到15%～20%的Ⅹ因子水平。凝血酶原复合物含有Ⅹ因子，可用于严重出血。其负荷剂量为20～30IU/kg，每日剂量为10～15IU/kg。Ⅹ因子水平确实会随着雌激素的增加而升高，这可能对有症状的女性有用。还有一种Ⅹ因子浓缩物可用于大手术或严重出血。出血时使用剂量为每24小时25IU/kg，直到出血停止。对于手术，手术前应使Ⅹ因子水平达到70%～90%，剂量按以下公式计算：

体重（kg）×期望增加的Ⅹ因子水平×0.5=给药剂量

Ⅺ因子缺乏：在所有因子缺乏症中出血倾向变化最大，出血倾向与Ⅺ因子水平没有密切关系。这种疾病最常见于德系犹太人。有症状的患者往往有轻度至中度出血，并伴有aPTT单项升高。患者在外科手术和牙科手术后容易出血。一些杂合子也可能出现轻度出血。家庭和个人出血史往往比因子水平更可靠。

患者可以用血浆治疗，但止血需要高水平（40%～60%）。考虑到Ⅺ因子的半衰期很长，可以输注15mL/kg的"负荷剂量"血浆，然后每12小时输注3～6mL/kg，目标因子水平为大手术45%，小手术30%。考虑到所涉及的血浆容积，人们对rⅦa的使用越来越感兴趣，尤其是在创伤和大手术中，如低剂量应用15～30μg/kg。部分患者也可能对去氨加压素有反应。越来越多的抗纤溶药物如氨甲环酸在预防手术出血方面显示出良好的效果。

Ⅻ因子缺乏：纯合子患者测量不出aPTT值。该因子缺乏与任何过度出血无关。事实上，有轻度血栓形成的倾向。激肽释放酶原和高分子量激肽原缺乏与此相似，没有过度出血。

ⅩⅢ因子缺乏：患者颅内出血和脐带残端出血的发生率较高，女性还可能频繁的自然流产。由于ⅩⅢ因子缺乏不会延长PT-INR或aPTT，因此必须检测特定的因子水平。止血只需要低水平的ⅩⅢ（1%～3%），这可以通过每3～4周预防性输注冷沉淀1IU/10kg或使用重组ⅩⅢ因子产品来实现。

（于晓帆　译）

建议阅读

Hsieh L, Nugent D. Rare factor deficiencies.

Curr Opin Hematol. 2012; 19(5): 380−384.

Lee A, Poon MC. Inherited platelet functional disorders: general principles and practical aspects of management. Transfus Apher Sci. 2018; 57(4): 494−501.

Lentaigne C, Freson K, Laffan MA, Turro E, Ouwehand WH, BRIDGE-BPD Consortium and the ThromboGenomics Consortium. Inherited platelet disorders: toward DNA-based diagnosis. Blood. 2016; 127(23): 2814−2823.

Menegatti M, Peyvandi F. Treatment of rare factor deficiencies other than hemophilia. Blood. 2019; 133(5): 415−424. https://doi.

org/10.1182/blood-2018-06-820738. Epub 2018 Dec 17.

Noris P, Pecci A. Hereditary thrombocytopenias: a growing list of disorders. Hematology Am Soc Hematol Educ Program. 2017; 2017(1): 385−399.

Nurden AT, Nurden P. Inherited disorders of platelet function: selected updates. J Thromb Haemost. 2015; 13(Suppl 1): S2−9.

Othman M. Rare bleeding disorders: genetic, laboratory, clinical, and molecular aspects. Semin Thromb Hemost. 2013; 39(6): 575−578.

获得性出血性疾病

7

托马斯·G.德洛格利

老年患者最常见的出血性疾病是获得性出血。最常见的是免疫性血小板减少症、肝肾疾病和DIC；这些将在其他章节中讨论。本章回顾了获得性出血性疾病的其他原因。

血小板减少

血小板减少症在住院患者中相对常见。例如，血小板减少症在重症监护人群中非常常见，25% ～ 40%的患者血小板计数低于100 000/μL。寻找病因令人沮丧，因为很多因素都可能导致血小板减少。一种理性的方法是从机械的角度来考虑区分。因此，血小板生成缺陷、血小板隔离增加或血小板破坏增加（免疫或非免疫）均可导致血小板减少症。

对患者的初步评估应侧重于患者是否出血或有血栓形成、潜在疾病、当前药物和（如果有的话）既往病史。

临床表现可能是血小板减少症病因的重要线索。仅出现严重血小板减少（小于10 000/μL）但无其他全身体征或症状（出血外）且血液涂片正常的患者，最可能是特发性或药物性的免疫性血小板减少。

对于住院患者，住院原因是评估血小板减少症的重要指标（表7.1）。血小板减少症可能是感染、TTP或败血症并多器官系统衰竭患者的诊断线索。在因新发血小板减少症而住院患者中，血小板减少症可能是肝素诱导血小板减少症（HIT）的表现，可能是药物性的，也可能是败血症的先兆。

中度血小板减少症（50 000 ～ 100 000/μL）的诊断更难。尽管血小板减少程度适中，但在TTP和HIT中也常见该范围内的血小板计数。脾功能亢进患者血小板计数在此范围内。通常，术后和危重患者发生的非特异性血小板减少症也会在这个范围内。一般很难明确中度血小板减少症的病因。

诊断方法（表7.2）

药物治疗是血小板减少症的常见原因。应仔细询问患者有关非处方药或"天然"疗法的问题。住院患者需要审查其用药单，并注明患者接受的所有药物。

血液涂片检查可快速发现是否存在假性血小板减少症，并可验证血小板减少症的程度。应仔细检查涂片是否存在

表7.1 获得性出血疾病的诊断线索

临床背景	鉴别诊断
心脏手术	体外循环，HIT，稀释性血小板减少症
介入心脏手术	阿昔单抗或其他Ⅱb/Ⅲa阻断剂，HIT
脓毒症综合征	DIC，人埃立克体病，脓毒症，噬血细胞综合征，药源性，误诊TTP，机械通气，肺动脉导管
呼吸衰竭	DIC，汉坦病毒肺综合征，机械通气，肺动脉导管
精神状态改变/癫痫	TTP，人埃立克体病
肾衰竭	TTP，登革热，HIT，DIC
心力衰竭	HIT，药源性，肺动脉导管
外科手术	稀释性，药源性，HIT
急性肝衰竭	脾脏隔离，HIT，药源性，DIC

表7.2 血小板减少症的初步治疗方法

1. 获取详细的病史：尤其所有药物暴露
2. 评估淋巴结病和肝脾肿大
3. 血涂片检查
4. 检查肝肾功能
5. 检查LDH

表7.3 单独血小板减少症的鉴别诊断

生成缺陷

　　无巨核细胞血小板减少症

　　卡马西平

　　饮酒

血小板隔离

免疫破坏

　　特发性

　　药源性

　　HIV

　　脓毒症

　　输血后紫癜

　　肝素诱导的血小板减少症

非免疫破坏

　　血栓性微血管病

　　微血管性溶血性贫血

　　DIC

破裂细胞。应进行DIC评估。复查肝、肾功能实验室检查。TTP和汉坦病毒肺综合征时LDH水平明显升高，与其他肝功能异常不成比例。TTP时，LDH的分离显示所有同工酶的升高与多器官损伤一致。如果怀疑HIT，应立即进行HIT分析。

血小板减少症的病因（表7.3）

生成减少

　　所谓获得性无巨核细胞血小板减少症相对罕见。大多数导致血小板减少的骨髓疾病将导致其他细胞系受到影响。由于骨髓问题导致的单独血小板减少症

的主要原因是大量（每天超过1/5）饮酒，导致巨核细胞成熟缺陷。临床上血小板体积较小（MPV低）。停止饮酒后，血小板计数仍保持降低3～5天，但随后"反弹性"迅速上升。噻嗪类和卡马

西平也可能与血小板生成减少有关。晚期HIV患者可能由于乙胺嘧啶和其他药物而导致长期血小板减少。

罕见的自身免疫性无巨核细胞血小板减少症患者可能出现严重血小板减少症，但对类固醇或免疫球蛋白无反应。在骨髓活检中，它们已减少到无巨核细胞。病因是由于抑制性T细胞抑制巨核细胞的产生。治疗使用环孢素A或抗胸腺细胞球蛋白。最近正在使用促血小板生成素激动剂，如艾曲波帕或罗米司亭来治疗该疾病。

在老年患者中，轻度血小板减少可能是骨髓增生异常综合征的第一个指标。骨髓增生异常的患者即使没有贫血，MCV通常也会升高。先进的分子诊断技术，如二代测序技术可能会有所帮助。

小血小板是骨髓血小板生成缺陷的诊断线索，饮酒或卡马西平使用史也有助于诊断。通常需要进行骨髓细胞遗传学检查，以记录巨核细胞数量的减少或寻找骨髓增生异常的证据。如果可能，网织血小板计数低可能帮助诊断。

隔离

任何原因引起的脾肿大均可导致血小板减少。通常血小板计数高于 50 000/μL。充血性心力衰竭和呼吸衰竭出现静脉压升高导致的脾肿大，可能是这些疾病中出现轻度血小板减少的原因。虽然肝脏疾病所见脾肿大常被认为是并发血小板减少的原因，但这也可能是由于血小板生成素合成不足或免疫破坏所致。

大多数患者不需要治疗，然而，一些患者可能因手术需要更高的血小板计数。血小板生长因子——艾曲波帕、阿伐曲波帕或芦曲波帕，可用于提高计数。这些药物需要在手术前1～2周开始使用。

破坏增加：免疫性

免疫破坏是血小板减少症最常见的原因。这些患者通常血小板计数较低（＜20 000/μL），但血小板较大。与普遍的看法相反，这些患者会对血小板输注产生反应，但输注血小板的半衰期显著缩短（见下文）。其原因包括有：

- 免疫性血小板减少症（ITP）：第11章详细讨论。ITP是年轻女性的典型自身免疫性疾病。通常出现在健康人身上，出现逐渐增加的瘀伤和瘀点。ITP是排除性诊断。治疗方法在不断发展，但初始治疗是类固醇，当类固醇治疗失败时需进行脾切除术，伴有出血的严重血小板减少症可用免疫球蛋白或抗-D治疗。

- 脓毒症：脓毒症患者普遍存在血小板减少症。通常这被归因于DIC或非特异性免疫介导的血小板破坏。一种机制是细胞因子驱动的血小板噬血作用。出现噬血作用的患者有着较高的多器官系统衰竭率和较高的死亡率。炎性细胞因子，尤其是M-CSF，被认为是诱导噬血的原因。由于血小板减少症没有特异性治疗，因此治疗是支持性的。

埃立克体、汉坦病毒和钩端螺旋体病这3种病原体感染与多系统疾病和血小板减少症有关。人粒细胞埃立克体和人单核细胞埃立克体均伴有中度血小板减少和淋巴细胞减少。埃立克体感染者的外周血涂片可以发现中性粒细胞或单核细胞中的微生物。汉坦病毒感染表现为呼吸衰竭和血小板减少。呼吸衰竭时出现血液浓缩、血小板减少、白细胞左移和大于10%的循环免疫母细胞基本可以诊断汉坦病毒。钩端螺旋体病表现为发热和头痛—结膜充血可作为诊断线索。实验室显示白细胞左移，肝功能实验室指标升高。

药物：现代医学中使用的许多药物与血小板减少症有关（表7.4）。与血小板减少症有关的最常见的药物包括肝素、抗生素（磺胺类药物、β内酰胺类）、奎尼丁和非甾体抗炎药。然而，与药源性血小板减少症有关的药物列表非常广泛，患者过去3个月内开始使用的任何药物都必须被视为可疑药物。

表7.4 药源性血小板减少症相关的常见药物

抗Gp Ⅱ b/ Ⅲ a药物
阿昔单抗
依替巴肽
替罗非班
抗生素
两性霉素B
氨曲南
达托霉素
氟氯西林
利奈唑胺
哌拉西林
利福平

（续表）

磺胺二甲异噁唑
复方新诺明
万古霉素
抗癫痫
卡马西平
苯妥英钠
丙戊酸
H2阻断剂
西咪替丁
雷尼替丁
非甾体抗炎药
醋氯芬酸
布洛芬
萘普生
其他药物
对乙酰氨基酚
胺碘酮
氟哌啶醇
肝素
氢氯噻嗪
奥沙利铂
奎尼丁
奎宁
辛伐他汀
他克莫司

药物性血小板减少症发病严重且突然发生。通常，当药物从体内清除后，血小板减少症就会消失。奎尼丁血小板

减少症与HUS综合征相关，将在本书第12章讨论。

治疗包括停药。血小板计数非常低的患者通常对类固醇和免疫球蛋白输注无效。

据报道，接受特异性Gp Ⅱ b/ Ⅲ a抑制剂的患者中有0.5%～2%出现严重血小板减少症。血小板减少的机制尚不清楚，推测与抑制剂结合Gp Ⅱ b/ Ⅲ a诱导其构象变化有关。阿昔单抗的经验表明，输注免疫球蛋白没有帮助，血小板输注可以迅速升高血小板计数，直到药物从患者体内清除。

输血后紫癜（PTP）：这种罕见疾病的患者在接受血液制品后1～2周，爆发性出现严重血小板减少症。PTP发生在缺乏常见血小板抗原（如PL_{A1}）的患者中。由于未知原因，暴露于输血中的抗原会导致患者自身血小板的快速破坏。与大多数免疫性血小板减少症不同，PTP出血可能严重。诊断线索是近期接受红细胞或血小板制品的患者出现血小板减少症。治疗包括类固醇，免疫球蛋白在严重病例中有用。罕见的患者可能需要血浆置换。患者血小板减少症将在几个月内消失。如果有PTP病史的患者需要再次输血，应使用洗涤红细胞，仅给予PL_{A1}阴性血小板。

肝素诱导的血小板减少症（HIT）：肝素可诱导一种独特的免疫性血小板减少症。不过，这些患者中的一部分会发展为严重的血栓形成。HIT将在第22章中详细讨论。

破坏增加：非免疫性DIC——第8章讨论。

血栓性微血管病——将在本书第12章讨论。

血小板功能障碍

对血小板功能的精细测试表明，获得性功能异常极为常见，但这些异常的临床意义仍有争议。在许多导致血小板功能受损的药物和疾病中，只有以下少数几项具有临床意义。

药物：多种药物能抑制血小板功能，但临床出血仅与少数药物有关。临床试验表明，阿司匹林等抗血小板药物与出血风险较高有关。酮咯酸（痛力克）也与显著临床出血有关。联合使用酮咯酸和肝素尤其如此。

获得性血小板功能障碍最早见于羧苄西林治疗，但已有多种抗生素，特别是早期抗假单胞菌青霉素导致血小板功能障碍的报道。正常志愿者输注治疗剂量的替卡西林和羧苄西林，在给药的第三天或第四天会反复出现出血时间延长。在一些患者中，出血时间延长将持续长达2周。新的抗假单胞菌抗生素似乎没有明显的抗血小板作用。

骨髓瘤：骨髓瘤患者出血时间延长表明血小板功能障碍。血小板功能异常，包括聚集减少、粘附性降低和促凝血活性降低，已经得到描述。这可能是因血小板被异常蛋白包裹导致。据报道，一种与血小板Gp Ⅲ a有亲和力的副蛋白导致严重且可能致命的出血。这些血小板功能缺陷随着骨髓瘤的治疗而改善。

体外循环：将在本书第10章讨论，复杂的体外循环环境可能会在止血的各个层面造成多种和深刻的变化。随着血小板减少，一些患者将出现严重的血小板功能障碍。泵后血小板减少症患者可能需要多次输注血小板以阻止微血管出血，并且可能需要将血小板计数提高到100 000/μL以上以补偿血小板功能缺陷。

诊断和治疗：血小板功能抑制的典型患者将出现"血小板型"出血-瘀伤、弥漫性黏膜渗出和鼻出血。血小板功能抑制的诊断是基于患者的潜在疾病和正在使用药物的临床诊断，出血时间或PFA-100时间仅适度有用。正常出血时间排除了血小板功能障碍作为出血原因，出血时间延长提示血小板缺陷。然而，在任何情况下，异常出血时间都不能预测出血。既往出血的临床病史是预测未来出血并发症更好的指标。

输注血小板是治疗血小板功能异常所引发严重出血的恰当方法。去氨加压素可在许多疾病中增强血小板功能。然而，去氨加压素与老年患者的血栓形成有关，应谨慎使用。通过输血或使用促红细胞生成素将红细胞压积提高到30%以上，也将改善尿毒症和其他疾病的止血效果。冷沉淀可缩短尿毒症和肝衰竭患者的出血时间。

获得性凝血因子缺乏

获得性止血缺陷可能首先表现为常规实验室凝血时间延长或严重出血。常出现于DIC和肝病，PT和aPTT均延长。如果没有任何一种疾病的证据，则需要进一步检测。50：50混合试验能纠正确定因子缺乏，不能纠正（即使添加了磷脂）提示存在特异的因子抑制剂。

评估的第一步是获得凝血酶原时间（PT）和活化部分凝血活酶时间（aPTT）。应确保样品取自外周静脉。通过肝素冲洗导管抽取的样本，即使经过精心操作以防止污染，也可能导致错误的结果升高。可以看到3种缺陷模式（表7.5）。单独的PT延长提示孤立的Ⅶ因子缺乏。单独的aPTT延长通常是由于肝素污染、狼疮抑制剂、孤立的Ⅷ因子、Ⅸ因子和Ⅺ因子缺乏、或接触途径异常所致。混合试验可以提供信息以缩小可能的诊断范围。PT和aPTT同时延长表明存在Ⅱ、Ⅴ或Ⅹ因子的多种缺陷或缺乏。纤维蛋白原水平低（<50mg/dL）时也可观察到PT和aPTT的显著延长（表7.6）。

表7.5 APTT延长的四种原因及50：50混合试验结果

| 1. 因子缺乏——纠正 |
| 2. 抗磷脂抗体——不完全纠正 |
| 3. 因子抑制剂——在时间0纠正，但随后延长 |
| 4. 肝素，直接抗凝剂——不纠正（从病史上看通常是显而易见的） |

表7.6 PT和（或）aPTT延长的解释

仅PT延长
Ⅶ因子缺乏
先天性
获得性
维生素K缺乏
肝脏疾病
Ⅶ因子抑制剂

（续表）

偶尔见于 V 或 X 因子轻度减少的患者
仅 aPTT 延长
XI，IX，VIII因子缺乏
XI，IX，VIII因子特异性抑制剂
肝素污染
抗磷脂抗体
PT、aPTT 均延长
X，V 或 II 因子缺乏
X，V，II 因子抑制剂
抗凝比率不当（红细胞比容 > 60 或 < 15）
高剂量肝素（相对于 PT，aPTT 延长更多）
过度华法林效应（PT 相对于 aPTT 延长更多）
低纤维蛋白原（ < 80mg/dL）

红细胞比容大于60%的患者可能由于样本管中的血浆/抗凝剂比例不当而导致 PT 和 aPTT 假性延长。根据 PT 和 aPTT 进行进一步的凝血试验，以更好地确定凝血缺陷，前提是病史中没有明显的凝血缺陷原因（如严重肝病）。

维生素 K 缺乏症

维生素 K 对凝血因子 II、VI（译者注：应为 VII）、IX 和 X、蛋白 C、蛋白 S 和蛋白 Z 的合成至关重要。患者从食物来源和肠道菌群代谢中获得维生素 K。维生素 K 被用作维生素 K 依赖性凝血因子的 γ 羧基化辅助因子。γ 羧基化涉及维生素 K 的氧化。维生素 K 在一步被华法林阻断的步骤中被回收。尽管是脂溶性维生素，但维生素 K 的体内储存量很低，每日需求量为 1μg/（kg·d）。

维生素 K 缺乏症可表现得非常显著。一旦体内储存的维生素 K 耗尽，维生素 K 依赖性凝血因子的生产就会停止，INR 将迅速增加到极端水平。这可以在营养不良的患者中看到，这些患者在手术前 INR 轻微延长，术后几天 INR 为 50。

当有长期使用抗生素或营养不良的病史时，疑似诊断。先前健康的患者 INR 升高，50∶50 混合试验可校正时必须怀疑存在维生素 K 缺乏症。这是意外或秘密摄入华法林或鼠药的常见表现。

维生素 K 缺乏症的治疗是补充维生素 K。大多数患者口服 10mg 后会迅速反应。为了获得更快速的反应，可在至少 60 分钟内静脉注射 5 ～ 10mg。然而，据报道，快速输注维生素 K 会导致过敏反应。或者，血浆可用于出血患者。在使用的维生素 K 生效之前，可能需要至少 3 ～ 4U（15mL/kg）的血浆。对于危及生命的出血，可给予 25 ～ 50U/kg（译者注：原著此处单位为 U，译者认为应为 U/kg）凝血酶原复合物。

抗生素

抗生素可以通过两种方式影响维生素 K 的代谢。大多数具有抗厌氧菌活性的抗生素可使肠道无菌，消除微生物产生的维生素 K。某些含有 N-甲基硫代四氮唑（NMTT）基团的头孢菌素类药物可以抑制维生素 K 环氧化物还原酶，阻止维生素 K 的正常循环。最常见的抗生素是头孢孟多、头孢哌酮、头孢替坦、头孢甲肟和头孢美唑。NMTT 从抗生素中释放，并以 24 ～ 36 小时的半衰期循环。NMTT 代谢物可在肾衰竭患者中累积。

与这些抗生素一起预防性使用维生素K（10mg/d口服）显著降低了维生素K缺乏的发生率。服用这些抗生素的每位患者都应考虑预防性使用维生素K。

营养不良

由于维生素K储存不稳定，营养状况差的患者很容易成为维生素K缺乏症。尤其是有胆道疾病或服用干扰维生素K代谢药物的患者。积极使用营养补充剂和肠外营养大大减少了营养不良相关的维生素K缺乏。

鼠药/"超级华法林"

华法林曾经是市售鼠药中的灭鼠剂。但后来某些老鼠（根据纽约市的一则轶事）对华法林产生了耐药性。现在，鼠药中含有溴鼠隆并作为主要的灭鼠剂。溴鼠隆可结合并不可逆地抑制维生素K循环，有高度脂溶性，半衰期长。摄入鼠药的患者PT-INR升高，仅对新鲜冷冻血浆或小剂量维生素K有短暂反应，可通过测量溴鼠隆水平确定诊断。可能需要高剂量的维生素K，每次25～50mg，每天3次，持续几个月来治疗溴鼠隆摄入。虽然过去大多数案件都是蓄意毒害自己或他人，但最近的案件被认定是由于掺假的娱乐药物，如合成大麻素。

特殊获得性凝血因子缺乏

α_2 **抗纤溶酶缺乏**：最常见于DIC和急性早幼粒细胞白血病。如第27章所述，罕见患者并发大量出血，α_2抗纤溶酶水平低可能受益于抗纤溶治疗。在淀粉样变性患者中罕见报道获得性α_2抗纤溶酶缺乏相关的严重出血。

纤溶酶原激活物抑制物-1（PAI-1）缺乏：在淀粉样变性患者中罕见报道。诊断是通过优球蛋白凝块溶解时间长和极低PAI-1水平发现。

低纤维蛋白原血症：最常见于肝脏疾病、溶栓治疗后、大量输血引起的稀释性凝血病和严重DIC。纤维蛋白原水平低于100mg/dL，患者通常表现为出血。由于纤维蛋白凝块的形成是PT和PTT的终点，低纤维蛋白原水平患者的PT和APTT将升高。使用冷沉淀10袋进行治疗后血浆纤维蛋白原预期至少增加100mg/dL。

异常纤维蛋白原血症：最常见于肝病患者，肝癌患者也可能出现纤维蛋白原异常。假设肝功能障碍导致纤维蛋白原异常糖基化，从而形成功能失调的纤维蛋白原分子。异常纤维蛋白原通过异常凝血酶时间、正常D-二聚体时FDPs水平升高以及纤维蛋白原活性和抗原之间差异来确定。大多数患者不需要特殊治疗。

凝血酶原缺乏：发生在2种临床情况下，即抗磷脂抗体疾病和局部凝血酶治疗，下文将在V因子缺乏部分详细讨论。

约5%有狼疮抑制物的患者有与凝血酶原反应的抗体。抗体不与活性位点反应，但导致分子消耗增加。这种情况偶尔会导致出血。

抗磷脂抗体患者的凝血酶原时间延长可能有2个原因。一种是抗磷脂抗体与凝血酶原时间反应具有交叉反应，另一个原因是抗凝血酶原抗体。50∶50的混合试验只能纠正抗凝血酶原抗体的效应。

请记住，这些抗体不是抑制剂，而是导致因子降解和因子缺乏。

抗凝血酶原抗体的治疗是使用类固醇。合理的剂量是每天60mg泼尼松。凝血酶原可以通过因子输注提供，但由于消耗增加，半衰期比较短。大多数患者对类固醇反应迅速。

Ⅴ因子缺乏：局部使用凝血酶的患者中可以发现Ⅴ因子抑制剂。术后几周，患者将产生牛凝血酶抗体，许多患者还将产生牛Ⅴ因子抗体，该因子通常也存在于牛凝血酶中。这种抗体很容易与人Ⅴ因子发生交叉反应。很少发现人凝血酶抗体。

患者可能表现严重出血或常规实验室筛查中发现抑制物。当使用牛凝血酶时，凝血酶时间总是延长。如果存在Ⅴ因子抗体，PT和aPTT也将延长，在50∶50混合试验中，表现为存在抑制物的检测结果。由于存在抑制剂，Ⅴ因子水平降低。

许多具有Ⅴ因子抗体的患者不会出血。一个原因可能是血小板α颗粒内的血小板Ⅴ因子受到保护，不被循环抗体结合。出血患者可使用血浆和血小板治疗。抗体将在几周内消失。随着更好的纯化方法和重组技术的出现，这种情况的发生率已显著降低。

在骨髓增生综合征中也有获得性Ⅴ因子缺乏的报道。这些患者在血浆输注时，Ⅴ因子的半衰期缩短。

Ⅶ因子缺乏：通常见于维生素K缺乏或肝病。Ⅶ因子在维生素K依赖性凝血因子中的半衰期最短，随着维生素K供应的减少，Ⅶ因子水平首先下降。已有罕见的Ⅶ因子抑制物的报道。Ⅶ因子

水平在严重疾病时下降，可能导致INR延长，原因尚不清楚。

Ⅷ因子缺乏：由特异性凝血因子抗体引起的Ⅷ因子缺乏是最常见的获得性因子缺乏。这种情况可以在血友病（第4章讨论）、自身免疫性疾病、老年和产后患者中看到。

有获得性Ⅷ因子抑制物的患者表现为弥漫性出血。与典型的血友病不同，这些患者身体的大部分都会有瘀伤。患者任何部位都可能出血，但胃肠道最常见。产后Ⅷ因子抑制物可能在分娩后几周出现。

患者的APTT延长，在50∶50混合试验中表现为抑制物（不纠正）。因子水平显示低Ⅷ因子。有时测试结果很难确定特异性Ⅷ因子抑制物和狼疮抑制物。存在狼疮抑制物的患者，Ⅷ因子的水平将随着测试血浆的稀释而"增加"，而真正存在Ⅷ因子抑制物时则不会。此外，狼疮抑制剂患者很少有明显出血。Ⅷ因子抑制物的强度以"贝塞斯达单位"报告。由于复杂的动力学，获得性Ⅷ因子抑制物水平通常难以测量和解释。

治疗分两部分，目的是纠正凝血缺陷和清除抑制物。第4章详细介绍了纠正凝血缺陷的特殊疗法。

对于极低水平的抑制物（＜5BU），治疗的方向是压制抑制物。

对于更高水平的抑制物，可以使用75U/kg每日2次活化凝血酶原复合物。使用这些产品可能会并发血栓形成，尤其是老年患者。由于这些担忧，重组活化Ⅶ因子（rⅦa）越来越多地用于有抑

制物的患者。对于出血患者，rⅦa的剂量为90μg/kg，每2~3小时重复1次，直到出血停止。对于需要手术或有危及生命的出血的患者，每2~3小时给药，共2~3天，治疗成功后应将rⅦa的剂量减少至每6小时一次，持续数天。

大多数获得性Ⅷ因子抑制物/抗体的患者不会完全抑制猪Ⅷ因子。重组猪Ⅷ因子（Obizur）现在可获得，可用于大出血或需要进行手术时。给药起始剂量为200U/kg，频繁检测Ⅷ因子水平，以确定随后的用药剂量，将因子谷水平保持在50%~100%以上。

有Ⅷ因子抑制物的患者应接受免疫抑制治疗以清除抑制物。高达1/3的患者可能对免疫球蛋白产生短暂反应（2天，每天1g/kg）。鉴于高发病率，开始应采用泼尼松60mg/d加口服环磷酰胺100mg/d的积极免疫抑制治疗。持续治疗直到因子水平增加，抑制物滴度下降。越来越多的报道表明，患者对利妥昔单抗治疗有反应（375mg/m²/周×4或1000mg×2，间隔14天），需要考虑早期使用该药物。

Ⅸ因子缺乏：很少因获得性抗体导致缺乏。采用rⅦa治疗出血，免疫抑制也被提及。

Ⅹ因子缺乏：多个病例报告描述了淀粉样变性患者中Ⅹ因子缺乏。淀粉样蛋白似乎能与Ⅹ因子结合。在淀粉样蛋白累及脾脏的患者中，获得性Ⅹ因子缺乏似乎更为常见。患者对抗骨髓瘤治疗有反应。在脾肿大患者中，脾切除术与改善Ⅹ因子水平相关。对于年轻患者，骨髓移植可能是一种选择。

Ⅺ因子缺乏：在自身免疫性疾病患者中，尤其是狼疮患者中，可以发现由抑制物引起的Ⅺ因子缺乏。很少与出血相关。

ⅩⅢ因子缺乏：使用异烟肼、苯妥英钠、普鲁卡因胺等药物的患者或炎症性肠病患者中偶有出现。患者可能表现为凝血参数正常的严重出血，但凝血ⅩⅢ因子水平较低。与其他获得性抑制物一样，患者对免疫抑制有反应。

获得性血管性血友病

据报道，获得性血管性血友病（vWD）发生在淋巴瘤、骨髓增生综合征、骨髓瘤和单克隆丙种球蛋白病及使用某些药物时。血管性血友病因子（vWF）的获得性缺乏可通过多种机制发生。一种是通过蛋白质吸附到恶性细胞表面，淋巴瘤、骨髓瘤和肾母细胞瘤中的恶性细胞可以表达GpⅠb；另一种机制是抗体与蛋白质的结合。

接受机械辅助（如心室辅助装置或ECMO）的患者可能出现获得性vWD，该病将持续到装置移除。获得性vWD也在严重主动脉瓣狭窄和二尖瓣反流病例中报道。

最常见的药源性因素是羟乙基淀粉的使用，尤其是长期使用这些药物或使用超过1.5 L/d时可发生出血。vWF和Ⅷ因子水平均可降低，但许多患者出现2型缺陷，会选择性丢失高分子量vWF多聚体，停药后vWF水平升高，但如果出现严重出血，部分患者可能需要补充因子。丙戊酸钠和环丙沙星引起获得性血管性血友病偶见报道。

获得性血管性血友病患者可表现为1型（vWF因子减少）或2型（异常多聚体）。缺乏个人或家族出血史，Ⅷ因子水平、瑞斯托霉素辅因子活性和vWF抗原降低可提示诊断。血小板vWF水平正常，表明血浆循环vWF耗尽。交叉免疫电泳用于区分1型和2型血管性血友病。

去氨加压素对许多获得性1型和2型血管性血友病患者有效。与抗体介导的破坏一致，去氨加压素作用的强度和持续时间在获得性血管性血友病中通常下降，部分患者无效。最近的报道表明，大剂量免疫球蛋白逆转获得性血管性血友病有效。对于出血患者，高剂量的Humate-P有使用指征，但需要频繁监测Ⅷ因子水平。对于具有强抑制物的患者，rⅦa可能有用的。如果存在，对血液肿瘤的治疗对获得性血管性血友病也是有效的。

对于因ECMO等设备而获得血管性血友病的患者，当患者不再使用该设备时，血管性血友病将迅速治愈。输注因子通常无效，因为它会被迅速降解。瓣膜疾病与此类似，修复或更换瓣膜是最有效的治疗方法。

（于晓帆 译）

建议阅读

Alberio L. My patient is thrombocytopenic! Is (s)he? Why? And what shall I do? A practical approach to thrombocytopenia. Hamostaseologie. 2013; 33(2): 83–94.

Al-Nouri ZL, George JN. Drug-induced thrombocytopenia: an updated systematic review, 2012. Drug Saf. 2012; 35(8): 693–694.

Charlebois J, Rivard GÉ, St-Louis J. Management of acquired von Willebrand syndrome. Transfus Apher Sci. 2018; 57(6): 721–3. https://doi.org/10.1016/j.transci.2018.10.012. Epub 2018 Oct 30.

Coppola A, Favaloro EJ, Tufano A, Di Minno MN, Cerbone AM, Franchini M. Acquired inhibitors of coagulation factors: part I-acquired hemophilia A. Semin Thromb Hemost. 2012; 38(5): 433–446.

Feinstein DL, Akpa BS, Ayee MA, Boullerne AI, Braun D, Brodsky SV, Gidalevitz D, Hauck Z, Kalinin S, Kowal K, Kuzmenko I, Lis K, Marangoni N, Martynowycz MW, Rubinstein I, van Breemen R, Ware K, Weinberg G. The emerging threat of superwarfarins: history, detection, mechanisms, and countermeasures. Ann N Y Acad Sci. 2016; 1374(1): 111–122.

Franchini M, Lippi G, Favaloro EJ. Acquired inhibitors of coagulation factors: part II. Semin Thromb Hemost. 2012; 38(5): 447–453.

Kruse-Jarres R, Kempton CL, Baudo F, Collins PW, Knoebl P, Leissinger CA, Tiede A, Kessler CM. Acquired hemophilia A: updated review of evidence and treatment guidance. Am J Hematol. 2017; 92(7): 695–705. https://doi.org/10.1002/ajh.24777. Epub 2017 Jun 5.

Loo AS, Gerzenshtein L, Ison MG. Antimicrobial drug-induced thrombocytopenia: a review of the literature. Semin Thromb Hemost. 2012; 38(8): 818–829.

Mitta A, Curtis BR, Reese JA, George JN. Drug-induced thrombocytopenia: 2019Update of clinical and laboratory data. Am J Hematol. 2019; 94(3): E76–78.

Scharf RE. Drugs that affect platelet function. Semin Thromb Hemost. 2012; 38(8): 865–883.

Tiede A, Rand JH, Budde U, Ganser A, Federici AB. How I treat the acquired von Willebrand syndrome. Blood. 2011; 117(25): 6777–6785.

弥散性血管内凝血（DIC）

托马斯·G.德洛格利

8

弥散性血管内凝血（DIC）可见于各种疾病状态的患者。DIC可有一系列表现，从无症状的实验室检测结果异常到出血或血栓形成。DIC通常是另一个病理过程的结果，代表了凝血功能失调的最终共同途径。

发病机制

DIC是不适当的凝血酶（Ⅱa）激活的临床表现（表8.1）。不适当的凝血酶激活可能是由于诸如脓毒症、病理产科等原因。凝血酶的激活导致：① 纤维蛋白原转化为纤维蛋白；② 血小板的活化（及其消耗）；③ Ⅴ因子和Ⅷ因子激活；④ 蛋白C活化（以及Ⅴa因子和Ⅷa因子的降解）；⑤ 内皮细胞激活；⑥ 纤溶激活。

纤维蛋白原转化为纤维蛋白：导致纤维蛋白单体的形成和过度血栓形成。在大多数患者中，这些血栓由于过度的纤维蛋白溶解而迅速溶解。在某些临床情况下，尤其是癌症时，会发生过度血栓形成。在癌症患者中，通常表现深静脉血栓形成。极少数患者，尤其是胰腺癌或肺癌患者，可能出现严重的DIC，

表8.1 过度生成凝血酶的后果

1. 纤维蛋白原转化为纤维蛋白→血栓形成和纤维蛋白原的消耗
2. 血小板活化→血小板减少
3. 激活凝血因子Ⅴ、Ⅷ、Ⅺ、ⅩⅢ→血栓形成和凝血因子的消耗
4. 蛋白C活化→Ⅴ和Ⅷ因子以及最终蛋白C消耗
5. 内皮细胞激活→组织因子表达
6. 纤维蛋白溶解激活→血栓溶解和纤维蛋白原消耗

多发动脉和静脉血栓。非细菌性血栓性心内膜炎也可见于这些患者。

血小板活化（及其消耗）：凝血酶是血小板最有效的生理激活剂，因此在DIC中血小板的活化增加，这些活化的血小板被消耗，导致血小板减少。血小板功能障碍也同时存在。被活化并释放其内容物但仍在循环内的血小板称为"耗尽的"血小板，不再起支持凝血的作用。DIC中的纤维蛋白降解产物也可与GpⅡb/Ⅲa结合，并进一步抑制血小板聚集。

激活Ⅴ、Ⅷ、Ⅺ和ⅩⅢ因子：这些因子的激活可促进血栓形成，然后通过抗

凝血酶迅速清除。这会导致所有凝血因子和抗凝血酶的消耗，既可能导致血栓形成也可能导致出血。

蛋白C的活化：进一步促进Ⅴa因子和Ⅷa因子的降解以及降低蛋白C水平。

内皮细胞激活：特别是皮肤中的内皮细胞激活，可能导致血栓形成，在某些患者尤其是脑膜炎球菌败血症患者中出现暴发性紫癜。内皮损伤将下调血栓调节蛋白，从而阻止蛋白C活化，并导致活化蛋白C水平进一步降低。

纤维蛋白溶解激活：导致纤维蛋白单体分解，形成纤维蛋白血栓，并降低（译者注：原著此处为"增加"，译者认为应为"降低"）循环纤维蛋白原。在大多数DIC患者中，纤溶反应活跃。这就是大多数DIC患者出现出血和凝血时间延长的原因。

病因学

本质上，任何导致凝血酶过量产生的状况都可能导致DIC。凝血酶的过量产生可由大量临床情况引起（表8.2）。下面讨论一些较为常见的情况。

感染可通过多种途径导致DIC。革兰阴性细菌产生的内毒素导致内皮细胞和单核细胞表达组织因子。某些生物体，如立克次体和疱疹病毒科病毒可直接感染内皮细胞，导致组织因子表达。脓毒症引起的低血压可导致组织缺血和组织因子表达。

癌症：主要是腺癌，可导致DIC。目前已知高度血管化的肿瘤细胞可表达

表8.2 DIC病因

腺癌
羊水栓塞
烧伤
血管内溶血
感染
白血病
穿透性脑损伤
胎盘早剥
胎死宫内
休克
蛇咬伤
创伤

组织因子。此外，一些肿瘤细胞可以表达X因子的直接激活剂（"癌性促凝剂"）。在急性早幼粒细胞白血病和其他白血病中，组织因子和其他酶导致凝血酶生成。白血病DIC患者表现为暴发性出血综合征。目前尚不清楚的是，许多癌症导致的DIC患者表现为血栓。这可能是由于伴随癌症的炎症状态，或者可能是癌症生物学的独特部分。

产科原因：引起的DIC很罕见，但可能致命。暴发性DIC是羊水栓塞的标志。由于母体血浆接触到浸泡过的胎儿产物，胎死宫内1周内可导致DIC。

严重创伤：患者常有DIC。他们的凝血缺陷是由于组织创伤造成的，并且可能因晶体液复苏引起的低温和稀释而变得复杂。有人假设了一种独特类型的凝血病——急性创伤性凝血病，这是由

于蛋白C过度活化导致 V 和 Ⅷ 因子减少。此外，由于活化蛋白C可结合纤溶酶原激活物抑制物-1，因此可导致过度纤溶。

临床表现

DIC患者有4种表现（表8.3）：

表8.3　DIC临床表现

无症状——仅有实验室结果异常
严重出血——尤其是轻微创伤部位，如静脉注射部位
血栓
暴发性紫癜
严重DIC
微血管血栓形成伴皮肤缺血/坏死

1. 无症状　患者可表现为有DIC的实验室证据，但无临床表现。通常见于脓毒症和癌症。然而，随着潜在疾病的进展，这些患者可能迅速出现症状。

2. 出血　大多数DIC患者有出血表现。出血是由于凝血因子耗竭、血小板功能障碍、血小板减少和过度纤溶的综合作用。这些患者可能出现静脉部位、手术伤口等的弥漫性出血。

3. 血栓形成　尽管凝血激活，但血栓在大多数DIC患者中并不常见。例外情况包括癌症患者、创伤患者和某些产科患者。最常见的血栓是静脉血栓，但也可以看到动脉血栓。

4. 暴发性紫癜　DIC与对称性肢体瘀斑和皮肤坏死见于2种情况。一种是原发性暴发性紫癜，最常见于病毒感染

后。这些患者的暴发性紫癜始于肢体一定区域疼痛、发红，并迅速发展为缺血、发黑。这种情况下，常发现获得性蛋白S缺乏。这些患者将有DIC的实验室证据。

继发性暴发性紫癜最常与脑膜炎球菌败血症相关，但也可见于任何严重感染的患者。脾切除术后脓毒症综合征的患者也有这种风险，患者出现脓毒症的症状，皮肤损伤通常累及四肢，可能导致截肢。

诊断

目前没有一种检验可以诊断DIC，必须结合检验结果与临床情况（表8.4）。

表8.4　DIC试验

PT-INR、aPTT、纤维蛋白原水平：非特异性
硫酸鱼精蛋白试验：检测循环中纤维蛋白单体，特异但不敏感
乙醇胶试验：检测循环中纤维蛋白单体，敏感但不特异
纤维蛋白（原）降解产物
D-二聚体（纤维蛋白降解产物）

筛选试验　PT-INR和aPTT通常在严重DIC时延长，但在慢性DIC时可能正常或缩短。严重急性DIC患者的aPTT也可能缩短，这是由于 Ⅱ 因子被大量激活和 X 因子"绕过"接触途径被激活，急性DIC患者aPTT可短至10秒。血小板计数通常减少，但在慢性DIC中可能正常。血清纤维蛋白原在急性DIC中降低，但在慢

性DIC中可能再次处于"正常"范围。

"特异试验" 推断存在异常高浓度的Ⅱa因子的实验，包含以下几种。

乙醇胶和鱼精蛋白实验：这两种较老的实验都是检测循环中纤维蛋白单体的。当Ⅱa因子作用于纤维蛋白原时，循环中可检测到纤维蛋白单体。通常纤维蛋白单体与纤维蛋白凝块聚合，但当Ⅱa因子过多时，纤维蛋白单体产生过多，循环中可检测到。检测出循环纤维蛋白单体意味着有过多的Ⅱa因子和存在DIC。

纤维蛋白降解产物（FDPs）：纤溶酶作用于纤维蛋白/纤维蛋白原分子，在特定位置切割分子。在纤维蛋白/纤维蛋白原破坏增加的情况下（DIC、纤维蛋白溶解），降解产物水平将升高。肾脏和肝脏疾病时，由于清除减少，FDPs通常轻度升高。

D-二聚体：当纤维蛋白单体结合形成血栓时，ⅩⅢ因子将其"D"结构域结合在一起，这种键对纤溶酶具有抗性，因此这种降解片段被称为"D-二聚体"。高水平的D-二聚体表明：① Ⅱa因子作用于纤维蛋白原，形成纤维蛋白单体，纤维蛋白单体彼此结合；② 该血栓被纤溶酶溶解。

其他可能有帮助的试验：

凝血酶时间（TT）：该试验通过向血浆中添加Ⅱa因子进行。凝血酶时间在以下情况延长：① DIC（FDPs干扰聚合）；② 纤维蛋白原水平低；③ 异常纤维蛋白原血症；④ 存在肝素（非常敏感）。

蛇毒凝血酶时间：这与凝血酶时间相同，但使用对肝素不敏感的蛇毒凝血酶进行检测。除存在肝素外，导致蛇毒凝血酶时间与凝血酶时间延长的因素相同。凝血酶时间和蛇毒凝血酶时间对评估异常纤维蛋白原血症最有用。

$F_{1,2}$：$F_{1,2}$是当凝血酶原被激活为凝血酶时被切割的小肽。因此，高水平的$F_{1,2}$可见于DIC，也可见于其他血栓性疾病。该试验的临床价值有限。

抗凝血酶水平：DIC患者抗凝血酶水平降低，有助于疑难病例的诊断。急性静脉血栓形成和严重肝病时抗凝血酶水平也可能较低。

治疗

DIC的最佳治疗方法是治疗基础疾病。然而，如果出现因子消耗和出血，则必须补充凝血因子（表8.5）。补充凝血因子的一般准则如下：

表8.5 DIC的治疗

根据PT-INR，aPTT，血小板和纤维蛋白原决定治疗
凝血酶原时间 > INR 2.0 和 aPTT异常——输注2～4个单位新鲜冰冻血浆
血小板50 000～75 000/μL——给予6个单位浓缩血小板
纤维蛋白原 < 150mg/dL——给予10个单位冷沉淀
肝素——仅当患者有血栓形成时给予

凝血酶原时间 > INR 2.0 和 aPTT异常——输注2～4个单位新鲜冰冻血浆。

血小板 < 50 000/μL——补充1个单位单采血小板或每10千克体重1个单位浓缩血小板。

纤维蛋白原 < 150mg/dL——给予10个单位冷沉淀。

肝素——仅当患者有血栓形成时给予。

纠正多因子缺乏需要血浆置换。过去对"火上浇油"的担忧在临床上是不合理的。如果可能，应努力将aPTT降至正常值1.5倍以下。将纤维蛋白原水平保持在100mg/dL以上也很重要。

如上所述，DIC患者血小板水平低且功能失调。因此，血小板水平需要高于50 000/μL。

肝素治疗仅适用于血栓患者。其在急性早幼粒细胞白血病患者中的应用仍有争议。由于凝血因子的紊乱，应根据肝素水平或使用低分子量肝素，而不是根据aPTT来调整治疗。依赖aPTT调整肝素治疗可能导致患者治疗过度或不足。

暴发性紫癜的治疗存在争议。原发性暴发性紫癜，尤其是水痘后自身免疫性蛋白S缺乏患者，对血浆输注有反应，滴定蛋白S水平超过25。也有报道表明这些患者对免疫球蛋白（1mg/kg×2天）或类固醇有反应。据报道，肝素可控制DIC程度和坏死程度，这些患者的合理起始剂量是5 ～ 8U/（kg·h）。

曾采用血浆输注、血浆置换和连续血浆超滤治疗重症继发性暴发性紫癜患者。单独肝素治疗并没有显示出改善生存率。作为暴发性紫癜的治疗方法，天然抗凝剂（如蛋白C和抗凝血酶Ⅲ）的补充已引起了广泛关注。多项随机试验显示使用抗凝血酶Ⅲ的结果为阴性。使用蛋白C浓缩物的试验在控制暴发性紫癜的凝血紊乱和改善脓毒症的预后方面显示出更大前景，特别是在同时患有DIC的患者中。

（刘欧亚　译）

建议阅读

Chalmers E, Cooper P, Forman K, Grimley C, Khair K, Minford A, Morgan M, Mumford AD. Purpura fulminans: recognition, diagnosis and management. Arch Dis Child. 2011; 96(11): 1066-1071.

Colling ME, Bendapudi PK. Purpura fulminans: mechanism and management of dysregulated hemostasis. Transfus Med Rev. 2018; 32(2): 69-76. https://doi.org/10.1016/j.tmrv.2017.10.001. Epub 2017 Oct 16.

Gando S, Levi M, Toh CH. Disseminated intravascular coagulation. Nat Rev Dis Primers. 2016; 2: 16037. https://doi.org/10.1038/nrdp.2016.37.

Giordano S, Spiezia L, Campello E, Simioni P. The current understanding of trauma-induced coagulopathy (TIC): a focused review on pathophysiology. Intern Emerg Med. 2017; 12(7): 981-991.

Levi M, Scully M. How i treat disseminated intravascular coagulation. Blood. 2018; 131(8): 845-854.

Scully M, Levi M. How we manage haemostasis during sepsis. Br J Haematol. 2019; 185(2): 209-218.

肝脏及肾脏疾病

9

托马斯·G.德洛格利

肝脏疾病

虽然多年来人们一直认为肝病患者有出血风险，但最近人们认识到，对大多数患者来说，这种危险被夸大了，而矛盾的是，肝病患者也可能有血栓风险。大多数肝病患者的出血是由于机械原因，如静脉曲张破裂，而不是潜在的凝血功能障碍。此外，对于许多患者，经典的凝血试验无法完全评估其止血能力。

凝血缺陷的发病机制

患有严重肝病的患者存在多种凝血缺陷，使他们面临出血风险（表9.1）。这些缺陷是由于：

表 9.1　肝脏疾病的凝血缺陷

出血
凝血因子合成减少
凝血因子消耗增加
血小板减少症
血小板功能障碍
增加纤维蛋白溶解
血栓形成
天然抗凝物质合成减少

1. 凝血因子合成减少　几乎所有主要凝血因子及其抑制剂都在肝脏合成的。例外的是Ⅷ因子和血管性血友病因子。大多数Ⅷ因子在肝脏合成，但在肝衰竭时，由于内皮细胞储存的Ⅷ因子释放，血浆水平通常升高。

2. 血小板减少症　过去人们认为，经常伴随肝脏疾病的脾功能亢进可导致血小板隔离。然而，现在已经认识到肝脏是血小板生成素产生的主要部位，患肝病时血小板产生减少。这解释了为什么脾切除术或分流手术通常不能改善肝病患者的血小板计数。此外，丙型肝炎患者出现免疫性血小板减少症的风险更高，血小板计数可能非常低。

3. 血小板功能障碍　这是由多种原因造成的。纤维蛋白降解产物清除减少以及纤溶酶可导致血小板功能障碍，纤维蛋白降解产物可结合并抑制Gp Ⅱb/Ⅲa，纤溶酶会降解血小板受体。在肝病患者中还发现了出血时间延长的疾病特征。据推测，肝脏疾病时一氧化氮水平增加可能导致血小板抑制。通常出血时间延长，但患者无出血增加的临床证据。在评估出血时间延长时，必须仔细询问是否有轻微创伤的过度出血。

同样，出血史比出血时间更能预测未来出血的可能性。

4. 凝血因子消耗增加　肝病患者凝血因子消耗增加。这是由于激活酶的延迟清除导致凝血增加。这些患者也更容易出现轻微和严重出血，导致更多的凝血因子消耗。

5. 原发性纤维蛋白溶解　肝病是原发性纤维蛋白溶解的最常见原因。这是由于肝脏纤溶抑制物产生减少以及纤溶酶的清除减慢所致。也有数据表明，肝病患者的TAFI（凝血酶激活的纤溶抑制物）水平较低。在30%的终末期肝病患者中可以发现纤溶增强的证据。纤溶作用可通过优球蛋白凝块溶解时间来评估，小于60分钟（正常值大于60分钟）提示纤溶状态。纤溶引起的出血是多个部位的弥漫性出血，或者手术部位或小伤口持续渗出。

然而，这些"抗凝"缺陷与"促凝"因素变化相平衡。天然抗凝剂—蛋白C、蛋白S和抗凝血酶—的水平也因合成减少而降低。凝血潜力的详细测量，如凝血酶生成试验或血栓弹力图，表明尽管止血筛查试验结果异常，但肝病患者仍保留凝血功能。此外，肝病患者血栓形成的风险增加，这不仅是由于住院时间增加和疾病状态，而且可能在某些患者中，抗凝剂的减少会导致他们向高凝状态发展。

肝病相关凝血缺陷的评价与治疗

尽管实验室检查结果异常，肝脏疾病出血的最常见原因是机械性缺陷（血管穿孔），因此，对严重出血患者的评估应以确定出血部位为目标。许多患者由

于静脉曲张出血或胃溃疡而出现剧烈的胃肠道出血。在这些情况下，凝血因子的补充为最终治疗提供了"辅助治疗"作用。除了某些凝血缺陷（血小板减少、纤溶），对严重出血患者轻至中度凝血缺陷的纠正并不重要，而严重凝血缺陷的纠正是不可能的。

出血患者的初始筛查应包括血细胞比容、血小板计数、INR/aPTT、纤维蛋白原、D-二聚体和优球蛋白凝块溶解时间（表9.2）。由于DIC通常会使肝脏疾病复杂化，因此应对不稳定的肝病患者进行DIC评估。

表9.2　肝病出血患者的评价

aPTT
D-二聚体
优球蛋白凝块溶解时间（如果有）
纤维蛋白原水平
INR
血小板计数
血栓弹力图（如果有）

对于快速出血患者，每隔数小时应检测"凝血5项"（HCT、INR、aPTT、血小板、纤维蛋白原）以指导治疗（表9.3）。理想的治疗目标应该是：

- 凝血酶原时间＞INR 2.0和aPTT异常：给予2个单位新鲜冰冻血浆。
- 血小板＜50 000/μL：给予6个单位浓缩血小板或1个单位单采血小板。
- 纤维蛋白原＜150mg/dL：给予10个单位的冷沉淀。
- 血细胞比容＜21%：给予输注红细胞。

表9.3　肝病出血相关凝血缺陷的治疗

凝血酶原时间 > INR 2.0 和 aPTT 异常：新鲜冰冻血浆
血小板 < 50 ～ 75k：浓缩血小板
纤维蛋白原 < 150mg/dL：10单位的冷沉淀
血细胞比容 < 21%：浓缩红细胞
抗纤溶
6-氨基己酸（EACA）：
静脉滴注-1h内给予4 ～ 5g，然后以1g/h的速度连续输注8h
口服剂量-每4h 4g
氨甲环酸：
静脉-静脉推注1 000mg，然后每6 ～ 8h静脉注射1 000mg
口服剂量-每6 ～ 8h 1 300mg

　　血栓弹力图（TEG）越来越常用于评估肝脏疾病时的凝血缺陷。研究表明，TEG比标准测试能更准确地反映凝血功能，可更准确地指导血液制品的补充。

　　然而，严重肝病患者的PT-INR通常很难通过输注血浆来缩短，因为Ⅶ因子的半衰期较短，输注新鲜冰冻血浆获得的提高较小（每单位新鲜冰冻血浆可使所有凝血因子增加5%）。因此，治疗目标不应是完全纠正异常实验室值。过度尝试将INR完全纠正为 < 2 ～ 3是徒劳的，并将导致容量过负荷。此外，血浆容量增加可能会增加门脉压力，从而增加更多出血的风险。保持血小板计数高于50 000/μL和纤维蛋白原高于150mg/dL比纠正凝血酶原时间更重要。

　　纤溶异常是肝病患者出血的一个经常被忽视的原因。这些患者的出血往往以轻微创伤引起的弥漫性渗出为特征。在发现纤溶缺陷之前，这些患者通常会接受大量新鲜冷冻血浆的无效治疗。通过优球蛋白凝块溶解时间缩短或TEG上纤溶过度进行诊断。如果这些测试不可用，则应怀疑任何长时间出血的患者存在纤溶增加。对于因纤溶而出血的患者，需要进行抗纤溶治疗试验（表9.3）。应筛查患者是否存在DIC和明显的尿路出血。

　　目前的一个研究领域是使用凝血酶原复合物（PCC）治疗肝病患者的严重凝血功能障碍。老的PCC制剂与血栓形成的风险增加有关，但是含有维生素K依赖蛋白的促凝剂和抗凝剂的新产品似乎更安全。

手术准备

　　肝病患者经常需要外科手术。术前实验室筛查应包括血细胞比容、血小板计数、INR/aPTT、纤维蛋白原、D-二聚体和优球蛋白凝块溶解时间。代偿性纤溶患者在手术过程中纤维蛋白原可能迅速降低。手术前，血小板计数应增加至50 000/μL以上，纤维蛋白原应增加至150mg/dL以上。血浆可用于缩短INR/aPTT，但通常幅度较小。在重症患者中，尝试将INR降低到2.0以下是不可行的。回顾分析表明独立的INR延长表明Ⅶ因子缺乏，这与出血风险增加无关。如果条件允许，血栓弹力图可以提供关于患者止血状态的更好评价。手术期间应仔细监测患者，并积极补充血小板和纤维蛋白原。

肝移植

肝移植的出现显著影响了严重肝病患者的生存率。在手术过程中，患者可能需要惊人数量的血液制品。在这些患者中，总计超过100单位的红细胞和血浆并不罕见。在考虑肝移植之前，应确定基线凝血状态。然而，基线凝血缺陷不能预测手术出血。某些手术特征更能预测出血。以前做过腹部手术的患者通常需要广泛剥离粘连，并需要积极的血液制品支持。长时间无肝期需要频繁检查凝血状态和血液制品。人们应该预料到，当松开阻断夹，允许血液流向新的肝脏时，会出现纤维蛋白溶解的"爆发"。在一些患者中，类肝素样抑制物也被释放。在此期间发生的凝血功能障碍最具挑战性。对于严重出血的患者，应检查优球蛋白凝块的溶解时间。严重的纤溶应采用抗纤溶治疗，直到患者稳定。如果新肝脏"起效"，凝血缺陷将迅速解决。

尿毒症

肾脏疾病患者可能同时有出血和血栓倾向。肾脏疾病的血栓并发症将在获得性高凝状态（第18章）中进行讨论。尿毒症患者可能有自发性出血，或在手术过程中可能存在出血风险。

在肾脏替代疗法出现之前，出血是尿毒症的常见并发症。危及生命的出血并不常见，但透析患者胃肠道出血和硬膜下血肿的发生率较高。终末期肾病患者潜在胃肠道病变的发生率较高，如血管发育不良和可能出血的胃炎。

发病机制

尿毒症的凝血缺陷似乎是血小板功能缺陷。出血时间和PFA 100通常延长。血管性血友病因子水平始终正常或增多。可见血小板黏附和聚集异常。在尿毒症患者中，测量血小板与玻璃珠黏附的旧玻璃珠保留试验结果延长。血小板聚集研究显示ADP和肾上腺素诱发的聚集缺陷。出血时间延长的一个决定因素是血细胞比容水平。血细胞比容低于30%的患者出血时间明显延长。据推测，低血细胞比容时，红细胞呈层状流动，不能将血小板"推入"血管壁。凝血因子似乎不受影响，除非存在其他问题，否则INR/aPTT不会延长。

评价

出血的尿毒症患者应进行INR/aPTT和血小板计数的测试。尿毒症患者容易缺乏维生素K，因此评估凝血酶原时间很重要。肾衰竭时，普通肝素和低分子肝素的半衰期均延长。患者将在透析时接受一次肝素推注，极少数患者抗凝效果将延长。低分子量肝素在肾脏中被清除，如果不调整剂量，浓度水平可能会增加到超常水平。肾脏疾病出血时间延长。遗憾的是，出血时间的延长与实际出血之间几乎没有相关性，特别是在手术中。

治疗（表9.4）

严重尿毒症并出血的患者可能对积极透析有反应。如果患者有危及生命的出血，应避免使用肝素抗凝剂。

表9.4　尿毒症出血的治疗

急性
积极的透析
10单位冷沉淀
去氨加压素 0.3μg/kg
如果血细胞比容低于30%，则输注红细胞
长期
雌激素 0.6mg/kg，持续 5d
促红细胞生成素将血细胞比容提高30%以上

输注冷沉淀已被证实可以纠正出血缺陷，但其作用机制尚不清楚。每12小时10单位冷沉淀通常就可以纠正出血时间。过度使用冷冻沉淀会使血浆纤维蛋白原升到非常高的水平，理论上可能会促进血栓形成。此外，冷沉淀的效果并不一致，可能无法阻止尿毒症出血。

去氨加压素（DDAVP）已被证明对尿毒症患者有效，可缩短出血时间至少4小时。DDAVP在尿毒症中起作用的机制尚不清楚。由于Ⅷ因子和血管性血友病因子的水平在尿毒症中已经升高，这些因子水平的升高似乎不是DDAVP作用机制。据推测，DDAVP的作用是促进血小板聚集或增加功能性血管性血友病因子水平。

结合雌激素的注射将缩短出血时间。剂量为0.6mg/（kg·d），静脉注射5天。确切机制尚不清楚，可能与改善血管完整性有关。雌激素的一个优点是其作用似乎是持久的，在输注后作用可以持续2周。

将血细胞比容提高到30%以上将缩短出血时间。这可以通过急性输血或长期使用促红细胞生成素来实现。据推测，增加红细胞数量将增加血小板-血管壁相互作用。为了止血，使用促红细胞生成素的目标血细胞比容应大于30%。

（刘欧亚　译）

建议阅读

Hedges SJ, Dehoney SB, Hooper JS, Amanzadeh J, Busti AJ. Evidence-based treatment recommendations for uremic bleeding. Nat Clin Pract Nephrol. 2007; 3(3): 138–153.

Lisman T, Porte RJ. Pathogenesis, prevention, and management of bleeding and thrombosis in patients with liver diseases. Res Pract Thromb Haemost. 2017; 1(2): 150–161.

Loffredo L, Pastori D, Farcomeni A, Violi F. Effects of anticoagulants in patients with cirrhosis and portal vein thrombosis: a systematic review and meta-analysis. Gastroenterology. 2017; 153(2): 480–487.

Pavord S, Myers B. Bleeding and thrombotic complications of kidney disease. Blood Rev. 2011; 25(6): 271–278.

体外循环和心室辅助装置/体外膜肺氧合（ECMO）

10

托马斯·G.德洛格利

简述

每年有超过10万名患者接受体外循环。体外循环可能会因失血而复杂化，有时会产生严重出血倾向。心脏手术患者可能存在凝血缺陷，或可能在手术期间或手术后出现严重凝血缺陷。此外，在过去十年中，越来越多的患者植入心室辅助装置，作为心脏移植的桥接或永久性的"目的治疗"。ECMO（体外膜肺氧合）的使用也存在类似的凝血问题。

术前凝血缺陷

抗凝。许多接受手术的患者常因基础心脏疾病已经接受抗凝治疗（表10.1）。如果需要，可以通过1小时内缓慢静脉输注5mg维生素K，快速逆转（4～6小时）华法林的效应。或者新鲜冷冻血浆用于预充体外循环机，或使用凝血酶原复合物。如果临床可行，患者应在术前1周停止使用华法林。对于需要桥接的少数患者，应在术前早晨给予最后一剂低分子肝素。

先天性心脏病患者可能存在几种潜在的凝血缺陷。发绀型心脏病和高血细

表10.1　抗凝患者的管理

华法林
择期手术
1. 术前5d停用华法林
2. 依诺肝素1mg/kg，每12h
3. 术前晚上给予最后一剂及当日早晨停药
4. 手术当日早晨检查PT-INR/aPTT
急诊手术
1. 停用华法林
2. 如果INR > 2.0，则给予维生素K 5mg缓慢静脉推注
3. 如果术前INR仍然较长，则使用2～4U新鲜冰冻血浆作为体外循环预充，或给予25～50IU/kg凝血酶原复合物
直接口服抗凝药
阿哌沙班：术前48h停药
达比加群：如有严重肾脏疾病，术前48h停药
依度沙班：术前48h停药
利伐沙班：术前48h停药

胞比容的患者由于血浆/抗凝剂比率的改变，会出现INR/PTT的虚假升高。当血细胞比容超过60%时会出现这种情况。在进行测试之前，需要通知凝血实验室。

实验室可以为患者的血细胞比容准备一个含有适量抗凝剂的特殊试管。

许多先天性心脏病患者具有与出血时间延长相关的出血倾向，但无明显的血小板异常。这种缺陷的病因尚不清楚，但极少数患者可能在手术或其他操作中出现严重出血。如果患者对去氨加压素有反应，可在术前给予该药。

重度肺动脉高压患者可发展为获得性2A型血管性血友病。这可能是由于受损的肺内皮细胞破坏了高分子量多聚体。受影响的患者还可能出现明显的血小板减少和严重出血倾向。肺动脉高压并出血患者应放血至血细胞比容降低至65%以下。血细胞比容的降低可以增加血小板计数，减轻血管性血友病的严重程度。

体外循环

体外循环将导致凝血在各个方面产生非常复杂且定义不清的缺陷（表10.2）。

表10.2 体外循环手术相关凝血缺陷

1. 接触途径激活

2. 纤溶激活

3. 组织因子途径激活

4. 血小板活化

5. 血小板功能缺陷

血液在人工管路表面的流动导致接触凝血系统的激活，导致XI因子和激肽激活。激活的接触系统也是纤溶系统的有力激活剂。由于接触途径缺陷患者经历体外循环后出现持续的凝血缺陷，最近接触途径激活的理论受到挑战。

组织因子途径在体外循环期间也被激活。单核细胞活化伴随着组织因子的表达。手术和体外循环引起的炎症反应也可能导致内皮细胞组织因子的表达。尽管在体外循环期间给予大量肝素，这种组织因子的表达导致手术期间持续产生凝血酶。

血小板可以通过与体外循环机的人工表面接触而激活。血小板过度活化会耗尽其颗粒，导致"失效血小板"循环。血小板功能也会因关键受体GpⅠb和Ⅱb/Ⅲa的减少而受到抑制。这种情况部分是由于活化的蛋白水解酶裂解血小板GpⅡb/Ⅲa受体造成的，部分是由于GpⅠb受体与人工表面结合造成的。

最后，纤溶系统激活。纤溶通过两条途径激活，一接触途径，二手术应激和低温诱发内皮释放组织型纤溶酶原激活物。

体外循环机使用大量肝素以防止滤器血栓形成。肝素水平可高达5U/mL，抗Ⅹa水平为3～7IU/mL。这么大剂量需要在手术结束时逆转，以防止出血。由于鱼精蛋白的半衰期比肝素短，患者偶尔会出现"肝素反弹"。大剂量鱼精蛋白可导致凝血缺陷或抑制血小板功能。

出血程度与手术时间及长时间的"泵运行"有关。解剖复杂的手术，如肺移植或反复心脏手术，也会导致额外的出血。

预防和治疗

手术前预防性使用血小板或血浆无

效，除了少数例外。既往存在血小板减少症或血小板功能障碍的患者可能受益于术前血小板输注以改善血小板功能。

去氨加压素的使用仍有争议。最初研究表明，它可以减少体外循环手术中的出血。最近的研究没有证实这些早期试验结论。对于严重失血的患者，围术期使用去氨加压素可能有助于减少出血。

体外循环手术产生许多酶的非特异性激活，尤其是纤溶系统相关酶。因此，提倡使用纤溶系统抑制剂。抑肽酶是研究最多的药物，但由于血栓并发症而退出市场。氨甲环酸和6-氨基己酸都广泛用于手术期间的血液保护。最近的一项试验表明，大剂量氨甲环酸（50mg/kg）确实减少了血液制品的需求，而不会增加血栓风险。

体外循环患者出血的处理方法（表10.3）

如果患者仍在手术室，并开始出现微血管出血，则应进行一整套凝血检查，包括血小板计数、INR、PTT和纤维蛋白原。多次输注回收血或浓缩红细胞的患者可能存在稀释性凝血缺陷，需要使用肝素拮抗剂（译者注：原文为肝素）和冷沉淀。仍处于体外循环的出血患者，需要输注去氨加压素。基于血小板功能缺陷，对于仍在出血而INR/aPTT在正常范围内患者，即使血小板计数大于100 000 /μL，也需要输注血小板。

如果术后出血，应进行凝血检查及手术止血。同样，应注意INR/PTT和纤维蛋白原水平。患者通常对经验性血小板输注有反应。术后立即检查凝血酶时间，以确保患者没有肝素反弹。

表10.3 心脏手术出血患者的处理

术中出血

1. 检查PT-INR，aPTT，纤维蛋白原和血小板计数

2. 补充凝血因子不足

3. 如仍出血，给予去氨加压素0.3Ug/kg

4. 如仍出血，进行一次血小板输注

5. 如仍出血，检测优球蛋白凝块溶解时间，如延长，给予抗纤溶药物

术后出血

1. 评估手术部位

2. 检查PT-INR，aPTT，纤维蛋白原和血小板计数

3. 补充凝血因子不足

4. 如仍出血，检测凝血酶时间——如果升高，给予50mg鱼精蛋白

5. 如仍出血，进行一次血小板输注

6. 如仍出血，检测优球蛋白凝块溶解时间，如延长应使用抗纤溶药物

7. 如果仍出血并且INR延长，给予1 000IU凝血酶原复合物

8. 如仍出血，给予30μg/kg rⅦa或2 000IU活化凝血酶原复合物

对于上述措施难以控制的出血，已经提出了多种治疗方法。如果INR持续延长，则更频繁地使用1 000IU低剂量凝血酶原复合物。如果出血持续，可尝试低剂量rⅦa 30μg/kg。一些团队已使用低剂量活化凝血酶原复合物2 000IU来治疗顽固性出血。

心室辅助装置（VADs）

VADs经常被用作移植的"桥梁"或

长期心脏支持。早期装置需要积极的抗凝治疗，因此会导致高出血和血栓发生率。较新的装置使用连续血流，较少发生血栓，但仍需要抗凝。联合使用阿司匹林81mg/d和华法林，目标INR为1.5 ～ 2.5。泵内血栓形成最常见于前6个月，LDH升高预示血栓形成——可能反映了血栓形成所带来的湍流引起红细胞破坏。血栓可通过移植、设备更换或溶栓进行治疗。长期使用VADs，出血风险增加。该泵导致高分子量血管性血友病多聚体减少，导致2A型获得性血管性血性血友病（vWD）。此外，使用连续血流泵患者容易发生胃肠道动静脉畸形（arterial venous malformations，AVMs）。vWF减少、阿司匹林和AVMs可导致胃肠道出血。此外，需要手术的VADs患者可能会出现大出血。

由于血管性血友病因子及其活性水平往往升高，获得性血管性血友病的诊断可能很困难；Ⅷ因子水平及其活性也可能升高。血小板功能明显增强，这是诊断线索，异常多聚体检测是诊断性的。出血治疗是困难的，由于输入的vWD（译者注：应为vWF）迅速降解，因此输注Humate-P通常无效。降低INR目标可以减少出血，但会增加卒中的风险。

体外膜肺氧合（ECMO）

ECMO越来越多地用于儿童和成人呼吸衰竭患者。重要的是，当肺部无法满足机体需求时（即使最大通气支持），"人工肺"能够氧合血液，提供支持。与VADs一样，ECMO也可能出现复杂的凝血功能障碍。随着ECMO的开始，获得性vWD也会快速发生，并在移除ECMO后迅速好转。ECMO期间需要抗凝，但对于监测的最佳方法即ACT、aPTT、肝素水平（抗Ⅹa）或血栓弹力图，仍存在很大争议。血小板消耗也很常见，经常需要输注以保持计数在50 000/μL左右。肝素抵抗是常见的，这是由于患者明显的炎症状态和抗凝血酶消耗。许多方案推荐抗凝血酶水平监测，如果其低于60% ～ 70%则进行补充，但各ECMO中心对此看法各不一致。肝素抵抗患者，特别是肝素诱导的血小板减少症患者，另一种抗凝选择是使用直接凝血酶抑制剂比伐卢定［通常剂量为0.1 ～ 0.2mg/（kg·h），根据ACT滴定］。

特殊情况

肝素诱导的血小板减少症（HIT）在准备行心脏手术的患者中很常见。由于抗凝是进行体外循环的必要条件，因此HIT的存在可能是一个挑战。一种策略是等待，直到HIT抗体滴度降至无法检测到为止。清除HIT抗体可能需要几周时间。当血小板聚集试验或5-羟色胺释放试验阴性时，患者可在手术所需的几小时内再次暴露于肝素。此机会窗口可用于体外循环。如果更迫切需要手术，则需要肝素替代品。大多数经验是使用阿加曲班和比伐卢定（表10.4）。据报道，阿加曲班对需要体外循环手术的HIT患者有效。一种推荐给药策略是0.1mg/kg静脉推注，然后以5 ～ 10μg/（kg·min）速度输注，保持激活凝血时间（ACT）为300 ～ 400秒。比伐卢定给药的多数

表10.4　HIT患者的替代抗凝剂

阿加曲班
静脉推注0.1mg/kg
静脉输注5 ～ 10μg/kg·min，保持ACT 300 ～ 400s
比伐卢定
静脉推注1mg/kg，50mg加入预冲液
静脉输注1.75 ～ 2.5mg/（kg·h），以保持ACT > 250s

经验是1mg/kg静脉推注后1.75 ～ 2.5mg/（kg·h）持续输注，保持ACT > 300秒。

"重做"：反复心脏手术的患者存在大出血的高风险。这些患者解剖更复杂，会有更大的失血量。他们将具有更长的"泵运行"，更高的体外循环诱导凝血缺陷发生率。所有这些患者都应接受抗纤溶治疗，有助于防止失血。

（刘欧亚　译）

建议阅读

Baumann Kreuziger LM, Kim B, Wieselthaler GM. Antithrombotic therapy for left ventricular assist devices in adults: a systematic review. J Thromb Haemost. 2015; 13(6): 946−955.

Davidson S. State of the art — how i manage coagulopathy in cardiac surgery patients. Br J Haematol. 2014; 164(6): 779−789.

Doyle AJ, Hunt BJ. Current understanding of how extracorporeal membrane oxygenators activate haemostasis and other blood components. Front Med (Lausanne). 2018; 5: 352.

Muslem R, Caliskan K, Leebeek FWG. Acquired coagulopathy in patients with left ventricular assist devices. J Thromb Haemost. 2018; 16(3): 429−440.

Myles PS, Smith JA, Forbes A, Silbert B, Jayarajah M, Painter T, Cooper DJ, Marasco S, McNeil J, Bussières JS, McGuinness S, Byrne K, Chan MT, Landoni G, Wallace S, ATACAS Investigators of the ANZCA Clinical Trials Network. Tranexamic acid in patients undergoing coronary-artery surgery. N Engl J Med. 2017; 376(2): 136−148.

Raffini L. Anticoagulation with VADs and ECMO: walking the tightrope. Hematology Am Soc Hematol Educ Program. 2017; 2017(1): 674−80. https://doi.org/10.1182/asheducation-2017.1.674.

Ranucci M. Hemostatic and thrombotic issues in cardiac surgery. Semin Thromb Hemost. 2015; 41(1): 84−90.

免疫性血小板减少症

11

托马斯·G.德洛格利

简述

免疫性血小板减少症（ITP）是一种常见的疾病，大约每20 000人中就有1人患病。本综述将介绍ITP的临床表现、诊断和治疗方案。最后，将对特定临床情况下的ITP进行回顾。

发病机制和流行病学

ITP是由于自身抗体结合血小板表面蛋白，最常见的是血小板受体Gp Ⅱ b/ Ⅲ a。这些抗体包被的血小板随后与巨噬细胞中的Fc受体结合并从循环中被清除。ITP的启动环节未知。据推测，患者对病毒或细菌感染产生抗体，这些抗体与血小板受体有交叉反应。持续暴露于血小板可使免疫反应维持。发生在儿童期的ITP似乎是病毒感染的一种急性反应，通常会得到解决。成人ITP可能发生在任何年龄组，但在年轻女性中尤其常见。

虽然有人认为大多数患有ITP的成年人都会有慢性病程，但最近的研究表明，30%～50%的患者用类固醇便可能会"治愈"。此外，即使患者遗留有中度血小板减少症，但只要其血小板计数超过30 000/μL，也不需要治疗。

症状

临床表现可以无症状，常规检查发现血小板减少，也可以是大出血。通常情况下，患者首先出现胫骨瘀点，即1mm大小的小瘀伤。真正的瘀点仅见于严重血小板减少症。患者还会出现频繁的擦伤和牙龈出血。血小板计数非常低的患者会发现口腔中的"湿性紫癜"——血疱。除非存在其他问题（创伤、溃疡），否则危及生命的出血是非常罕见的。体格检查仅有出血所致的皮肤红斑，如瘀点。脾肿大或淋巴结病可排除ITP的诊断。

诊断

对于其他健康患者，血小板计数极低且血涂片正常可诊断为ITP。应仔细询问患者药物暴露情况（见药源性血小板减少症），尤其是非过量药物、"天然"药物或娱乐性药物。

没有"确诊"ITP的实验室检测，相

反，这是一个排除性诊断。血涂片应仔细检查是否有微血管病性溶血性贫血（破碎红细胞）、骨髓疾病（母细胞、泪滴细胞）或原发骨髓疾病的任何其他证据。在ITP中，血小板体积可能比正常大，但发现一些红细胞大小的血小板，应警惕先天性血小板减少症。应排除假性血小板减少症，这是由于对试管中EDTA抗凝剂的反应导致血小板聚集，它在临床上是无害的。

抗血小板抗体测试特异性高，但敏感性差，在诊断困难时可能有用。对于没有自身免疫疾病史或症状的患者，不建议进行自身免疫病的经验性筛查。ITP患者应同时检测HIV和丙型肝炎。这是继发性ITP最常见的病毒原因，两者对预后和治疗都有意义。

骨髓检查的作用存在争议。具有典型ITP表现（年轻女性，正常血涂片）的患者在初始治疗前不需要骨髓检查。初始治疗无效或有其他血液异常的患者应进行骨髓穿刺及检查。罕见的无巨核细胞血小板减少症与ITP临床表现相似，但对类固醇无反应。骨髓检查显示组织中缺乏巨核细胞。然而，在具有ITP典型临床表现的患者中诊断出另一种血液学疾病是罕见的。

血小板生成素和网状血小板的检测可为诊断提供线索。矛盾的是，ITP患者的血小板生成素水平正常或轻度升高。血小板生成素水平显著升高时应质疑ITP诊断。还可以检测"网状血小板"（也称为网织血小板），类似于网织红细胞。ITP（或任何血小板破坏性疾病）患者将有高水平的网状血小板。这些测试不建

议常规应用，但在诊断困难情况下可能对诊断有所帮助。

治疗

ITP的治疗应根据患者是否有出血征象来决定，而不是盲目地以血小板数量为导向。患者往往对血小板减少耐受性好。在没有机械损伤的情况下，血小板计数超过5 000/μL时，危及生命的出血比较罕见。极少数患者存在干扰血小板功能的抗体，这些患者可能有严重出血，但血小板计数仅轻度降低。建议新诊断患者的治疗阈值为20 000/μL，但需要以临床表现为指导。

初始治疗（表11.1）

ITP的主要治疗方法是糖皮质激素——泼尼松或地塞米松。广泛使用的方案是泼尼松1mg/kg·d，替代方案是地塞米松40mg/d，持续4天。后者引起血小板计数更快速上升，部分研究表明，

表11.1 ITP急性期治疗

地塞米松40mg/d×4d，重复3～4次
对于出血患者或血小板计数低于5 000～10 000/μL
免疫球蛋白1g/kg，24h内重复静脉注射 或抗D（WinRho）75μg/kg，一次
难治性患者
免疫球蛋白1g/kg持续输注大于24h，以及
连续输注血小板（每6h 1个单位单采血小板或1个单位/h浓缩血小板）

其应答和缓解率较高。在高应答率的研究中常采用较为激进的方案如4天疗程，每14天1个周期，共3～4次。

对于快速诱导治疗有2种选择。单次静脉注射免疫球蛋白（IVIG）1g/kg或静脉注射抗D抗体50～75µg/kg，可在24～48小时内诱导80%以上的患者产生应答。IVIG有几个缺点，包括无菌性脑膜炎和诱发血栓形成的风险。抗D抗体的使用仅限于未进行脾切除术的Rh阳性患者。由于担心引起更多溶血，Coombs阳性患者不应使用。极少数情况下，有报道抗D抗体会引起严重的溶血性DIC综合征，这导致其使用受限，建议患者在输注后观察8小时并频繁监测是否发生血红蛋白尿。

对于严重血小板减少且对初始治疗无反应的患者，一种选择是持续输注血小板（每1个单位血小板间隔超过6小时）和每24小时输注IVIG 1g/kg，以提高血小板计数。

对于类固醇治疗后复发的严重血小板减少症患者，有多种进一步治疗选择，如下所述。一些患者可能只需要几次重复剂量的抗D或IVIG以短暂增加血小板计数，由此产生的高血小板计数可持续数月。初始ITP治疗无效的患者有多种选择，可分为几个大类——治愈性治疗、血小板生成素激动剂和辅助治疗。

慢性治疗（表11.2）

脾切除

对于泼尼松治疗无效或减量过程中复发的严重血小板减少症患者，应强烈考虑脾切除术。脾切除术将在

表11.2 脾切除术无反应患者的治疗选择

利妥昔单抗每周375mg/m² × 4或1 000mg × 2，间隔14d
TPO类似物
艾曲波帕从50mg每日开始，如果反应不佳，可增加至75mg每日
罗米司亭开始每周3µg/kg，如果反应不佳，可每周增加1µg/kg，直至最大剂量10µg/kg
福他替尼从100mg，每日2次开始，必要时增加至150mg，每日2次
硫唑嘌呤125mg每日1次
环磷酰胺1g/m²，每28天重复1次
达那唑200mg，每日4次 +/-硫唑嘌呤
霉酚酸酯1 000mg，每日2次
长春新碱每周1.4mg/m²静脉注射

60%～70%的患者中产生良好的反应，并且在大多数患者中是持久有效的。脾切除术带来短期手术风险和终生增加严重脓毒症易感性的风险，如下所述。然而，这些风险的绝对值较低，通常低于持续泼尼松或细胞毒治疗。

脾切除术的时机取决于患者的临床表现。大多数患者在行脾切除术前应接受为期6个月的类固醇或其他治疗。然而，对于接受初始治疗仍持续严重血小板减少的患者，或治疗后出现无法忍受的不良反应的患者，应尽早考虑脾切除术。

术后发生严重脓毒症的风险因脾切除术的适应证而有所差异，但似乎约为1%或更低。肺炎球菌疫苗的使用和对脓毒症的认识有助于降低风险。需要告知无脾患者严重感染的风险，应接种肺炎

球菌、脑膜炎球菌和流感嗜血杆菌疫苗，并应佩戴ID手环，注明脾切除术状态。

利妥昔单抗

利妥昔单抗已被证明对ITP有较好疗效。大多数研究使用每周375mg/m²的标准剂量，持续4周，但许多研究者使用1 000mg的"免疫抑制"剂量，在第1天和第14天2次给药。患者的治疗反应是不同的，可能表现出快速反应，或可能需要长达12周的时间才能增加血小板计数——反应的中位时间为6周。总体而言，利妥昔单抗治疗的应答率约为60%，但只有约20%的患者保持长期缓解。患者可能通过再次使用利妥昔单抗而恢复缓解。目前还没有证据表明"维持"治疗或监测CD19/CD20细胞有助于延长缓解期。

虽然不是"化疗"，但利妥昔单抗治疗并非没有风险。许多患者可能会出现输液反应，1%～2%的患者会出现严重反应，荟萃分析中致死反应率为2.9%，慢性乙型肝炎感染患者使用利妥昔单抗可再次激活乙肝病毒。最后，进行性多灶性白质脑病的罕见但灾难性并发症已有报道。

血小板生成素（TPO）类似物

尽管循环血小板计数非常低，但血小板生长因子即血小板生成素的水平并没有增加，血小板生产仍然保持很低水平。最近，2种TPO类似物已被批准用于ITP患者。

罗米司亭

罗米司亭是一种"肽体"，一种结合并刺激TPO受体和Fc结构域，以延长其半衰期的肽类抗体药物组合。从3μg/kg开始每周皮下给药。ITP患者对罗米司亭的应答率为80%～88%，大多数患者可保持持续应答。

临床试验中观察到的罗米司亭的主要副作用是骨髓网状蛋白形成（骨髓纤维化），约5%的患者发生，并随着停药而逆转。

艾曲波帕

另一种可用的TPO类似物是艾曲波帕。这是一种口服药物，通过结合TPO受体跨膜结构域并激活它来刺激TPO受体。该药物从每日50mg开始口服（亚裔或肝病患者为25mg），并可逐步增加至每日75mg。这种药需要空腹服用。艾曲波帕对慢性ITP也有效，其应答率与罗米司亭相似。艾曲波帕与罗米司亭均存在骨髓纤维化的风险。3%～7%患者出现肝功能测试结果升高，这是艾曲波帕临床研究中发现的特有不良反应，大多数患者可痊愈，接受该药物治疗的患者需要监测肝功能。

TPO类似物的临床应用

使用TPO类似物的最明确的适应证是在多次治疗失败且仍有症状，或其他药物如强的松的剂量不可耐受。使用该类药物确切的益处是它们相对安全和高成功率，主要缺点是需要持续治疗，因为血小板将在这些药物停止后不久恢复到基线。目前还没有明确迹象表明一种药物优于另一种药物。

福他替尼

该药物是脾酪氨酸激酶（Syk）抑制剂。该激酶在巨噬细胞中具有活性，并可能在摄取包被血小板的抗体方面发挥作用。对多种治疗方法无效的难治性患者进行的临床研究表明，使用该药物的持续应答率约为20%，治疗反应的中位时间为2周，不良反应为腹泻、恶心、中性粒细胞减少和高血压。剂量为100mg，每日2次，如果患者在4周内血小板计数未超过50 000/μL，则可加量至150mg，每日2次。如果12周内无反应，应停药。

其他选择

在文献中，ITP的治疗有多种选择——其中大多数是辅助性的，纳入的患者数量很少，有时包括轻度血小板减少症患者。这些方法可尝试用于标准治疗失败且出血的患者。治疗数据最多的药物有：

达那唑　200mg每日4次可下调巨噬细胞Fc受体。起效可能延迟，建议进行4～6个月的治疗试验。达那唑对伴有ITP的抗磷脂抗体综合征非常有效，可能对绝经前妇女更有效。一旦出现治疗反应，应继续使用达那唑6个月，然后尝试是否可以停药。

长春新碱　每周1.4mg/m^{2}具有较低的应答率，但如果有治疗反应则通常在2周内迅速出现。因此，长春新碱无须长时间治疗；如果几周内未发现血小板计数上升，就应停止用药。

硫唑嘌呤　每日150mg口服，与达那唑一样，延迟应答，需要数个月评估治疗反应。最近有报道称，相关药物霉酚酸酯1 000mg每日2次对ITP也有效。

环磷酰胺　据报道，每28天重复1次1mg/m^{2}的环磷酰胺静脉注射具有高达40%的高应答率。尽管认为环磷酰胺治疗更"激进"，但这是一个标准免疫抑制剂量，可在血小板计数非常低的患者中考虑使用。对单剂环磷酰胺无反应的患者，可能对多药组合化疗有反应，如依托泊苷和长春新碱加环磷酰胺。

难治性患者的治疗方法

一种方法是将患者分为"易出血者"和"不易出血者"。易出血者的血小板计数很低（低于5 000/μL）或既往有严重出血病史；不易出血者的血小板计数高于5 000/μL，且无严重出血史。

出血且对脾切除术无反应的患者应首先使用利妥昔单抗，因为它没有细胞毒性，是唯一的其他"治愈性"疗法。利妥昔单抗无应答的患者应尝试使用TPO类似物，如果TPO类似物无效，则应使用福他替尼。仍无反应并持续严重出血的患者应接受积极的免疫抑制治疗。一种方法是大剂量环磷酰胺，如果不成功，则可以考虑使用硫唑嘌呤或霉酚酸酯加达那唑的组合。由于这种组合可能需要4～6个月才能发挥作用，这些患者可能需要频繁的IVIG治疗以维持安全的血小板计数。

持续性ITP但无明显出血（"不易出血者"）的患者应尝试达那唑和其他相对"安全"的药物。如果失败，可以考虑利妥昔单抗或TPO类似物。在考虑细胞毒性治疗之前，必须权衡治疗的风险和血小板减少的风险。ITP的病死率相当低（5%），仅见于重症患者。只有中度血小板减少且无出血的患者通常采用保守治疗。基于长期风险，这类患者没有持续类固醇治疗的理由。

特殊情况

外科手术

因脾切除术或其他原因需要手术的ITP患者，应在手术前将血小板计数升高至20 000～30 000/μL以上。大多数ITP患者的血小板功能增强，这种血小板数量并不会出现过度出血。对于血小板计数低于该水平的患者，输注免疫球蛋白或抗D抗体可能会迅速增加血小板计数。如果手术是择期，也可以考虑短期使用TPO激动剂以提高血小板计数。

妊娠

高达10%的孕妇在妊娠期间会出现血小板计数减低。最常见的病因是"妊娠期血小板减少症"，这是对孕妇正常血小板计数偏低的夸大。在分娩时，血小板计数可能降至50 000/μL。这种情况不需要治疗，因为胎儿不受影响，母亲出血的风险也不会增加。妊娠并发症，如HELLP综合征和血栓性微血管病也表现为血小板计数减低，但可通过病史诊断。

患有ITP的妇女可能在妊娠期间发病，或在妊娠期间症状恶化。在妊娠前3个月，血小板计数通常会急剧下降。早期治疗应使用低剂量泼尼松保守治疗，以使血小板计数保持在10 000/μL以上。免疫球蛋白也有效，但有少数肺水肿的病例报告。很少情况下，难治性患者需要脾切除术，这可以在妊娠中期安全进行。

对于分娩，血小板计数应大于30 000/μL，对于硬膜外麻醉，其应大于50 000/μL。

大多数争议集中在分娩的管理上。过去，人们担心胎儿血小板减少会导致颅内出血，因此总是建议剖宫产。现在看来，大多数颅内出血病例是由于同种免疫性血小板减少症，而并非ITP。此外，婴儿血小板计数的最低点不是出生时，而是出生后几天。

看来最安全的方法是根据产科指征进行阴道分娩或剖宫产，然后立即检查婴儿的血小板计数。如果新生儿的血小板计数较低，免疫球蛋白会增加计数。由于新生儿血小板减少是由于母体抗体的被动转移，血小板破坏将在4～6周内缓解。

儿童患者

儿童ITP综合征有几个明显的差异。大多数患者的ITP将在几周内消退，只有少数患者转化为慢性ITP（5%～10%）。严重出血率较低，颅内出血率为0.1%～0.5%。对于大多数无出血或轻度出血的患者，由于认为治疗的风险高于出血的风险，治疗现在基本上是等待。对于出血患者，可以使用IVIG、抗D或短期类固醇。考虑到以后生活中严重脓毒症的风险，脾切除术通常尽可能推迟。由于担心儿童使用环磷酰胺或硫唑嘌呤等药物，利妥昔单抗的使用越来越多。关于在儿科人群中使用TPO类似物的研究逐渐开始出现。

伊文思综合征

伊文思综合征定义为自身免疫性溶

血性贫血（AIHA）和ITP的组合。这些血细胞减少可以同时或依次出现。伊文思综合征患者病情更严重，更容易出血，更难治疗，这种综合征的罕见性使其难以量化。

伊文思综合征的典型临床表现为严重的贫血和血小板减少。患有伊文思综合征的儿童通常有复杂的免疫缺陷，如自身免疫性淋巴增生综合征。在成人中，伊文思综合征最常使狼疮等其他自身免疫疾病复杂化。有报道称伊文思综合征是T细胞淋巴瘤的并发症。通常，自身免疫病可以先于淋巴瘤诊断数月甚至数年。

理论上，诊断很简单：临床诊断免疫性血小板减少症时出现Coombs阳性溶血性贫血。血液涂片显示球形红细胞和血小板计数减少。其他异常红细胞形态的存在应考虑其他诊断。

目前还不确定人们应该如何积极地寻找其他基础疾病。许多患者已经诊断出基础的自身免疫病，出现淋巴结病应考虑淋巴瘤。

初始治疗为大剂量类固醇［2mg/（kg·d）］。如果出现严重血小板减少症，应静脉注射免疫球蛋白。对于不能停用泼尼松或泼尼松疗程结束后复发的患者，应考虑进行脾切除术，然而，这些患者的复发风险较高。利妥昔单抗的使用越来越成功。对于利妥昔单抗治疗失败的患者，西罗莫司可从2～3mg/（m^2·d）开始，以4～15 ng/mL的谷浓度为目标，已有报道证实该治疗方式是有效的。

（任宗芳 译）

建议阅读

Bussel J, Arnold DM, Grossbard E, Mayer J, Treliński J, Homenda W, Hellmann A, Windyga J, Sivcheva L, Khalafallah AA, Zaja F, Cooper N, Markovtsov V, Zayed H, Duliege AM. Fostamatinib for the treatment of adult persistent and chronic immune thrombocytopenia: results of two phase 3, randomized, placebo-controlled trials. Am J Hematol. 2018; 93(7): 921−930.

Bylsma LC, Fryzek JP, Cetin K, Callaghan F, Bezold C, Mehta B, Wasser JS. Systematic literature review of treatments used for adult immune thrombocytopenia in the second-line setting. Am J Hematol. 2019; 94(1): 118−132.

Cooper N. State of the art — how I manage immune thrombocytopenia. Br J Haematol. 2017 Apr; 177(1): 39−54.

Kelton JG, Vrbensky JR, Arnold DM. How do we diagnose immune thrombocytopenia in 2018? Hematology Am Soc Hematol Educ Program. 2018; 2018(1): 561−567.

Neunert CE, Cooper N. Evidence-based management of immune thrombocytopenia: ASH guideline update. Hematology Am Soc Hematol Educ Program. 2018; 2018(1): 568−575.

血栓性微血管病（TTP/HUS） 12

托马斯·G.德洛格利

简述

血栓性微血管病（TMs）是一组以微血管闭塞、血小板减少和微血管病性溶血性贫血为特点的疾病。这些疾病的共同特点是症状明显，通常是暴发性的。虽然这些疾病有一些共同特征，但病程和预后可能有所不同。

分类

由于许多血栓性微血管病的潜在病理生理和病因尚不清楚，因此任何经典的分类方案都不确切（表12.1）。此外，不同TM的许多症状和体征重叠，尤其是血栓性血小板减少性紫癜（TTP）和溶血性尿毒症综合征（HUS）。然而，一些典型的综合征确实表现很明显，如TTP以及典型和非典型HUS。妊娠与一种独特的TM有关，称为HELLP综合征，包括溶血性贫血、肝功能测试异常和血小板减少。TTP和HUS的特征性表现也可能发生在妊娠期和产后。最后，一些药物与HUS样综合征相关。本章将详细讨论TTP，并将其与其他综合征进行比较和对照。

表12.1 血栓性微血管病的分类

TTP
典型TTP
复发性TTP
慢性TTP
HUS
典型HUS
非典型HUS
妊娠相关HUS
妊娠相关TTP
HELLP综合征
产后HUS
治疗相关HUS
钙调磷酸酶HUS
干细胞移植HUS
药源性HUS

典型血栓性血小板减少性紫癜（TTP）

临床表现

许多TTP患者首先会出现流感样或腹泻的前驱症状。患者可能出现从全身不适到猝死的各种情况。这种疾病可以在任何年龄发病，但最常见的年龄是20～40岁。女性比男性更易受累，比例为2∶1。

不到50%的患者出现典型五联征，发热、精神状态改变、肾功能不全、血小板减少和微血管病性溶血性贫血（表12.2）。如下文所述，五联征的严重程度可以从轻微到严重不等。

表12.2　血栓性血小板减少性紫癜五联征

微血管病性溶血性贫血
血小板减少
肾功能不全
发热
精神状态改变

神经系统

神经系统的症状从轻微的精神混乱到类似中风的综合征，大多数TTP患者会有神经方面的不适。在轻度病例中，这些症状必须通过直接询问得到。患者主诉疲劳、精神错乱和头痛，常见癫痫，并可反复发作。患者也可能出现短暂的局灶性神经功能缺损，可能会在几小时内症状出现又消失，MRI显示可逆性后脑白质病。

血液系统

TTP和其他TMs的诊断标准取决于血象。根据定义，患者是血小板减少症，这是由于血小板自发聚集并沉积在受损的内皮表面。血小板计数可能从轻度TTP患者的80 000/μL到重度TTP患者小于1 000/μL。血小板计数中位数为20 000/μL。在轻度TTP病例中，血小板减少经常被错误地归因于其他病因，延迟诊断。血小板持续活化导致血小板功能受损，这导致了"失效血小板"的循环，尽管表面上有足够数量的血小板循环，但它们无法支持止血。因此，临床出血通常伴有血小板计数并未显著降低。

由于溶血，TTP患者的血细胞比容较低。患者应进行溶血相关临床检测——网织红细胞计数、LDH和间接胆红素升高，触珠蛋白降低。直接抗体（Coombs）测试为阴性。复查外周血涂片可诊断微血管病性溶血性贫血。应该仔细检查涂片中的红细胞碎片。重症患者血涂片上罕见细胞碎片，但在TTP和其他TMs中，每个高倍视野至少有一个红细胞碎片。微血管病性溶血性贫血是诊断任何TM的必要条件。LDH显著升高，通常超过正常值的2～4倍。LDH的来源不仅是裂解的红细胞。进一步分离发现LDH同工酶5和4增加，表明损伤不仅仅限于红细胞。患者的凝血状态可以是正常的，DIC标记物，如FDPs和D-二聚体可能无或滴度很低（即1～2 ng/dL）。

肾脏

TTP患者存在肾功能不全，与HUS患者不同，很少出现肾功能衰竭。肌酐通常只是轻度至中度升高。尿液分析通常会显示血红蛋白尿和轻度蛋白尿。

胃肠道

患者可出现因缺血所致肠梗阻和肠坏死。也可见到微血管堵塞引起的胰腺炎或小肠梗死。

肺

虽然没有典型的描述，但患者可能出现肺部浸润和呼吸功能不全。

心脏

患者通常会有心肌缺血的迹象，并可能因心肌微梗死而出现心律失常。许多死于TTP的患者是猝死，这表明心脏缺血/梗死可能在致命病例中起着重要作用。

发病机制

目前认为，其病因与血管性血友病因子（vWF）诱导的自发血小板聚集有关。当vWF首次合成时，它是一种非常大的聚合物（超大血管性血友病因子），可以引起血小板在没有先与胶原结合的情况下自发聚集。蛋白酶ADAMTS13将这些超大聚合物分子量减少到2 000万道尔顿以下。在TTP患者中发现了超大的血管性血友病多聚体，大多数典型TTP患者都有针对ADAMTS13的抗体。这与临床观察结果相符，即TTP更常发生在年轻女性、狼疮患者，可能复发，并可能对免疫抑制剂治疗有反应。然而，似乎少数典型TTP患者的ADAMTS13水平正常，因此在这些患者中，刺激血小板聚集一定与其他因素有关。

鉴别诊断

鉴于TTP相关的各种非特异性症状，准确诊断可能很困难。如前所述，不到50%的患者存在典型五联征。初始就诊的患者通常会被诊断为各种疾病，从酒精戒断到脓毒性休克综合征。由于TTP可能见于狼疮患者，因此两种诊断之间存在混淆。一份研究显示，24%死于狼疮性脑炎的患者具有TTP的病理学证据。应始终考虑TTP，尤其是对于意外发展为严重多系统疾病的年轻患者。TTP是一种可治疗的疾病。即使是轻度血小板减少症患者，也必须复查血涂片以寻找破碎红细胞。ADAMTS13的测试有助于诊断，但不应等待结果而拖延治疗。ADAMTS13极低（＜5%～10%）水平可诊断TTP。

治疗（表12.3）

未经治疗的TTP可迅速致命。在开展血浆置换治疗以前，TTP病死率为95%～100%。目前，血浆置换是TTP治疗的基石，已将病死率降至20%以下。然而，即使充分的治疗，患者往往死于难治性疾病或在早期治疗过程中猝死。

表12.3 TTP：治疗

泼尼松每天60～120mg
1.5倍血浆容量的血浆置换，使用血浆作为置换液
如果ADAMTS-13抑制剂存在，利妥昔单抗375mg/m²
卡普赛珠单抗：首次血浆置换前静脉注射11mg，然后最后一次血浆置换后开始皮下注射每天11mg，至少持续30d

类固醇 常规每天60mg泼尼松静脉注射，应持续到患者完全康复。对于临床症状非常轻微的TTP（无神经症状）患者，单独用泼尼松治疗，只要有疾病

恶化的迹象就应进行血浆置换。

　　血浆输注　是有益的，可能是因为补充了缺乏的ADMATS13。血浆置换已被证明优于单纯的血浆输注。这可能是由于血浆置换能够提供大量新鲜冰冻血浆。对于无法立即开展血浆置换的患者，应每4小时输注1单位血浆。

　　血浆置换　与输注血浆相比，血浆置换具有更好的效果。除最轻微的病例，所有TTP患者均应接受1.5倍血浆容量的血浆置换，至少5天。血浆置换应每天持续进行，直到LDH恢复正常。然后每隔一天置换1次。如果血小板计数下降或LDH升高，应恢复每日置换。由于血小板计数会受到多种外部影响，因此LDH往往是疾病活动性的更可靠标记物。

　　血小板输注　TTP患者禁止输注血小板。输注血小板有时会导致患者临床病情恶化，输注后，TTP患者可能会出现呼吸衰竭或癫痫发作。血小板输注应限于真正危及生命的状况，如颅内出血。对于大多数TTP患者，很少需要输注血小板。严重血小板减少患者，血浆置换的静脉管路放置应由经验丰富的人员进行。对凝血缺陷患者来说，管路放置是安全的。

　　利妥昔单抗将在下文讨论。

　　卡普赛珠单抗　一种针对vWF的单克隆抗体片段，可阻断其与血小板蛋白受体GpⅠb的相互作用。在血浆置换前一天静脉注射11mg，第一天置换后皮下注射11mg，在最后一次血浆置换后每天注射，至少持续30天。如果此时ADAMTS-13活性水平不超过10%，则应延长治疗。不良反应是出血增加，主要是鼻出血。它的使用与缩短血小板计

数正常化时间、血浆置换需求和复发频率相关。停药后，复发率确实会"反弹"增加，尤其是当ADAMTS-13水平仍然较低时。目前，卡普赛珠单抗作为所有患者或严重或难治性患者的一线治疗，其地位尚不明确。

难治性患者（表12.4）

　　TTP患者对血浆置换反应不同，难治性的患者可表现为两种类型：反应缓慢或反应迅速但仍需每日血浆置换或者血浆置换时病情恶化。在ADAMTS-13水平接近10%的难治性患者中，需要重新考虑其他诊断，如溶血性尿毒综合征。

表12.4　难治性患者的可选

乏冷沉淀血浆
每天2次1个血浆容量的血浆置换
长春新碱第1天1.4mg/m²，第4、7、10天，每天1mg
还未启动治疗者
难治性TTP利妥昔单抗375mg/m²，每周×4治疗
第一次血浆置换前，卡普赛珠单抗11mg静脉注射，最后1次血浆置换后皮下注射卡普赛珠单抗11mg，至少持续30d

　　慢反应者　通常需要耐心，一些患者需要几周的血浆置换才能康复。对于病情活动但相对稳定的患者，少数证据支持以下治疗的有效性，静脉滴注长春新碱（1.4mg/m²静脉注射，第1天上限为2mg，第4、7、10天上限为1mg）或利妥昔单抗每周375mg/m²，持续4周。应

评估患者是否有其他血小板减少原因，如肝素诱导的血小板减少、叶酸缺乏或其他药源性血小板减少（如抗生素）。

恶化患者　幸运的是，在治疗过程中病情恶化的患者很少，但一旦恶化却面临着艰难的挑战。对于病情恶化的TTP患者，应确保患者没有其他综合征，如血管炎或感染，这些疾病可表现为微血管病和多系统衰竭。对于病情恶化的患者，一种方法可能是有帮助，即将置换量增加，每天2次，每次1个血浆容量。可能需要使用长春新碱或利妥昔单抗。尽管有人提议脾切除术，但对于严重TTP患者来说，这是有风险的，脾切除术只应视为一种别无选择时的措施。

预防复发

20%～30%的自发性TTP患者会复发。大多数患者被发现有ADAMTS13抗体，这些患者使用利妥昔单抗可以显著降低复发率。

另一组复发患者似乎是先天性TTP。令人惊讶的是，TTP的首次发作可能要到成年后才会出现。这些患者的ADAMTS13活性非常低（＜5%），但没有抑制性抗体。先天性TTP患者需要输注血浆（通常每2～4周输注2U新鲜冰冻血浆，永久）以防止复发。重组ADAMTS13正在研发中，应该对这些患者有益。

利妥昔单抗在TTP治疗中的作用

利妥昔单抗在治疗TTP中的作用已经被证实，它明显降低了复发的风险，

但治疗时机仍存在争议。一种谨慎的方法是将其用于有ADAMTS13抗体的患者。最近的一项建议是：缓解期的患者应监测ADAMTS13，如果其水平低于10%～20%，应优先使用利妥昔单抗。然而，这是一个不断发展的研究领域。

监测ADAMTS13水平的作用

启动血浆置换的同时应立即送血检测ADAMTS13水平。可发现3种模式：

- 极低水平（＜10%），抑制剂阳性：典型TTP，自身免疫，考虑使用利妥昔单抗
- 极低水平（＜10%），抑制剂阴性：先天性TTP，需要长期输注血浆以防止复发
- 不低水平（＞10%），抑制剂阴性：可以是TTP，也要考虑其他诊断或非典型HUS

溶血性尿毒综合征（HUS）

HUS于1954年被确认为一种独立的综合征，典型表现为肾衰竭、微血管病性贫血和血小板减少三联征。有2种主要类型：一种是"典型"类型，见于有腹泻前驱症状的幼儿；另一种是"非典型"类型。

典型HUS

典型的HUS（也称为HUS D+）通常见于4岁以下的儿童，但可以发生在任何年龄段。通常有感染性腹泻的前驱症状，腹泻常为血样。患者因肾衰竭症状而就诊。在HUS中，血小板轻度减

少，在50 000/μL范围内。肾外受累在典型HUS中很常见。40%的患者会出现神经系统受累，癫痫是主要特征；40%的患者肝功能测试结果升高；10%的患者存在胰腺炎。典型HUS患者对保守治疗和肾脏替代治疗有反应。不幸的是，尽管大多数患者部分肾功能能够恢复，但许多患者仍会遗留长期肾损伤。目前，对于大多数患者来说，即使病情严重，血浆置换也没有很大作用。患者应在就诊时对其粪便进行志贺毒素检测，并将病例报告给卫生部门，因为这些病例可能引起肠出血性大肠埃希菌的广泛暴发。

非典型HUS

非典型HUS是与感染源无关的HUS。许多患者会出现自发性HUS，尽管进行了血浆置换，但病情仍会进展导致肾衰竭。严重高血压的存在可能是一个临床线索。研究发现许多患者存在补体抑制缺陷，导致补体激活和肾损伤。部分患者肾移植导致了HUS复发。C5a阻滞剂——依库珠单抗对这些患者的肾功能保护和恢复非常有效。非典型HUS一旦确诊，应立即开始治疗，负荷剂量为每周900mg，持续4周，然后每隔1周1 200mg。补体缺陷检测的作用存在争议，许多仅能通过基因筛查才能发现，即使那些补体缺陷阴性的病例也会对治疗产生反应。表12.5给出了建议的检查。抗补体治疗有反应且肾功能稳定的患者可以停止治疗，但复发率可能高达30%。如果患者停止了抗补体治疗，则需要密切监测其复发迹象。

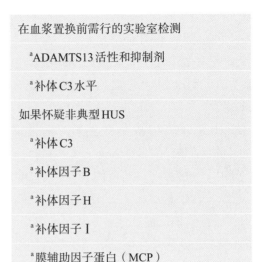

表12.5　TTP/HUS检查

在血浆置换前需行的实验室检测
[a]ADAMTS13活性和抑制剂
[a]补体C3水平
如果怀疑非典型HUS
[a]补体C3
[a]补体因子B
[a]补体因子H
[a]补体因子I
[a]膜辅助因子蛋白（MCP）

[a]注：这些是已报道最罕见的缺陷，即使使用分子诊断，高达50%的aHUS患者也不会有明显的缺陷。

妊娠相关TM

妊娠相关TTP

TTP可在妊娠期间任何时间发生，由于TTP和HELLP综合征之间的临床表现重叠，常常导致诊断混淆。TTP似乎有独特的临床表现，发生在妊娠中期的20～22周，如果母亲幸存，则胎儿不受影响，没有梗死或血小板减少的迹象。妊娠似乎促进了TTP，因为TTP会随着妊娠的终止而消失，并可能在下次妊娠时复发。治疗包括终止妊娠或在分娩前尝试用血浆置换来支持患者。多达30%的患者在未来怀孕时会复发，在计划再次怀孕时必须考虑这一点。

HELLP综合征　温斯坦引入了首字母缩略词HELLP综合征来描述先兆子痫的一种变异形式。HELLP综合征（溶血、肝功能异常、血小板减少）是先兆子痫的变异形式。典型的HELLP综合征发生于妊娠28周后的先兆子痫患者。先兆子痫不一定严重。第一个症状是血小板计数下降，随后肝功能检测异常。溶血症状表现为血涂片上有大量破碎红细胞和高LDH。HELLP可进展为肝衰竭，也有肝破裂导致死亡的报道。与TTP不同，HELLP综合征时胎儿可受累，据报道30%的病例有胎儿血小板减少。在严重病例中，也发现D-二聚体升高，与DIC一致。分娩通常会终止HELLP综合征，但难治性病例仍需要地塞米松。分娩后，应密切观察患者1～2天，因为血液学检查可能会短暂恶化长达48小时，然后才会改善。HELLP综合征的一个严重变异型可能见于抗磷脂抗体病患者，表现为20～24周时发生HELLP。这些患者可能持续存在对肝素不敏感的血栓形成，可能需要终止妊娠才能停止这一过程。

产后HUS

妊娠期一种不寻常的并发症是产后28天出现HUS。这种类型的HUS现在被认为是非典型HUS的一种，一旦排除TTP，就应该开始使用依库珠单抗治疗。

治疗相关HUS

血栓微血管病（TMs）常见于接受多种治疗的患者。TMs的严重程度不一，从仅需要调整治疗到快速致命的程度。

钙调磷酸酶抑制剂HUS

在环孢霉素（CSA）引入临床后不久，第一例与CSA相关的TM病例即被报道。钙调磷酸酶抑制剂应用后，出现血小板计数下降、血细胞比容降低和LDH升高时应考虑HUS，部分病例是致命的。然而，TM通常会随着导致HUS的药物的剂量减少或换用其他药物而痊愈。病因似乎是这些药物。引起直接的内皮或肾损伤，而血小板减少和微血管病可能只反映血管损伤。

干细胞移植TM

TM可使自体和异体干细胞移植复杂化。根据诊断TM的标准，发病率差异很大，异体干细胞移植的发病率为15%，自体干细胞移植为5%。干细胞移植中发现了几种类型的TM。一种是"多器官暴发"型，发生较早（移植后20～60天），涉及多器官系统，通常是致命的，这也与严重的CMV感染有关。另一种类型的TM类似于钙调神经磷酸酶抑制剂HUS。第三种类型是"条件性"TM，发生在全身照射后6个月或更长时间，与原发性肾脏受累有关。最后，系统性CMV感染患者将出现与CMV血管感染相关的TM综合征。骨髓移植相关TTP的病因似乎不同于"典型"TTP。在干细胞相关TM中未发现vWF裂解蛋白酶的改变，这可能提示治疗相关的血管损伤。

干细胞移植相关TM的治疗在不断发展。患者应减少钙调神经磷酸酶抑制剂的剂量。虽然经常尝试血浆置换，但暴发性或条件性TM患者往往对治疗没有反应。随着多例病例报告显示使用依库珠单抗可改善预后，一线治疗将越来越多地采用该药。对于LDH升高和血小板下降的患者，如果有肾损伤的迹象（蛋白尿和高血压），则应考虑使用依库珠单抗。测量sC5-9水平可以检测补体的过度激活。许多干细胞移植的TM患者会发现补体调节基因突变。

药源性TM

TM最常见于抗肿瘤药物丝裂霉素C，当剂量超过60mg时其发生率为10%。发病缓慢，第一个症状是停止治疗几个月后血小板计数下降，随后是肾衰竭和死亡的残酷过程。现在引起TM的最常见抗肿瘤药物是吉西他滨，与丝裂霉素一样，吉西他滨相关TM综合征的出现可能延迟，并可致命。严重高血压通常先于TM的临床表现。不建议血浆置换，因为有越来越多的数据表明，短程使用依库珠单抗可能会有帮助。VEGF抑制剂如贝伐单抗和舒尼替尼也可与TM相关。一旦TM治愈，由于复发率很低，可以停用依库珠单抗。因为晚期癌症本身可能与TTP样综合征相关，血小板减少和溶血可能是由于癌症本身，而不是癌症治疗。

尽管已经有其他抗肿瘤药物相关TMs的报道，包括卡铂和吉西他滨，但病例报告中最新的药物类别是噻吩并吡啶类：噻氯匹定、氯吡格雷和普拉格雷。噻氯匹定引起的TTP发病率可能高达1∶1 600，而氯吡格雷的发病率低得多，为0.000 1%，但由于处方广泛，氯吡格雷是药源性TM的第二常见原因。最新药物普拉格雷也有相关病例报告，但发病率未知。几乎所有氯吡格雷和普拉格雷诱导的TM病例都发生在用药后2周内。与噻氯匹定相关TM的ADAMTS13水平非常低的情况不同，氯吡格雷和普拉格雷相关TM的ADAMTS13水平正常。所有噻吩并吡啶类导致的TM患者均应接受血浆置换，因为这对控制疾病进程有效。

（任宗芳　译）

建议阅读

Chiasakul T, Cuker A. Clinical and laboratory diagnosis of TTP: an integrated approach. Hematology Am Soc Hematol Educ Program. 2018; 2018(1): 530−538.

Coppo P, Cuker A, George JN. Thrombotic thrombocytopenic purpura: toward targeted therapy and precision medicine. Res Pract Thromb Haemost. 2018; 3(1): 26−37.

Gupta M, Feinberg BB, Burwick RM. Thrombotic microangiopathies of pregnancy: differential diagnosis. Pregnancy Hypertens. 2018; 12: 29−34.

Olson SR, Lu E, Sulpizio E, Shatzel JJ, Rueda JF, DeLoughery TG. When to stop eculizumab in complement-mediated thrombotic microangiopathies. Am J Nephrol. 2018; 48(2): 96−107.

Raina R, Krishnappa V, Blaha T, Kann T, Hein W, Burke L, Bagga A. Atypical hemolytic-uremic syndrome: an update on pathophysiology, diagnosis, and treatment. Ther Apher Dial. 2019; 23(1): 4−21. https://doi.org/10.1111/1744-9987.12763. Epub 2018 Oct 29.

Shatzel JJ, Taylor JA. Syndromes of thrombotic microangiopathy. Med Clin North Am. 2017; 101(2): 395−415. https://doi.org/10.1016/j.mcna.2016.09.010. Epub 2016 Dec 27.

Weitz IC, Deloughery T. Effective treatment of chemotherapy induced atypical Haemolytic Uraemic Syndrome: a case series of 7 treated patients. Br J Haematol. 2018; 183(1): 136−139.

治疗出血性疾病的非血液制品药物

托马斯·G.德洛格利

有几种非血浆来源药物可用于治疗出血性疾病（表13.1）。所有这些药物都具有共同特点，相对非特异性和潜在致命的并发症。

去氨加压素

去氨加压素（DDAVP）是抗利尿激素的人工合成类似物。正常志愿者使用去氨加压素后，Ⅷ因子和vWF水平会升高几倍。对于轻度Ⅷ因子缺乏患者，去氨加压素可使其水平升高2～3倍。达到的Ⅷ因子水平可满足小型手术和牙科手术的止血。在血管性血友病中，治疗反应取决于疾病类型。大多数1型患者和部分2A型患者对去氨加压素有强烈反应。2B型和假性血管性血友病患者使用去氨加压素可能会出现严重的血小板减少症。据报道，XI因子缺乏患者偶尔对去氨加压素有反应。

使用去氨加压素导致Ⅷ因子增加的原因尚不清楚。直接向内皮细胞使用去氨加压素不会导致vWF释放，这意味着存在第二信使或其他间接作用。

去氨加压素对一些先天性出血疾病患者也有效。遗传性血小板疾病患者可

表13.1 治疗出血性疾病的非血液制品药物

去氨加压素
静脉注射：0.3μg/kg，超过30min
经鼻：体重大于50kg，每侧鼻孔1喷150μg，体重小于50kg，总共喷1喷150μg
氨基己酸
静脉注射：5g负荷，然后每小时500～1000mg
口服：5g负荷，然后每2h口服2g
氨甲环酸
静脉注射：每6～8h注射10mg/kg，术前静脉注射1000mg
创伤：负荷量1g，然后每8h 1g
口服：每6～8h口服25mg/kg，1300mg，每日3次
结合雌激素
静脉注射：0.6mg/kg，连续5d

能对去氨加压素治疗有反应。最后，大约一半的出血和出血时间延长但无明显缺陷的患者对去氨加压素有反应。尿毒症患者使用去氨加压素也会缩短出血时间。这可能是由于新释放的vWF增加所致。

患有遗传性出血性疾病的患者应接受去氨加压素反应测试。Ⅷ因子缺乏患

者应在输注结束前和输注结束后45分钟进行Ⅷ因子测定。血管性血友病患者应在治疗前后进行血管性血友病检查和PFA-100检测。血小板功能障碍患者只需进行PFA-100检测。

去氨加压素有2种剂型。静脉制剂剂量为0.3μg/kg，与生理盐水混合，输注15～30分钟，给药后需要45分钟才能达到完全止血效果。还有一种经鼻吸入制剂（Stimate），每喷含有150μg去氨加压素。对于体重超过50kg的患者，剂量为每侧鼻孔各1喷，对于体重低于50kg者，总共1喷。使用Stimate的患者应接受使用指导，以确保正确用药。同样重要的是，患者实际上需要使用Stimate，而不是普通去氨加压素。普通去氨加压素用于遗尿，而非血管性血友病，上述两种药物剂量明显不同（1.5mg/mL与0.1mg/mL）。

由于去氨加压素是抗利尿激素的类似物，所以水潴留是主要的不良反应。对于大多数偶尔使用该药物的患者来说，这不是问题。然而，对于接受静脉输注无溶质水和去氨加压素的外科患者，可能会导致危及生命的低钠血症。手术患者和其他无法控制液体摄入的患者应监测血清钠和尿量。

已有少数报道，原有血管疾病患者接受去氨加压素治疗后血栓形成。目前尚不清楚去氨加压素对原有血管疾病患者到底有什么风险。

氨基己酸和氨甲环酸

氨基己酸和氨甲环酸通过阻断纤溶酶与纤维蛋白原的结合而发挥抗纤维蛋白溶解的作用。这类药物在3种情况下都很有效。一是纤维蛋白溶解亢进。这通常发生在肝脏疾病中，但很少合并淀粉样变或罕见的先天性缺陷。其次，抗纤溶药也可用作出血倾向患者口腔或牙科手术的辅助治疗。最后，对于严重血小板减少症患者，使用抗纤溶药可能会减少出血。

目前氨甲环酸在创伤和外科患者中使用越来越多。CRASH-2试验结果提示，大出血患者早期使用（＜3小时）氨甲环酸可降低死亡率。WOMEN试验表明，阴道分娩后失血超过500mL或剖宫产后失血超过1 000mL的产妇使用1g氨甲环酸，死亡风险降低0.81，同时没有增加血栓形成风险。还有大量数据表明，在失血高风险手术（如脊柱、骨科手术）前预防性使用氨甲环酸也可有效减少出血。目前正在进行氨甲环酸在许多不同临床环境下的随机试验。

目前在以下情况应考虑使用氨甲环酸：

- 创伤患者（3小时内）
- 严重产后出血
- 全髋关节或膝关节置换术
- 出血性疾病患者的术前处理
- 肝病患者出血

与这些药物相关的潜在危险是它们会增强血栓并阻止血栓溶解。在局限性出血区域，如输尿管出血，使用抗纤溶药可能会导致梗阻。在存在DIC的情况下，纤溶是一个继发过程，使用抗纤溶药物可能会诱发严重血栓形成。长期使用氨基己酸与全身性肌病的发展相关。

氨基己酸的剂量是在1小时内给予5g负荷量，然后每小时输注1g。口服治疗方案各不相同。一种方法是口服5g负荷量，随后口腔手术后第一天每2小时口服2g，在接下来的2天减少到每4小时给予4g。

氨甲环酸的剂量为10mg/kg，静脉推注，然后每6～8小时静脉注射10mg/kg或每6～8小时口服25mg/kg。矫形外科手术术前通常使用1 000mg的剂量。口服氨甲环酸可用于口腔手术和其他小手术。在美国，每天3次口服1 300mg（两粒650mg）被批准用于治疗月经过多。对于透析或一些肾脏疾病的患者，氨甲环酸剂量应减半。

抑肽酶

抑肽酶是一种非特异性蛋白酶抑制剂，可抑制纤溶酶以及其他多种酶。已证明抑肽酶在心脏手术中可以减少血液制品的使用，但由于血栓风险增加，已从市场上撤出。

结合雌激素

据报道，大剂量结合雌激素可以改善尿毒症患者的出血。剂量为每天静脉注射或口服0.6mg/kg，持续5天。雌激素的止血作用可以持续2周。雌激素能有效减缓尿毒症出血的原因尚不清楚。

重组Ⅶa（rⅦa）

虽然rⅦa最初是为存在抑制物的血友病患者所研发，但越来越多的报道

显示其可用于复杂出血倾向的患者（表13.2）。这种药物大多数用于抑制物阳性血友病、获得性凝血因子抑制物、Ⅶ因子和Ⅺ缺乏以及格兰茨曼血小板功能不全等患者。但对于获得性凝血障碍的创伤患者、肝病患者以及使用新型抗凝剂（达比加群）和华法林过量的出血患者，还存在使用上的争议。这些数据大多存在于病例系列研究和孤立报告中——rⅦa在这些情况中的实际价值尚不清楚，越来越多的数据表明此药除了对凝血因子缺乏或对格兰茨曼有用外，可能没有任何益处。

表13.2　rⅦa的使用现状

Ⅷ因子抑制物
Ⅸ因子抑制物
Ⅺ因子缺乏
Ⅶ因子缺乏
格兰茨曼血小板功能不全
严重肝病
逆转磺达肝癸钠

（李晖　译）

建议阅读

Desborough MJ, Oakland KA, Landoni G, Crivellari M, Doree C, Estcourt LJ, Stanworth SJ. Desmopressin for treatment of platelet dysfunction and reversal of antiplatelet agents: a systematic review and meta-analysis of randomized controlled trials. J Thromb Haemost. 2017; 15(2): 263-272.

Franchini M. The use of desmopressin as a hemostatic agent: a concise review. Am J Hematol. 2007; 82(8): 731–735.

Goldstein M, Feldmann C, Wulf H, Wiesmann T. Tranexamic Acid Prophylaxis in Hip and Knee Joint Replacement. Dtsch Arztebl Int. 2017; 114(48): 824–830.

Ker K, Edwards P, Perel P, Shakur H, Roberts I. Effect of tranexamic acid on surgical bleeding: systematic review and cumulative meta-analysis. BMJ. 2012; 344: e3054. https://doi.org/10.1136/bmj.e3054.

Lamba G, Kaur H, Adapa S, Shah D, Malhotra BK, Rafiyath SM, Thakar K, Fernandez AC. Use of conjugated estrogens in life-threatening gastrointestinal bleeding in hemodialysis patients — a review. Clin Appl Thromb Hemost. 2013; 19(3): 334–337. https://doi.org/10.1177/1076029612437575. Epub 2012 Mar 12.

Ramirez RJ, Spinella PC, Bochicchio GV. Tranexamic acid update in trauma. Crit Care Clin. 2017; 33(1): 85–99.

Schulman S. Pharmacologic tools to reduce bleeding in surgery. Hematol Am Soc Hematol Educ Program. 2012; 2012: 517–521.

输血治疗和大量输血

14

托马斯·G.德洛格利

许多出血性疾病患者需要输血。本章将总结止血治疗时血液制品的应用，同时还将讨论大量输血的管理。

血小板

说明（表14.1） 1U随机供体血小板来自1U血液。也可用单采法采集血小板，1U单采血小板相当于5～6U浓缩血小板。单采血小板的优点是只暴露于一个献血者。1U随机供体血小板可使血小板计数升高5 000～7 000/μL。储存的血小板会出现轻度"钝抑"，输注的血小板需要4小时才能在循环中完全发挥功能。5U浓缩血小板含有的血浆量相当于1U新鲜冰冻血浆（除不稳定的V因子和VIII因子外的所有凝血因子）。HLA匹配血小板是来自HLA匹配供体的单采血小板。只有在受者存在HLA抗体证据时，才能使用本产品。如果血小板输注反应不佳，应在输注血小板15分钟后复查血小板计数。15分钟血小板计数不佳提示可能存在HLA抗体。15分钟血小板计数良好，但24小时候计数不佳，更能提示消耗量增加，例如发烧、脓毒症、药物等。这种情况不是应用HLA匹配血小板的适

表14.1　血小板制品

浓缩血小板
一个供体
剂量：成人5～6U，儿童1U/10kg
机采血小板制品
一个供体
剂量：每个成人患者1U
HLA匹配血小板
一个供体需要匹配1～4种I类HLA抗原
剂量：每个成人患者1U

应证。

适应证 只有当血小板计数低于5 000/μL时，自发性严重出血的风险才会增加。只有当血小板计数低于1 000/μL时，颅内出血的风险极高（0.76%/d）。Gmur研究表明，当血小板计数为10 000～20 000/μL时，大出血率仅为0.07%/d。当血小板计数低于10 000/μL时，大出血的风险升至1.9%/研究日。慢性自身免疫性血小板减少症患者可以多年耐受5 000～10 000/μL范围的血小板计数。目前，来自随机试验的大量数据表明，

对于肿瘤患者来说，当早晨血小板计数低于10 000/μL时，输注血小板足以防止血小板减少性出血。慢性严重血小板减少症患者，如骨髓疾病患者，只有在出血或操作前才应输注血小板。

给患者输注血小板时，应申请"单采血小板制品"。使用该血液制品将使患者暴露于一名捐献者，而不是6～8名捐献者，因此最好给予去白细胞血小板以降低同种异体免疫的风险。随机供体剂量成人患者为5～6U，儿童为1U/10kg。

对于活动性出血或DIC患者，应考虑血小板输注阈值高于10 000/μL。推荐血小板计数为50 000/μL，因为有一些数据表明，至少在大量输血时，这可以阻止微血管出血。

血小板计数超过10 000/μL的稳定血小板减少患者不需要输注血小板。此外，TTP患者输注血小板可能会导致并发症。

血小板的同种异体免疫 暴露于不同HLA类型血细胞的患者会产生HLA抗原抗体。对于以前曾输注非去白细胞血液或怀孕的患者，这种情况最常见。由于血小板携带Ⅰ类HLA抗原，它们会被HLA抗体迅速破坏。历史上，90%因再生障碍性贫血或骨髓增生异常而输血的患者产生了HLA免疫。化疗患者HLA免疫的发生率相对较低，在早期文献中，该发生率高达60%～90%，但在目前的研究中较低。产生HLA抗体的患者通常对HLA抗原匹配血小板治疗反应更好。不幸的是，部分患者要么是罕见的HLA类型，要么是免疫过度，以至于对任何血小板输注都无反应。

同种异体免疫的重要性集中在两个概念——识别和避免。HLA抗体患者输注血小板后血小板计数不会立即增加。如果输注15分钟后血小板计数没有上升，可以检测抗HLA抗体。然而，部分患者具有针对特定血小板蛋白而非HLA抗原的特异性抗体，这些患者对HLA匹配血小板没有反应。计划进行骨髓移植或积极化疗的患者、孕妇或既往输血的患者，应评估抗HLA抗体。这就允许对输血需求进行规划。显然，输注的白细胞是启动抗HLA反应的原因。试验表明，给予去白细胞血液制品将减少同种异体免疫的发生率，这些血液制品应该用于预期需要持续输血的患者。考虑到去白细胞血液制品的其他益处——减少输血反应，潜在的免疫抑制减少，更少的CMV传播——许多血液中心只提供去白细胞血液制品。

血小板输注无效患者的管理

患者输注血小板无效是一个棘手的临床问题（表14.2）。如果患者被证实存在HLA抗体，可以输注HLA匹配血小板。不幸的是，血小板输注对这些患者中的20%～70%无效。HLA匹配的血小板可以匹配1～4个HLA位点。有些基因位点很难匹配，因此可能无法获得好的匹配。多达25%的患者存在抗血小板抗体，他们使用HLA匹配血小板治疗无效。可以进行血小板交叉配型，为这些患者找到相容的血小板，但这并不总是能够成功。对于血小板输注完全无效的患者，应将药物视为抗血小板抗体（尤

表14.2　血小板同种异体免疫的评估和治疗

1. 血小板输注15min后检查血小板计数

2. 如果血小板计数上升但低于5 000/μL，检查HLA抗体

3. 输注HLA匹配血小板并评估疗效

4. 如果3次输注HLA匹配血小板均无效，停止继续输注

5. 治疗完全无效患者：

　（1）评估血小板减少的其他原因（如HIT、药物）

　（2）每天给予1U血小板

　（3）考虑抗纤溶治疗

　　　① 氨基己酸1g/h静脉注射

　　　② 氨甲环酸10mg/（kg·8h）

其是万古霉素）的病因。使用抗纤溶药，如氨基己酸或氨甲环酸，可能会降低这些患者的出血发生率。

新鲜冰冻血浆（FFP）

说明　1U新鲜冰冻血浆来自1U捐献的全血。新鲜冰冻血浆的平均容积为225mL。1U的新鲜冰冻血浆可以使普通患者的凝血因子水平提高5%～7%，纤维蛋白原水平提高13mg/dL。新鲜冰冻血浆大约需要20分钟解冻。

适应证　只有当明确的凝血障碍可通过合理剂量新鲜冰冻血浆纠正时，才应使用新鲜冰冻血浆。对于出血或需要立即手术的华法林过量患者，新鲜冰冻血浆是有用的。除此之外，如果使用华法林的患者需要逆转，应使用维生素K，

如果需要紧急逆转，可使用凝血酶原复合物。伴有出血的DIC是新鲜冰冻血浆的另一个指征。新鲜冰冻血浆与血浆置换一起用于血栓性血小板减少性紫癜。新鲜冰冻血浆可能对肝病和明确凝血功能障碍的出血患者有效，尽管这类患者出血大多数是由于"机械"原因（如静脉曲张破裂）。由于新鲜冰冻血浆含有天然抗凝剂蛋白C、蛋白S和抗凝血酶Ⅲ，对于有相关缺陷的手术患者，新鲜冰冻血浆可提供上述抗凝因子。

新鲜冰冻血浆常用的其他大多数用途，其实并无适应证。新鲜冰冻血浆似乎经常被认为是"强力胶"，用于任何类型的出血或任何类型的凝血试验异常（例如PT轻微延长）。除上述适应证外，使用新鲜冰冻血浆既浪费血液制品，又使患者不必要地暴露于病毒性疾病。不当使用的例子包括合并凝血障碍的终末期肝病稳定患者。假设他的Ⅶ因子水平是正常值的25%，则需要超过6U新鲜冰冻血浆（1.2L）才能将其增加到75%。由于Ⅶ因子的半衰期为7小时，将Ⅶ因子保持在50%以上将需要每6小时输注6U新鲜冰冻血浆。这几乎是5L每天的新鲜冰冻血浆。为了将Ⅶ因子水平保持在100%以上，则每6小时需要输注18U新鲜冰冻血浆（即15L每天）。

冷沉淀

说明　冷沉淀提取自1U新鲜冰冻血浆，其在4℃下解冻，将沉淀物用10mL盐水或新鲜冰冻血浆再悬浮，并重新冷冻保存。1U冷沉淀含有至少150mg纤维

蛋白原和80U Ⅷ因子，以及vWF和 ⅩⅢ
因子（表14.3）。冷沉淀需要大约20分钟
解冻。

表14.3 冷沉淀的成分

ADAMTS-13
Ⅷ因子
ⅩⅢ因子
纤维蛋白原
vWF

适应证 冷沉淀有助于快速提高
DIC或大量输血并导致血液稀释患者的
纤维蛋白原水平。它是1型vWD的三线
疗法，也是治疗其他类型vWD患者的二
线疗法。目前，Humate-P是vWD的首选
替代品。冷沉淀可作为血友病患者的Ⅷ
因子来源，但这些患者的首选产品是超
纯Ⅷ因子浓缩物。冷沉淀也可用于缩短
尿毒症患者的出血时间，但该适应证的
疗效不确定。

肝病和其他凝血功能障碍患者手术前凝血功能纠正

关于在手术前是否需要补充新鲜冰
冻血浆或血小板以纠正患者凝血异常，
这一问题经常在临床实践中被提出。已
经在几类患者中进行了相关研究。肝病
患者中，INRs高达3.8、血小板计数低至
50 000/μL的患者腹腔或胸腔穿刺的出血
发生率没有增加。一项回顾性研究显示，
并发凝血功能障碍的肝移植患者在没有
尝试纠正凝血紊乱的情况下，手术或移

植均无出血并发症。我们机构的研究数
据表明，如果由经验丰富的操作者（置
管超过50例）来完成，那么凝血缺陷患
者静脉置管的出血发生率较低。

如果手术紧急，那么应该由最具经
验的医务人员来完成。如果时间允许，
容易纠正的凝血缺陷如血小板减少，应
予以纠正。然而，凝血因子并不能弥补
糟糕的手术技巧。如果可行，血栓弹力
图可以为肝病患者提供术前指导。

术前纠正凝血功能障碍的建议目标

纤维蛋白原：> 150mg/dL

INR：大手术前 < 1.8（译者注：原
文为 > 1.8）

血小板：小手术（包括静脉置管）>
20 000/μL，大手术50 000/μL，神经外科
手术100 000/μL

大量输血

大量输血被定义为在24小时或更短
时间内输血超过一个血容量，但更实际
的定义是在2小时或更短时间内输血量达
到一个血容量。应密切关注需大量输血
患者的细节，并严密监测并发症。

大量输血的管理

在过去的10年中，大出血的管理模
式发生了转变，更多的应用经验性治疗。
这是基于对军事和民用创伤中心复苏方
案的分析，结果显示，以1∶1的比例给
予红细胞和血浆似乎与大量输血的预后
改善相关。几项研究将这一概念扩展到
了血小板，再次表明，1U随机供体血小
板与红细胞和血浆1∶1配比输注，可以

提高存活率。PROPPR研究比较了创伤患者1:1与1:2比例输血策略的差异，发现在最初的24小时内，1:1比例输血减少了失血，止血更快。从逻辑上讲，这可以通过血库同时发送4～6U红细胞和4～6U新鲜冰冻血浆来实现。血小板也应根据经验进行输注——每1U红细胞1U随机供体血小板，或者每6U红细胞1U单采血小板。

在确保严重凝血缺陷得以纠正或不继续进展方面，实验室检测仍然发挥着关键作用。大量输血需要进行5项实验室检测，这些检测指标无论对血容量还是止血都是基本参数（表14.4）。检测指标包括：

1. 血细胞比容
2. 血小板计数
3. 凝血酶原时间（INR）
4. 活化部分凝血活酶时间
5. 纤维蛋白原水平

表14.4　大量输血管理的5项基本检测

1. 血细胞比容
2. 血小板计数
3. 凝血酶原时间（INR）
4. 活化部分凝血活酶时间
5. 纤维蛋白原水平

补充治疗是根据指南中以下实验室结果（表14.5）：

- 血小板计数小于50 000～75 000/μL的患者，应向患者输注1U单采血小板或6包单供体血小板。由于血小板悬浮在血浆中，因此输注血小板也将为

表14.5　大量输血管理

1. 红细胞、血浆和血小板以1:1的比例开始复苏
2. 快速获得五项基本检测
3. 基于5项基本检测结果，评估对血液制品的需求：
A. 血小板 < 50 000/μL——给予单采血小板或6～8袋单供者血小板
B. 纤维蛋白原 < 150mg/dL：给予10U冷沉淀
C. 血细胞比容低于30%：给予红细胞
凝血酶原时间 > INR 2.0且aPTT异常——给予2～4单位FFP
血栓弹力图指标
R值延长：2～4U新鲜冰冻血浆
K值延长：10U冷沉淀
α角减小：10U冷沉淀
MA值减小：血小板
纤溶增加：氨甲环酸

患者提供血浆。

- 纤维蛋白原低于150mg/dL的患者，应给予10U冷冻沉，可使纤维蛋白原提升100mg/dL。
- INR ≥ 2.0且aPTT异常的情况，给予2～4U新鲜冰冻血浆。单独INR延长不需要补充治疗。
- aPTT高于正常值1.5倍的患者，给予2～4U血浆。
- 血细胞比容低于21%（译者注：此处原著数据与表14.5不符，表中为30%）——如果患者正在出血或血流动力学不稳定，给予红细胞输注。

对于使用血栓弹力图的中心：

- R值延长：输注2～4U新鲜冰冻血浆
- K值延长：输注10U冷沉淀
- α角减小：输注10U冷沉淀
- MA值减小：输注血小板
- 纤溶增加：使用氨甲环酸

应优先将血小板计数保持在50 000～75 000/μL。血小板计数低是大量输血患者微血管出血的最大影响因素。纤维蛋白原应保持在150mg/dL以上。低纤维蛋白原可阻碍止血，也会导致INR和aPTT的延长。PT和INR明显异常（aPTT > 2倍正常值）的患者应接受至少4U血浆的积极治疗。PT-INR和aPTT的轻微异常应慎用血浆治疗。

在复苏过程中，应经常复查5项基本实验室测试检测。这使我们能够确保为异常指标提供足够的补充治疗。频繁检测凝血实验室指标（每4～6小时，或如果有临床指征时可更频繁）也可以在新的凝血缺陷恶化之前快速识别和治疗。还应保存检验和血液制品应用的流程图。

大量输血后2种常见异常是PT单独延长和aPTT的显著延长。Ⅶ因子是非常不稳定的，在大量输血后，患者通常会有PT的轻度延长及INR正常，持续数小时至数天。如前所述，INR的轻度延长与出血风险无关，不应进行治疗。如果PT和aPTT都显著延长（aPTT > 100秒），则应检查纤维蛋白原。纤维蛋白原水平低于80mg/dL会干扰PT/aPTT测量结果，导致虚假的延长。aPTT明显延长伴PT轻微延长，提示肝素污染。这在大量输血紧张忙乱的管理中很常见。

并发症

大量输血的并发症包括高钾血症、低体温和低钙血症。低体温是最常见的。红细胞储存在4℃，其输注会使患者体温迅速下降。对于这些患者，应该使用快速输血器来加热血液。用保温毯为患者保暖也很有用。核心温度低于35℃与凝血功能障碍和各种代谢紊乱的发生相关。

高钾血症很少见。大量的枸橼酸可能导致短暂的低钙血症。然而，枸橼酸代谢迅速，临床低钙血症很少发生。根据经验不应该补充钙，因为这与更糟糕的结果相关。如果钙的问题值得关注，测量离子钙可以指导临床治疗。

凝血功能障碍在大量输血中很常见。这可能是由于大量液体复苏或红细胞输注导致血浆稀释。浓缩红细胞含有很少的血浆，使用大量浓缩红细胞进行容量复苏可导致稀释性凝血病。患者也可能由于潜在的医疗状况或创伤发生凝血病。

（李晖 译）

建议阅读

Carson JL, Guyatt G, Heddle NM, Grossman BJ, Cohn CS, Fung MK, Gernsheimer T, Holcomb JB, Kaplan LJ, Katz LM, Peterson N, Ramsey G, Rao SV, Roback JD, Shander A, Tobian AA. Clinical practice guidelines from the AABB: red blood cell transfusion thresholds and storage. JAMA. 2016; 316(19): 2025-2035. https://doi.org/10.1001/jama.2016.9185.

Holcomb JB, Tilley BC, Baraniuk S, Fox EE, Wade CE, Podbielski JM, del Junco DJ, Brasel KJ, Bulger EM, Callcut RA, Cohen MJ, Cotton BA, Fabian TC, Inaba K,

Kerby JD, Muskat P, O'Keeffe T, Rizoli S, Robinson BR, Scalea TM, Schreiber MA, Stein DM, Weinberg JA, Callum JL, Hess JR, Matijevic N, Miller CN, Pittet JF, Hoyt DB, Pearson GD, Leroux B, van Belle G. PROPPR Study Group. Transfusion of plasma, platelets, and red blood cells in a 1∶1∶1 vs a 1∶1∶2 ratio and mortality in patients with severe trauma: the PROPPR randomized clinical trial. JAMA. 2015; 313(5): 471–482.

Schiffer CA, Bohlke K, Delaney M, Hume H, Magdalinski AJ, McCullough JJ, Omel JL, Rainey JM, Rebulla P, Rowley SD, Troner MB, Anderson KC. Platelet transfusion for patients with cancer: American Society of Clinical Oncology Clinical Practice Guideline Update. J Clin Oncol. 2018; 36(3): 283–299. https://doi.org/10.1200/JCO.2017.76.1734. Epub 2017 Nov 28.

Stanworth SJ, Navarrete C, Estcourt L, Marsh J. Platelet refractoriness — practical approaches and ongoing dilemmas in patient management. Br J Haematol. 2015; 171(3): 297–305.

Stephens CT, Gumbert S, Holcomb JB. Trauma-associated bleeding: management of massive transfusion. Curr Opin Anaesthesiol. 2016; 29(2): 250–255.

深静脉血栓和肺栓塞

15

托马斯·G.德洛格利

历史数据

美国每年至少有300 000～600 000名患者首次发生深静脉血栓，每年每10 000人中有5～10人发生血栓事件。90%以上的肺栓塞是下肢深静脉系统血栓的并发症。因此，深静脉血栓的治疗和预防将减少肺栓塞的发生。值得注意的是，90%以上的肺栓塞导致的死亡发生在第一小时。因此，管理的目标是预防重复栓塞，而不是治疗初始栓塞。据估计，未经治疗的肺栓塞死亡率为30%～40%，未经处理的近端深静脉血栓导致肺栓塞的风险为50%～80%。

肺栓塞和深静脉血栓的诊断检测

临床体征和症状 患者在肺栓塞后首先表现为呼吸困难和咳嗽。胸痛发生在肺栓塞后数小时至数天，伴随着肺梗死的进展。1/3的患者有咯血，10%～20%的患者发生晕厥。大多数接受检查的患者都会出现呼吸急促（70%～92%），但不到一半的患者会出现心动过速（经典的PIOPED研究中约30%患者）。30%患者胸部X线检查正常，50%～70%患者出现非特异性浸润，35%患者出现积液。在PIOPED研究中，15%患者PO_2大于90mmHg，20%患者肺泡动脉氧分压差小于20mmHg。这些结果表明，肺栓塞患者可不表现为缺氧或异常的肺泡动脉氧分压梯度。

预测评分 人们对深静脉血栓和肺栓塞的临床预测评分有着极大的兴趣。使用这些评分，临床医生可以更好地预测哪些患者有更高的血栓风险，以指导检测（表15.1、15.2a和15.2b）。对DVT的预测，得到最佳验证的是Wells评分。有两个预测评分-Wells和Geneva-在多项研究中被验证可用于PE预测。这些预测规则和D-二聚体联合使用以决定病人是否应该进行血栓评估。对于Wells肺栓塞评分，结果可以表示为"低危""中危"或"高危"，或者表示为"肺栓塞可能"与"肺栓塞不可能"。退一步，应考虑用PERC评分（表15.3）评估是否考虑肺栓塞的诊断。认为肺栓塞风险低且在所有8个问题上均回答"是"的患者，诊断肺栓塞的概率低（＜1%），无须进一步检测即可停止评估。该评分在肺栓塞低风险人群（如年轻的门诊患者）中表现最佳。

表 15.1　深静脉血栓临床可能性评分

变　　量	评分
活动性癌症	+1
下肢瘫痪或近期石膏固定	+1
最近卧床 > 3d 或在 4 周内曾行大手术	+1
局部压痛	+1
小腿肿胀大于无症状侧 3cm（胫骨结节下 10cm 测量）	+1
有症状侧腿出现凹陷性水肿	+1
有症状侧腿出现浅静脉扩张（非静脉曲张）	+1
其他诊断与 DVT 可能性相当或可能性更大	−2

低概率 < 0 分，中等概率 1 ～ 2 分，高概率 > 3 分
经许可使用 J Thromb Thrombolysis. 2006 Feb; 21(1): 31–40

表 15.2a　肺栓塞临床可能性评分（Wells）（1）

变　　量	评分
深静脉血栓临床体征和症状	+3
肺栓塞比其他诊断更可能发生	+3
过去 4 周内制动或手术	1.5
既往肺栓塞或深静脉血栓病史	1.5
心率 > 100 次 /min	1.5
咯血	1
活动性癌症	1

低概率 < 2 分，中等概率 2 ～ 6 分，高概率 > 6 分；肺栓塞不太可能 ≤ 4 分；肺栓塞可能 > 4 分
经许可使用 Streiff MB, Agnelli G, Connors JM, et al. J Thromb Thrombolysis (2016) 41: 32

表 15.2b　肺栓塞临床可能性评分（Geneva）（2）

变　　量	评分
既往深静脉血栓或肺栓塞病史	+2
心率 > 100 次 /min	+1
近期手术	+3
年龄	
60 ～ 79	+1
> 80	+2
$PaCO_2$	
< 36mmHg	+2
36 ～ 40mmHg	+1
PO_2	
< 50mmHg	+4
50 ～ 59mmHg	+3
60 ～ 69mmHg	+2
70 ～ 79mmHg	+1
肺不张	+1
单侧膈肌抬高	+1

低概率 0 ～ 4 分，中等概率 5 ～ 8 分，高概率 > 9 分
经许可使用 Streiff MB, Agnelli G, Connors JM, et al. J Thromb Thrombolysis (2016) 41: 32

具有临床意义的血栓栓塞患者 D- 二聚体水平都高于 500 ng/mL。2 种最常用的快速检测方法是床旁 D- 二聚体和高灵敏度 D- 二聚体。

　　"快速" D- 二聚体床旁检测是一种玻片试验（如妊娠试验），当 D- 二聚体高于 500 ng/mL 时判断为阳性。这些类型的检测比快速 ELISA 的灵敏度低（80% ～ 90%），但使用简单，无需特殊设备即可运行。当与临床预测评分同时应用时，快速 D- 二聚体最具价值。D- 二

表 15.3　PERC 评分

八个问题
1. 年龄 < 50 岁
2. 心率 < 100 次/min
3. 空气氧饱和度 ≥ 95%
4. 既往无深静脉血栓或肺栓塞
5. 过去 4 周无外伤或手术记录
6. 无咯血
7. 无外源性雌激素
8. 无提示深静脉血栓的临床症状，如单侧腿部肿胀

在肺栓塞风险较低的人群中，对所有 8 个问题都回答"是"的患者患肺栓塞的风险较低（1%）
经许可使用 Streiff MB, Agnelli G, Connors JM, et al. J Thromb Thrombolysis (2016) 41: 32

聚体阴性且血栓栓塞事件概率低的患者血栓形成的可能性很小，无需进一步评估。如果患者的预测概率不低或 D-二聚体阳性，则需要进一步评估深静脉血栓或肺栓塞。

D-二聚体的"快速 ELISA"或"高灵敏度"检测对深静脉血栓的灵敏度接近 100%。因此，ELISA 法 D-二聚体阴性的患者不需要进一步评估，除非他们有很高的血栓预测概率。快速 ELISA 通常需要在中心实验室进行测试，增加了周转时间。

D-二聚体检测的另一个缺点是缺乏特异性，而灵敏度高。因此，D-二聚体检测阳性的患者需要进一步检测以确定血栓的存在。近期创伤、近期手术、妊娠或 70 岁以上患者的 D-二聚体基线水平较高，这大大限制了 D-二聚体在这些患者中的应用。最近有数据表明，根据年龄

调整后的截断值可以提高 D-二聚体除外老年患者血栓的价值。50 岁以上患者 D-二聚体的校正公式是：截断值 = 年龄 × 10，因此对于 65 岁的患者，截断值是 650 ng/dL。

CT 血管成像　CT 血管成像（CTA）已成为肺栓塞的首选诊断方法。CTA 肺段动脉以上的血栓阳性结果对肺栓塞具有高度特异性，而对亚段肺栓塞的特异性降至 80%。CTA 现在是肺栓塞的一线检查，因为在许多机构中只有不到 10% 的检测结果为阳性，所以人们非常担心它的过度使用。这就是为什么在 CTA 诊断肺栓塞之前，应使用临床概率和 D-二聚体评估的诊断路径。

通气/灌注（V/Q）扫描对肺栓塞是敏感的，但不特异，除非结果显示高概率。最好将其结果解释为"高概率""阴性"和"无法诊断"。如果患者既往没有肺栓塞，则扫描结果高概率具有特异性，但对于既往肺栓塞或心肺疾病的患者，特异性会下降。对于血栓预测概率较低的患者，扫描结果为正常或低概率都不具有诊断意义，除非肺栓塞临床可能性低的患者扫描结果正常或低概率。V/Q 扫描变得越来越不常用，因为它们很大程度上已被 CTA 所取代。

腿部检查是有深静脉血栓症状患者的确定诊断检查。此外，腿部检查有助于 V/Q 扫描结果无法诊断的患者或希望推迟 CTA 检查的患者（如妊娠或肾病）。50% ～ 70% 的肺栓塞患者会有深静脉血栓。如果存在深静脉血栓，则需要抗凝治疗，无须 CTA。

静脉造影曾经是金标准。静脉造影

可显示小腿静脉和深静脉。静脉造影的缺点包括造影剂负担和5%的血栓形成风险。鉴于目前进行的静脉造影很少,对其准确性和技术性能的研究也大大减少。

多普勒超声对于近端深静脉血栓伴症状患者的诊断具有非常高的敏感性和特异性,对小腿静脉血栓的诊断率 > 90%,因此全腿多普勒超声阴性可排除深静脉血栓。一些机构只对近端静脉血栓进行多普勒检查,因此如果结果为阴性,则需要进行超声复查,以除外血栓高概率患者的血栓进展。

深静脉血栓或肺栓塞的诊断方法

1. 评估预测概率。

2. 如果是高概率,则使用特异性影像检查(多普勒用于深静脉血栓,CTA用于肺栓塞)。

3. 如果是非高概率,高灵敏度D-二聚体阴性,无须影像检查。

4. 如果D-二聚体阳性,则使用特异性影像检查。

即刻治疗

抗凝-见下一节。

溶栓疗法

肺栓塞 鉴于肺栓塞的自然病史,溶栓治疗的作用尚不确定。在20世纪80年代早期的大型试验或近期相关试验中,溶栓治疗溶解血栓快于肝素的现实并无临床意义。两项试验表明,在右心室功能障碍患者中,溶栓治疗未能改善死亡率或预防长期并发症。由于近期手术或

其他原因,许多肺栓塞患者不适合接受溶栓治疗。最后需要注意的是,溶栓治疗有1% ~ 2%的颅内出血风险。绝大多数存活到确诊的肺栓塞患者,都能从血栓事件中存活下来。因此,只有少数患者能从溶栓治疗中获益。然而,对于因肺栓塞而处于濒死状态、不能行血栓清除术的患者,纤溶治疗是一种选择。

如果需要溶栓治疗,可选择的药物有tPA 100mg静脉注射,持续2小时。对于何时开始肝素治疗没有一致意见——有的在tPA期间继续使用,有的在tPA注射后重新开始使用。在美国,更常见的做法是等到aPTT降低至正常值的2倍以下再重新开始使用肝素。

人们对肺栓塞的导管导向溶栓治疗越来越感兴趣。早期研究表明这是可行的,但迄今为止几乎没有临床试验数据表明该疗法优于肝素治疗。

深静脉血栓 深静脉血栓的系统性溶栓治疗对长期预后例如血栓后综合征等的影响不大,因此溶栓对这些患者的治疗作用不大。然而,对于涉及股或髂血管的大量深静脉血栓,人们对导管引导溶栓治疗的关注也越来越多。这种方法通过导管引导进行溶栓治疗,以再通血管。通常存在解剖问题,如May-Thurner综合征(髂静脉压迫综合征,右髂动脉压迫左髂静脉),该综合征可以通过静脉成形术和支架置入术矫正。不幸的是,一项大型临床试验的数据显示,这种方法对于血栓后综合征的发生并未显示益处。然而,一部分严重的深静脉血栓患者,因严重水肿导致动脉损伤(股蓝肿)或尽管有足够的抗凝治疗但

仍有残疾症状的，可从直接溶栓治疗中获益。

血栓清除术可能对小部分对治疗无反应性的休克患者有用。一系列病例报告称存活率高达70%。有人建议，如果经历1小时的医疗处理后，患者仍存在严重肺栓塞症状，如收缩压小于90mmHg、尿量小于每小时20mL和（或）PO_2小于60mmHg，则该患者需进行血栓清除术。但这种方法显然需要一名合格的心脏外科医生。

腔静脉滤器 由于缺乏较好的试验数据，滤器在治疗血栓栓塞疾病中的作用尚不清楚。存在抗凝禁忌的肺栓塞或近端深静脉血栓患者，是滤器放置的最明确适应证。在可以接受抗凝治疗的患者中，临床试验表明使用滤器对生存没有益处。对于不能接受预防性抗凝治疗的患者，滤器的一个常见用途是用于肺栓塞预防，但指南不鼓励这样做，这可能会增加并发症。另一类不应接受滤器的患者是那些服用华法林后血栓复发的患者。这些患者需要更积极的抗凝治疗，而不是血栓形成的另一个病灶。

由于滤器不能防止血栓形成，患者需要在放置滤器后尽快恢复抗凝。长期滤器放置会使深静脉血栓风险增加一倍，但如果患者没有长期抗凝治疗的其他适应证，仅放置滤器不能作为长期抗凝治疗的指征。

现在放置的大多数滤器都是可拆卸的，当患者恢复稳定的抗凝治疗时，可以取出滤器。不幸的是，这些滤器中的大多数并没有被移除，可能会出现滤器移位或破裂以及支撑杆栓塞。放置可拆卸滤器的所有患者，都需要制定滤器拆卸计划，滤器可以在放置几年后移除。

弹力袜在深静脉血栓治疗中的作用尚不明确——关于弹力袜是否预防血栓后综合征的研究结论并不一致。一些患者确实因弹力袜获得了缓解，因此尝试脚踝处压力为30～40mmHg的及膝弹力袜也是值得的。

卧床休息 多项研究表明，卧床休息没有益处，事实上，深静脉血栓患者越活跃，预后越好。深静脉血栓患者应在可耐受范围内尽量活动，并鼓励他们运动。

肺栓塞患者的家庭治疗 现在有大量数据表明，肺栓塞并发症风险较低的患者可以居家治疗。肺栓塞有一个评分系统，可以确定血栓风险（PESI-表15.4），试验数据显示I级和II级患者（评分＜86）可以居家治疗。另一种选择是，没有缺氧、血压正常、没有出血风险的患者可以接受家庭治疗。

表15.4　PESI评分

+1：每增加1岁
+10：男性
+30：癌症-活动性或既往史
+10：心力衰竭
+10：慢性肺部疾病
+20：心率＞110次/min
+30：收缩压＜100mmHg
+20：呼吸频率＞30次/min
+20：体温＜36℃

（续表）

+60：精神状态改变
+20：血氧饱和度＜90%
说明：30d病死率
评分＜65：Ⅰ级-死亡极低危（0～1.6%）
评分66～85：Ⅱ级-死亡低危（1.7%～3.5%）
评分86～105分：Ⅲ级-死亡中危（3.2%～7.1%）
评分106～125：Ⅳ级-死亡高危（4.0%～11.4%）
评分＞125：Ⅴ级-死亡极高危（10.0%～24.5%）

经许可使用Streiff MB, Agnelli G, Connors JM, et al. J Thromb Thrombolysis (2016) 41: 32

静脉血栓的抗凝治疗

目前，有多种治疗深静脉血栓和肺栓塞的选择，在有适应证的患者，直接口服抗凝药（DOAC）被推荐为抗凝的一线药物。

普通肝素

普通肝素因其不利的药代动力学和低分子肝素（LMWH）的更好疗效而逐渐退出使用，不建议作为一线治疗。如果使用，普通肝素应用的关键是给予足够的剂量。标准负荷量应为5 000U（较大血栓或肺栓塞为10 000U），初始滴速应为每小时1 400U，推注后6小时应检查aPTT或肝素水平，并调整滴注量。超治疗的aPTT/肝素水平可能仅反映负荷量，在连续2次aPTTs处于超治疗水平之前，不应停止滴注。如果aPTTs用于监测

肝素，实验室必须用肝素水平对aPTT进行标准化，以确定合适的治疗范围，因为不同aPTT试剂的治疗范围存在差异。在给予肝素时，必须非常积极地快速达到适合的aPTT。患者应至少使用肝素5天，对于启动华法林治疗的患者，达到INR大于2，肝素和华法林仍需至少重叠24小时。

低分子量肝素

推荐低分子量肝素用于深静脉血栓或肺栓塞治疗，因为它比普通肝素更安全有效。如上所述，证据也很清楚，稳定的深静脉血栓或肺栓塞患者可以在家中使用低分子量肝素进行治疗。对于短期治疗，大多数患者无需监测低分子量肝素水平。非常肥胖的患者（超过理想体重的两倍）、孕妇、严重肝脏或心脏衰竭的患者或长期治疗的患者，应进行监测。由于低分子量肝素通过肾脏清除，肾衰竭患者应每天给药一次。注射后4小时测定抗Ｘa水平，治疗范围为0.7～1.2抗Ｘa单位。与普通肝素一样，深静脉血栓或肺栓塞患者在急性血栓形成时需要至少5天的低分子量肝素治疗。

低分子量肝素的选择：
- 达肝素钠　100U/kg，每日2次或每日200U/kg
- 依诺肝素　1mg/kg，每日2次或每日1.5mg/kg（低血栓负荷患者）
- 亭扎肝素　每日175U/kg

磺达肝癸钠

磺达肝癸钠是一种人工合成的与抗凝血酶结合的五糖（像肝素一样）。由于

磺达肝癸钠与抗凝血酶结合的特性，它主要抑制 X a 因子。该药被批准用于治疗深静脉血栓和肺栓塞。剂量为每日7.5mg，体重超过100kg的患者剂量增至10mg。磺达肝癸钠半衰期为17 ～ 21小时，肾脏清除率高，因此不应用于肾病患者。

华法林

华法林负荷剂量为2.5 ～ 10mg口服，夜间使用。大多数患者建议使用5mg。年轻（60岁以下）的健康患者需要10mg的起始剂量，而体弱的老年人（85岁以上）应从2.5mg开始。华法林应滴定INR至2 ～ 3。华法林的使用会影响所有维生素K依赖凝血因子，Ⅶ因子首先下降，导致INR延长。然而，在 X 和 Ⅱ 因子下降之前，华法林的完全抗栓作用尚未出现，抗栓作用在Ⅶ因子水平下降后还需要24小时才能实现。这解释了为什么患者应将肝素和华法林治疗重叠24小时。

直接口服抗凝药

4种新型直接口服抗凝药已被研究用于治疗深静脉血栓和肺栓塞；所有药物的有效性均与低分子量肝素/华法林相当，X a 抑制剂更安全。

在临床试验中，达比加群和依杜沙班是在肝素治疗后开始的，但利伐沙班和阿哌沙班是在诊断时未使用肝素的情况下立即开始的——但都是初始较高的剂量。所有这些药物的使用都更容易，因为它们不需要监测INR，并且没有食物和药物相互作用。

直接口服抗凝药的选择（详见其他章节）。

- 阿哌沙班10mg每日2次×1周，然后5mg每日2次
- 达比加群150mg每日2次-低分子量肝素治疗5天后开始使用
- 依杜沙班60mg每天，低分子量肝素治疗5天后开始使用
- 利伐沙班15mg每日2次×3周，然后每日20mg

特殊情况

癌症患者

研究表明，在癌症患者中，华法林疗效不如低分子量肝素，因此低分子量肝素曾被推荐为一线治疗。临床试验表明，对于癌症患者，直接口服抗凝药与低分子量肝素一样有效甚至更佳。然而，上消化道癌症患者出血的发生率较高。一种方法是为大多数患者提供直接口服抗凝药，为上消化道癌症或直接口服抗凝药其他禁忌证（如机械心脏瓣膜）的患者保留低分子量肝素。使用直接口服抗凝药后血栓复发的患者应接受低分子量肝素。低分子量肝素治疗过程中复发患者的剂量应增加20% ～ 25%。

妊娠患者

这将在第28章讨论。

小腿和肌间静脉血栓

小腿静脉血栓患者有血栓扩展至近端静脉并随后发生肺栓塞的风险。这些

患者如果抗凝安全，应抗凝12周。对于抗凝治疗过程中出血风险较高的小腿静脉血栓患者，应通过连续超声检查进行观察。如果小腿肌间静脉（比目鱼肌、腓肠肌）血栓患者抗凝治疗出血风险高，可仅使用10天治疗剂量低分子量肝素，或通过连续超声进行观察。

浅静脉血栓

一些浅静脉血栓可以使用热疗和抗炎药。然而，许多患者尤其是大隐静脉血栓患者可能继续进展为深静脉血栓。有许多治疗浅静脉血栓的抗凝方案，这些方案的共同点是，低分子量肝素或磺达肝癸钠使用预防剂量就足够了，治疗持续时间可以为12～42天。其中一种治疗方案是，浅表静脉血栓超过5cm或大隐静脉血栓的患者采用预防剂量的低分子量肝素或磺达肝癸钠治疗至少12～14天。如果仍有症状，这种治疗可以延长到症状消失。

偶发性肺栓塞

由于其他原因接受CT扫描的患者，可能会发现肺栓塞。很明显，在癌症患者中，这些肺栓塞与症状性肺栓塞具有相同的不良预后影响，需要积极治疗。对于其他患者，需要评估临床情况，但在有数据证明反对治疗之前，所有偶发性肺栓塞患者均应接受抗血栓治疗。

亚段性肺栓塞

随着高分辨率CT的应用，亚段性肺栓塞的发生率增加，并且对其治疗存在很大争议。一些回顾性数据显示了良好的预后，但前瞻性研究显示了与近端肺栓塞相同的自然病史。通过遵循诊断路径（临床预测规则等）可以减少亚段性肺栓塞的诊断，该诊断路径仅允许对较高风险人群进行CTA。目前正在进行一项临床试验，但在获得结果之前，亚段性肺栓塞患者应接受与其他肺栓塞患者相同的治疗。

治疗时长（表15.5）

在确定治疗时长时需要考虑的关键

表15.5　治疗时长

浅静脉血栓：预防剂量低分子量肝素或磺达肝癸钠，治疗10～12d，如仍有症状则重复使用
小腿肌间静脉（比目鱼肌或腓肠肌）血栓：低分子量肝素，治疗10d
小腿静脉血栓：治疗12周
诱发性首发深静脉血栓或肺栓塞：3个月
诱发因素：创伤、手术、卧床＞72h、妊娠、雌激素、长时间飞行（＞10h）
特发性首发深静脉血栓或肺栓塞：3个月治疗，然后由于复发风险高，强烈考虑对大多数患者进行无限期治疗
两处或更多下肢近端深静脉血栓或肺栓塞：无限期抗凝
妊娠期深静脉血栓或肺栓塞：持续时间–整个妊娠过程和分娩后至少6周–总计应至少为3个月。母乳喂养时可使用低分子量肝素或华法林
癌症
应考虑长期使用直接口服抗凝药或低分子量肝素，尤其是肺癌或胰腺癌。对于华法林/直接口服抗凝药治疗失败，长期低分子量肝素治疗是强制性的

问题如下：① 血栓形成的位置；② 血栓形成的环境；③ 是否存在潜在的高凝状态。

罕见部位（如肝静脉或门静脉）血栓的患者应无限期抗凝。例外情况是，如果存在明显的诱发因素如腹腔脓肿导致门静脉血栓，那么3个月的抗凝治疗是谨慎的。此外，正如下一章所讨论的，上肢血栓只需要有限的治疗。

判断复发风险的一个重要因素是评估血栓形成是特发性的还是诱发性的。大多数研究表明，满足以下情况的患者才能被认定为特发性血栓形成，他们不应患有癌症，过去的6周内未接受手术或创伤，无卧床或妊娠，没有严重的高凝状态。特发性静脉血栓形成的患者有很大的复发风险，未来5年的复发率可能高达30%。许多研究表明，长期抗凝治疗对这些患者预防复发性血栓是有益的。特发性血栓形成患者，尤其是大血栓或肺栓塞患者，应考虑无限期抗凝治疗。试验数据表明，华法林治疗时，INR 2-3与INR 1.5-2一样安全，并更有效，因此，如果使用华法林，治疗范围为INR 2-3。研究表明，当用于初始血栓后6～12个月的长期抗凝治疗时，低剂量阿哌沙班（2.5mg每日2次）或利伐沙班（10mg）与标准剂量一样有效。

有数据显示，患者完成一个疗程后3周检测D-二聚体可能有助于预测复发风险。抗凝结束3周后D-二聚体阳性的患者，每年复发的概率约为10%。问题是，D-二聚体阴性仍然提示每年复发的风险为3%～5%，这高于大多数患者的抗凝风险。即使在低风险患者中，高复发率

也困扰着其他预测规则。目前，诱发性血栓与特发性血栓的病史仍然是血栓复发的最好预测性因素。

如果诱因已解决，诱发性首发近端深静脉血栓或肺栓塞患者只需要3个月的治疗。有两次或更多复发的患者需要无限期治疗。

如第17章所述，遗传性高凝状态患者首发血栓风险增加，而不是复发风险增加。因此，Ⅴ因子Leiden突变等的发现并不要求无限期治疗。

静脉血栓栓塞性疾病的预防
概述

外科高凝状态的病因

手术引起高凝状态的病因复杂。手术期间和手术后的静脉淤滞很重要。手术诱导的炎症状态会导致血液和血管内皮的促凝血改变。直接静脉损伤在骨科和骨盆手术中起着重要作用。既往存在高凝状态（获得性或遗传性）、既往静脉血栓、心力衰竭、恶性肿瘤或雌激素使用的患者在手术期间发生血栓栓塞性疾病的风险较高。吸烟者也有增加的血栓风险。

外科手术中预防深静脉血栓的必要性

10%～30%血栓患者的首发症状是猝死。深静脉血栓的临床症状往往不可靠。在大多数大型筛查研究中，只有10%～20%的深静脉血栓患者存在症状。预防至关重要，不仅是预防深静脉血栓或肺栓塞，而且也因为高达90%的深静脉血栓患者将发生静脉炎后综合征。这包括无症状血栓患者。最后，因为术后相关血栓治疗与出血风险较高相关，预

防深静脉血栓预后会更好。许多研究表明，预防深静脉血栓在医学上是合理的，而且具有较高的成本-效益。外科医生未能使用深静脉血栓预防是美国可预防手术死亡的最大原因。在美国，深静脉血栓预防失败是可预防性手术死亡的最大原因。

谁存在血栓风险？

低危患者

- 40岁以下无其他危险因素的患者（包括无深静脉血栓家族史）
- 手术持续时间小于30分钟

中危患者

- 40岁以上且无其他危险因素的患者，手术时间超过30分钟

高危患者

- 既往静脉血栓史（或明确家族史）
- 盆腔或腹部恶性肿瘤手术。下肢矫形手术

极高危患者

- 下肢创伤及手术
- 其他危险因素患者的手术——既往血栓栓塞性疾病或癌症

预防方案

间歇充气压力泵　通过挤压小腿预防深静脉血栓的机械方法。加压也会刺激纤维蛋白溶解。加压的缺点包括患者不舒适、不配合和机械故障风险。机械加压对于预防中危和部分高危患者的血栓形成是有效的。

皮下注射肝素　标准（5 000U 2～3次/天）预防方案。在手术前2～8小时开始给药，直到患者下床活动。低剂量肝素对中危患者有效，但对高危患者无效。结合所有研究数据发现，患者的出血发生率从安慰剂组的3.8%增加到肝素治疗组的5.9%，但血栓和死亡的预防带来的益处远超出血风险。

阿司匹林　关于应用阿司匹林的相关研究并没有一致结论表明其可以防止深静脉血栓，但每50名患者中就有1名会导致伤口血肿。与肝素和华法林不同，阿司匹林的抗血栓作用是不可逆的。另外，值得关注的是，阿司匹林的胃肠道毒性和血小板功能的长期抑制。髋关节和膝关节置换患者进行为期5天的低分子量肝素或直接口服抗凝剂治疗后，服用阿司匹林可有效预防血栓形成。

华法林　文献中有几种华法林治疗方案。"两步法"是在术前1～2周给予低剂量华法林，以将PT延长至正常值以上1.5～3秒（INR 1.5）。术后增加华法林剂量，将INR延长至2～3。对于择期髋关节或膝关节置换术后的深静脉血栓，这种预防方法特别有效。另一种方法是在术后立即（部分研究中是前一天晚上）开始每天服用5mg华法林，以在术后尽快达到2.0～3.0的INR。抗凝治疗持续3～6周，这对于减少髋部骨折术后的深静脉血栓是有效的。随访INR，以监测患者状态、防止INR过高。出血发生率高达30%，但大多数出血发生在抗凝过度的患者身上。在最近的研究中，对密切监测的患者，显著术后出血已不再是问题。

对于高危患者，低分子量肝素等于或优于华法林和皮下注射肝素。低分子量肝素也可以在低风险患者中每天使用一次，并且肝素诱导血小板减少的发生

率较低。目前，对于高危患者，低分子量肝素已作为新型抗凝剂的对比标准。

磺达肝癸钠对高危患者的血栓预防也有效。它是通过肾脏清除，不应用于肾功能不全的患者。此外，鉴于固定剂量（2.5mg），体重低于50kg的患者不应使用。

直接口服抗凝剂　对于膝关节和髋关节置换手术，所有直接口服抗凝剂均可有效预防血栓形成。它们的优点是可口服，比低分子量肝素或磺达肝癸钠使用方便。

临床场景

低风险患者

40岁以下且无其他危险因素（包括无深静脉血栓家族史）或手术时间少于30分钟的患者不需要预防治疗。

中风险患者

40岁以上的患者在手术时间超过30分钟且无其他危险因素的情况下，应接受低剂量肝素。肝素5 000U，每日3次，可在手术前2～8小时开始使用，直到患者能够下床走动。弹力袜、低分子量肝素和磺达肝癸钠也是有效的。考虑到血栓风险较高，在接受腹部癌症手术的患者中应考虑使用低分子量肝素或磺达肝癸钠。

高风险（非骨科）患者

既往静脉血栓史（或严重血栓家族史）或盆腔或腹部恶性肿瘤手术的患者是高危人群。低剂量肝素对既往血栓史和恶性肿瘤（尤其是妇科）患者的疗效较差。对于有血栓病史的患者，使用低分子量肝素或磺达肝癸钠是有效的。气动靴已被证明对妇科恶性肿瘤患者有效。对于近期深静脉血栓、需要手术治疗的患者，使用低分子量肝素/磺达肝癸钠，同时考虑下腔静脉滤器。

膝关节手术

小腿深静脉血栓发生率较高（60%），但膝关节手术肺栓塞的发生率较低。低分子量肝素、磺达肝癸钠和直接口服抗凝剂对预防深静脉血栓最有效。双膝关节手术肺栓塞的发生率很高。

择期髋关节手术

在接受择期髋关节手术的患者中，深静脉血栓（50%）、肺栓塞（11%）和致命性肺栓塞（2%）的发生率很高。低剂量肝素和阿司匹林在这种情况下无效。尽管气压泵对预防血栓有效，但其最近被证明不如两步华法林疗法。对所有患者有效的是华法林方案、低分子量肝素、磺达肝癸钠或直接口服抗凝剂。术后24小时应开始预防。

髋部骨折

这是血栓风险最高的情况。深静脉血栓的风险为50%～80%，肺栓塞的风险为11%～20%，致命性肺栓塞的风险为5%～7%。同样，低剂量肝素和阿司匹林在这种情况下无效。华法林已被研究了30多年，可以有效地将肺栓塞的风险从5%～7%降低到1%。因此，每2～6名患者出现伤口血肿，就会挽救一名患者的生命。低剂量肝素和磺达肝癸钠对这些患者也非常有效。目前尚无直接口服抗凝剂的使用数据。由于多达10%的患者在髋关节手术前有深静脉血栓，髋部骨折患者的情况变得复杂。

创伤

这些患者不仅有血栓栓塞并发症的风险，而且也有出血的风险。一旦患者病情稳定（如果他们没有颅内出血），应每12小时使用30mg依诺肝素。脊髓损伤患者血栓风险较高，应接受低剂量肝素治疗。

神经外科

患者有血栓风险，但由于担心出血，直到最近才使用药物预防。然而，研究表明，每天给予40mg的依诺肝素比充气袜更有效，并不伴有出血率的升高。因脑肿瘤行神经外科手术的患者尤其有血栓风险，应接受低剂量肝素治疗。

内科患者

内科患者存在深静脉血栓风险。风险从心力衰竭或肺炎患者的20%到卒中患者的80%。吸烟、心力衰竭、癌症和既往静脉血栓的患者深静脉血栓风险增加。纳入数千名内科患者的研究表明，低剂量肝素对预防静脉血栓有效。它减少了66%的深静脉血栓、50%的肺栓塞和0.5%的致命性肺栓塞。气动靴在这些情况下也可能有效。最近的临床试验表明，对于高危内科患者静脉血栓预防，低分子量肝素等同或优于普通肝素。

40岁以上和患有严重疾病的患者，尤其是心力衰竭和肺炎患者，可以从低剂量肝素中获益。ICU患者应接受低分子量肝素治疗，因为该人群中深静脉血栓的发生率很高。卒中患者发生深静脉血栓的风险较高，应考虑使用气动靴加低剂量肝素或低分子量肝素。

有几项研究观察了直接口服抗凝药对出院患者的预防作用，但血栓减少的获益被出血风险增加所抵消。

妊娠患者

大多数经验是每天使用40mg的依诺肝素，或每12～24小时使用5 000U的达肝素钠。详见第28章。

（杨锦　译）

建议阅读

Anderson DR, Dunbar M, Murnaghan J, Kahn SR, Gross P, Forsythe M, Pelet S, Fisher W, Belzile E, Dolan S, Crowther M, Bohm E, MacDonald SJ, Gofton W, Kim P, Zukor D, Pleasance S, Andreou P, Doucette S, Theriault C, Abianui A, Carrier M, Kovacs MJ, Rodger MA, Coyle D, Wells PS, Vendittoli PA. Aspirin or rivaroxaban for VTE prophylaxis after hip or knee arthroplasty. N Engl J Med. 2018; 378(8): 699−707.

Chiu V, O'Connell C. Management of the incidental pulmonary embolism. AJR Am J Roentgenol. 2017; 208(3): 485−488.

Di Nisio M, van Es N, Büller HR. Deep vein thrombosis and pulmonary embolism. Lancet. 2016; 388(10063): 3060−3073.

Kearon C, Akl EA, Ornelas J, Blaivas A, Jimenez D, Bounameaux H, Huisman M, King CS, Morris TA, Sood N, Stevens SM, Vintch JRE, Wells P, Woller SC, Moores L. Antithrombotic therapy for VTE disease:

CHEST guideline and expert panel report. Chest. 2016; 149(2): 315−352.

Lim W, Le Gal G, Bates SM, Righini M, Haramati LB, Lang E, Kline JA, Chasteen S, Snyder M, Patel P, Bhatt M, Patel P, Braun C, Begum H, Wiercioch W, Schünemann HJ, Mustafa RA. American Society of Hematology 2018 guidelines for management of venous thromboembolism: diagnosis of venous thromboembolism. Blood Adv. 2018; 2(22): 3226−3256.

Schünemann HJ, Cushman M, Burnett AE, Kahn SR, Beyer-Westendorf J, Spencer FA, Rezende SM, Zakai NA, Bauer KA, Dentali F, Lansing J, Balduzzi S, Darzi A, Morgano GP, Neumann I, Nieuwlaat R, Yepes-Nuñez JJ, Zhang Y, Wiercioch W. American Society of Hematology 2018 guidelines for management of venous thromboembolism: prophylaxis for hospitalized and nonhospitalized medical patients. Blood Adv. 2018; 2(22): 3198−3225.

Tritschler T, Kraaijpoel N, Le Gal G, Wells PS. Venous thromboembolism: advances in diagnosis and treatment. JAMA. 2018; 320(15): 1583−1594.

Vedantham S, Goldhaber SZ, Julian JA, Kahn SR, Jaff MR, Cohen DJ, Magnuson E, Razavi MK, Comerota AJ, Gornik HL, Murphy TP, Lewis L, Duncan JR, Nieters P, Derfler MC, Filion M, Gu CS, Kee S, Schneider J, Saad N, Blinder M, Moll S, Sacks D, Lin J, Rundback J, Garcia M, Razdan R, VanderWoude E, Marques V, Kearon C, Trial Investigators ATTRACT. Pharmacomechanical catheter-directed thrombolysis for deep-vein thrombosis. N Engl J Med. 2017; 377(23): 2240−2252.

Wells PS, Ihaddadene R, Reilly A, Forgie MA. Diagnosis of venous thromboembolism: 20 years of progress. Ann Intern Med. 2018; 168(2): 131−140.

罕见部位血栓

托马斯·G.德洛格利

虽然静脉系统分布于全身各处，但绝大多数血栓发生在腿部的深静脉。血栓也可发生在其他位置，当血栓形成时，它通常是潜在疾病的标志。

上肢血栓

上肢血栓常见于2种情况。第一种情况是存在静脉导管。将在本书第27章深入讨论，血栓是癌症护理中长期静脉导管的常见问题。

第二种情况发生在用力时。在投掷等动作中大力使用手臂会压迫锁骨下静脉，导致血栓形成。患者会在活动后不久出现手臂疼痛和肿胀，但将其归因于肌肉疼痛。这些患者通常存在解剖变异，如胸廓出口综合征，这使他们容易形成血栓或静脉瘢痕。

上肢血栓患者典型高凝状态的发生率并不高于正常人群，这与大多数血栓是由于机械因素而形成的观点一致。此外，肺栓塞和血栓复发的发生率明显低于下肢深静脉血栓患者。

上肢血栓的治疗是抗凝，以防止血栓扩大和肺栓塞。数据表明，外周静脉植入中心静脉导管（PICC）血栓最好通过移除导管进行治疗，对症状明显的血栓或导管保持在位的情况继续抗凝。对于隧道导管血栓，抗凝治疗需持续3个月，这种情况下出血发生率将增加。

非导管相关上肢血栓患者接受抗凝治疗3个月。鉴于解剖损伤的发生率很高，应考虑早期静脉造影和溶栓治疗，尤其是年轻患者。研究表明，溶栓治疗改善预后，影像学检查则可以识别血管异常并进行纠正。

脑静脉血栓

脑静脉血栓通常发生在脑硬膜窦，但有些病例也会发生在脑深静脉。脑深静脉血栓的危险因素包括静脉高凝状态、雌激素使用以及创伤等局部因素。获得性高凝状态（如白塞病）的患者血栓风险增加。另一类具有危险因素的是存在严重脱水并伴有脑血流"淤积"的患者。最后，由于静脉窦的局部刺激，患者可能会发生血栓。感染相关血栓的典型表现是由于乳突炎刺激横窦引起的脑静脉血栓，即所谓的耳源性脑积水。

脑静脉血栓患者可出现2种主要表现。第一种是局灶性神经功能缺损，这是由于静脉血栓导致局部梗死。由于持续的动脉血流泵入梗死区域，梗死通常是出血性的。脑深静脉血栓患者可能会因脑深部结构梗死而出现严重功能障碍和昏迷。其次，更常见的是，脑静脉血栓患者首先会出现颅内压升高的表现，这是由于静脉血流和脑脊髓液重吸收受阻。患者出现严重的头痛、恶心和呕吐，可能会进展为昏迷。患者还可能因视神经受压而出现视力下降和失明。通常，患者病程持续数天，症状逐渐恶化。

特别是在脑静脉血栓的早期，患者可能表现出非特异性的体征和症状。患者可能被误诊为假性脑瘤。如果仅进行影像学扫描并发现正常，并且腰椎穿刺显示高压，则可能会误诊。脑静脉血栓的诊断最好通过 MRI 和 MR 血管造影来进行，这可以最好地显示静脉阻塞。

脑静脉血栓需要抗凝治疗。尽管经常发生出血转化，但立即进行肝素治疗可改善预后。在 Einhaupl 试验中，当患者接受 3 000U 的小剂量推注，并用标准肝素抗凝时，与对照组相比，预后显著改善。严重神经功能缺损的患者可从血管造影和静脉阻塞的直接溶栓治疗中获益。有诱发因素如耳部感染或其他局部感染的患者应抗凝 6 个月。最近的数据表明，即使是特发性脑静脉血栓患者，其复发率也很低，只需要 6 ~ 12 个月的治疗。复发率不受血管再通与否的影响。

肾上腺梗死

肾上腺包含一个小静脉丛和小静脉，接受肾上腺分泌的激素。这种静脉结构在几种高凝状态下容易形成血栓。暴发性紫癜患者可能因血栓形成和出血性腺体破坏而出现肾上腺危象。肝素诱导的血小板减少症患者很少发生腺体梗死和继发出血。最后，抗磷脂抗体综合征患者可出现肾上腺梗死，其表现通常是肾上腺功能不全，最初可能由于非特异性症状而被忽视。

布-加综合征

布-加综合征（肝静脉血栓）患者出现疼痛性肝脏肿大和腹水，可能发展为肝功能衰竭。几种高凝状态与布-加综合征相关（表 16.1）。包括骨髓增生异常综合征、抗磷脂抗体综合征、阵发性睡眠性血红蛋白尿和白塞病。布-加综合征可能是骨髓增生异常综合征的表现，并且可以在正常血细胞计数的情况下发生。将在第 27 章中进一步讨论。

表 16.1　布-加综合征相关高凝状态

抗磷脂抗体综合征
白塞病
骨髓增生异常综合征
阵发性睡眠性血红蛋白尿

治疗部分取决于肝病的严重程度。由于这些患者处于高凝状态，有进一步形成危及生命的血栓的风险，因此应在诊断血栓时开始抗凝治疗。对于病情严重的患者，可以考虑导管引导溶栓治疗新鲜血栓。存在慢性阻塞的患者可受益于外科手术或导管置入分流。骨髓增生异常综合征患者手术效果不佳，因此，

应首先尝试导管置入分流的方法。尽管存在高凝状态，但在抗凝患者中分流血栓并不常见。接受肝移植并具有高凝状态的患者应积极抗凝，以防止移植术后移植物血栓。

肾静脉血栓

肾静脉血栓最常并发于肾病综合征，也与恶性肿瘤有关，罕见于遗传性高凝状态。患者可表现为突然出现严重的腰痛及肾功能轻微恶化的临床症状，既往肾脏疾病患者可能只是肾功能恶化。完全静脉阻塞会导致整个肾脏出血性梗死。引发肾损害的急性血栓可通过导管引导进行溶栓治疗，慢性患者需要长期抗凝治疗。

门静脉血栓

门静脉血栓（PVT）可发生在以下几种情况：

- 外科术后——腹部手术后PVT越来越受到重视。患者通常会有腹痛并伴有恶心和呕吐。3个月的短期治疗通常可使门静脉再通。
- 特发性——最常见的原因是严重的高凝状态，如骨髓增生异常综合征或阵发性睡眠性血红蛋白尿。这些患者需要无限期抗凝治疗。
- 肝硬化——PVT是肝硬化的常见并发症。如果在肝癌筛查过程中偶然发现，则可以在无抗凝的情况下观察患者。由于急性PVT而出现肝脏失代偿的患者可从抗凝治疗中获益。

肠系膜静脉血栓

继深静脉血栓和脑静脉血栓之后，肠系膜静脉是第三常见的血栓形成部位。患者通常表现出与体格检查不相符的腹痛。可以通过手术或CT扫描显示肠系膜静脉血栓而进行诊断。患者可能存在肠系膜静脉血栓伴广泛肠梗死。特发性肠系膜静脉血栓患者应无限期抗凝治疗，即使没有可识别的高凝状态，因为这种情况与血栓复发密切相关。

视网膜静脉血栓

视网膜静脉血栓是视力受损的常见原因。尽管有静脉性梗死，但视网膜静脉血栓患者的潜在高凝状态发生率似乎并不高。相反，往往存在动脉疾病的危险因素，这些患者在未来10年内患动脉疾病的风险更高。视网膜动脉和静脉在眼内位于同一个鞘内，而僵硬的粥样硬化动脉可能容易压迫静脉。对于视网膜分支静脉血栓患者，在血栓形成部位也易于出现动脉压迫静脉，这进一步证实了局部压迫导致血栓的观点。视网膜静脉血栓患者不应进行抗凝治疗，因为这可能会诱发视网膜出血。患者不应进行血栓检查，相反，应注意动脉危险因素，如血脂异常和高血压。

阴茎异常勃起（表16.2）

阴茎勃起是由2种潜在机制引起的。第一种是由于海绵体动脉血流量增加导致的高流量阴茎异常勃起。阴茎注入了

表16.2　阴茎异常勃起

高流量：流向阴茎的动脉血流增加
低流量：静脉回流受塞
镰状细胞病
DIC伴血栓形成
静脉创伤
肿瘤浸润
药物
诊断方法
血管多普勒超声
抽阴茎海绵体血进行血气分析，pH低于7.25，氧分压低于30mmHg，提示低流量状态
低流量阴茎异常勃起的治疗
抽取海绵体60mL血液并注入200μg苯肾上腺素
重复3次注射（如果需要）
如果无效，患者应行阴茎海绵体分流
镰状细胞病患者治疗
首先行换血疗法，将镰状细胞的百分比降至30%以下

氧合良好的血液，没有出现永久性损伤。这最常见于创伤性动静脉分流。

低流量阴茎异常勃起是由海绵体静脉引流阻塞引起的。这会导致海绵体缺氧和缺血，是一种紧急情况。患者可能因镰状细胞病、DIC伴血栓形成、静脉创伤和肿瘤浸润或使用曲唑酮或摇头丸等药物而出现低流量阴茎异常勃起。

通常，病史有助于区分低流量和高流量阴茎异常勃起。如果病因不确定，则应进行血管多普勒超声检查。高血流量提示高流量阴茎异常勃起。另一个有用的测试是抽血进行血气分析。pH值低于7.25且氧分压低于30mmHg可诊断低流量状态。

出现低流量阴茎异常勃起的患者应进行抽取海绵体60mL血液并注入200μg苯肾上腺素。苯肾上腺素可重复注射3次。如果无效，患者应行阴茎海绵体分流。

镰状细胞病导致的阴茎异常勃起患者应接受换血疗法，以将镰状细胞的百分比降至30%以下。如果无效，可以尝试抽取海绵体60mL血液并注入200μg苯肾上腺素，但这在镰状细胞患者中很少成功。治疗失败的患者需要行阴茎海绵体分流。

（杨锦　译）

建议阅读

Burnett AL, Bivalacqua TJ. Priapism: new concepts in medical and surgical management. Urol Clin North Am. 2011; 38(2): 185–194.

Dmytriw AA, Song JSA, Yu E, Poon CS. Cerebral venous thrombosis: state of the art diagnosis and management. Neuroradiology. 2018; 60: 669.

Intagliata NM, Caldwell SH, Tripodi A. Diagnosis, development, and treatment of portal vein thrombosis in patients with and without cirrhosis. Gastroenterology. 2019; Epub ahead of print

Jonas JB, Monés J, Glacet-Bernard A, Coscas G. Retinal vein occlusions. Dev Ophthalmol. 2017; 58: 139–167.

Shatzel JJ, O'Donnell M, Olson SR, Kearney MR, Daughety MM, Hum J, Nguyen KP, DeLoughery TG. Venous thrombosis in unusual sites: a practical review for the hematologist. Eur J Haematol. 2019; 102(1): 53–62.

遗传性易栓症

托马斯·G.德洛格利

17

易栓症定义为因遗传性或获得性疾病导致具有血栓形成倾向的一种状态。这种高凝状态在临床上表现为大量血栓栓塞、较年轻早发的血栓栓塞、家族性血栓形成倾向或非常见部位血栓栓塞。基本方法是通过合理的安排和解释一些检验来确定是否存在易栓症，如果有易栓症，则决定适当的治疗。

易栓症的表现（表17.1）

易栓症的临床表现为：

- 年轻时无明显诱因血栓形成。目前尚不确定以什么年龄界限为年轻的标准。遗传性易栓症患者通常青少年时期就开始出现血栓。尽管在生命早期就好发血栓，易栓症患者血栓形成的风险仍会随着年龄的增长而增加。研究显示，V因子Leiden突变携带者中60岁以下的患者血栓形成的相对风险为2，60岁以上的患者血栓形成的相对风险为7。有人提议将50岁作为年龄界限，但50岁以上，有自发性血栓形成和栓塞家族史的患者也应该评估是否有遗传性易栓症。
- 血栓形成家族倾向。易栓症的外显率

是可变的，因此，缺乏血栓形成的家族史也不应该阻止对该患者进行评估。
- 少见部位的血栓形成如肝静脉或肠系膜静脉形成。如第16章所述，上肢血栓形成通常是由机械原因引起的，不应进行易栓症的评估。
- 复发性血栓——尤其是自发性血栓。

表17.1 易栓症的标志

年轻时血栓形成
血栓形成家族史
少见部位血栓形成
多发性血栓形成

易栓症的诊断

诊断一种特定的易栓症的实用性目前存在争议，因为无论是否存在易栓症，治疗建议通常都是一样的。现在大家一致认为，对于首次形成血栓的患者，不应进行易栓症筛查。此外，经典的遗传性易栓症的检查不用于动脉疾病。然而，对于确切诊断易栓症有几个争论点。易栓症确实会增加首次血栓形成的风险，至少可以部分解释血栓形成。抗凝血酶Ⅲ缺乏的患者在手术等高危情况下需要输注浓缩抗凝血酶。此外，呈"三重阳性"的抗磷脂抗体疾病患者不应接受DOACs作为抗凝治疗。关于家族筛查是否有价值，目前还没有定论；在受影响的亲属中和有可预测的额外诱因如怀孕时，首次血栓形成的风险是高的，可以采取预防措施。

疑似易栓症患者的治疗方法

遗憾的是，与出血性疾病不同，目前还没有针对易栓症的筛查试验。临床情景将指导安排合理的评估。评估患者时，应询问以下问题：

血栓形成部位是动脉还是静脉？

计划评估的一个关键环节是确定血栓形成部位是动脉还是静脉，大多数易栓症表现为静脉血栓形成。尽管存在与蛋白C、蛋白S和抗凝血酶Ⅲ缺乏相关的动脉血栓形成的罕见报道，但对大量患者的回顾尚未证明两者之间存在关联。动脉血栓形成主要与动脉粥样硬化或栓塞有关，而与"典型"的易栓症无关。

血栓形成的部位在哪里？

尽管许多易栓症患者表现为深静脉血栓形成，但某些易栓症患者却好发内脏血栓形成。骨髓增生综合征、阵发性夜间血红蛋白尿和白塞病与内脏血栓形成密切相关。相反，上肢血栓形成很少与易栓症相关。

患者的年龄是多少？

与遗传性出血疾病不同的是，易栓症患者很少在儿童时期出现血栓形成。遗传性易栓症患者通常在十几岁至30岁出现第一次血栓形成。老年患者突然发生血栓形成需警惕肿瘤或获得性易栓症。

既往或现在是否存在血栓形成的相关危险因素？

疑诊易栓症需要根据血栓形成的情况加以调整。老年患者在手术后或住院期间血栓形成是常见的，并不一定是易栓症的表现。年轻患者在应激下血栓形成可能是潜在易栓症的第一个迹象，但由于易栓症并不影响疗程，因此筛查也没有实用性。

是否有血栓形成的家族史？

由于许多易栓症是遗传性的，因此确定血栓性疾病家族史至关重要。易栓症的外显率变异大，因此血栓形成率可能远低于常染色体显性遗传特点预期的50%。因此，应获取详细的家族史。

筛查家庭成员

目前有限的数据表明，遗传性易栓症无症状携带者可能在怀孕或手术等应激因素存在时具有高达10%的血栓形成的风险。因此，在术前和其他高危情况下，应对遗传性易栓症患者的血亲进行筛查并提供预防措施。

先天性易栓症（表17.2）

- Ⅴ因子Leiden突变（对活化蛋白C的遗传抗性）是Ⅴ因子的一种缺陷，由于506位氨基酸突变，由谷氨酰胺代

表17.2　遗传性易栓症

缺陷	人口发病率	易栓症比例	血栓栓塞相对风险
V因子Leiden突变	2%～8%	40%～60%	3
凝血酶原基因突变	1%～2%	? 10%	3
蛋白C缺乏	1∶200	5%～10%	10
蛋白S缺乏	? 1∶5 000	5%～10%	10
抗凝血酶Ⅲ缺乏	1∶2 000～1∶5 000	1%～3%	10
纤维蛋白原异常	罕见	1	?

替丙氨酸，消除了蛋白C的切割位点，使其无法被活化蛋白C降解。V因子Leiden突变仅与静脉血栓形成有关。这种突变非常常见：它占易栓症患者的40%～60%，占第一次深静脉血栓形成患者的20%，正常人群中发生率为2%～8%。据估计，凝血因子V Leiden突变可使血栓形成的相对风险增加3倍。V因子 Leiden突变可与雌激素协同作用，使血栓形成的风险增加10倍以上。

- 凝血酶原基因突变是凝血酶原基因（nt20210 G→A）的一种缺陷。这种易栓症的病理生理学机制尚不清楚，但可能是由于血浆凝血酶原水平升高所致。凝血酶原基因在1%～2%的正常人群中存在突变，但可能在10%～20%的血栓形成患者中存在突变。与V因子 Leiden突变一样，它与静脉血栓形成有关，使血栓形成的相对风险增加3倍。

- 蛋白C是一种蛋白质，被凝血酶激活后可降解V因子和Ⅷ因子。蛋白C缺乏主要引起静脉栓塞。蛋白C缺乏症患者血栓形成的相对风险为10，而携带者血栓形成的风险为每年0.5%～2.5%。

- 蛋白S是蛋白C的辅因子。蛋白S以结合和非结合形式存在。总蛋白S和未结合蛋白S（更常见）缺乏可导致易栓症。与蛋白C缺乏症一样，蛋白S缺乏症患者血栓形成的风险增加10倍，而携带者的风险为每年0.9%～3.5%。家族研究表明，只有非常低的蛋白S水平（＜42%）与血栓形成风险增加有关。

- 抗凝血酶抑制激活的凝血因子。抗凝血酶缺乏会使静脉血栓形成的风险增加30倍。抗凝血酶缺乏通常与肝素抵抗无关。

- 纤维蛋白原异常症是指纤维蛋白原分子缺陷，形成的血栓难以被纤维蛋白溶解剂裂解。纤维蛋白原异常与静脉和动脉血栓形成都有关。由于血栓形成困难，一些纤维蛋白原异常患者也可能有出血倾向。

- 高水平的Ⅷ因子——有证据表明静脉血栓形成者中Ⅷ因子水平增高（＞

150%），相对风险为3，且复发风险也高。Ⅷ因子升高的机制尚不清楚，可能是遗传因素和获得性危险因素（如炎症）的联合作用。

- 脂蛋白（a）是一种脂蛋白，在血栓形成中的作用不确定。高水平的脂蛋白（a）会增加动脉硬化的风险。高水平脂蛋白（a）在静脉血栓形成中的作用仍有争议。

- 纤溶抑制理论上应该是易栓症的典型原因。然而，纤溶酶缺陷在先天性易栓症中的作用仍存在争议。纤维蛋白溶解缺陷和遗传性易栓症之间没有确定的关联。

- 同型半胱氨酸——过去曾被报道高水平的同型半胱氨酸与易栓症有关，但这种关联越来越受争议，因为降低同型半胱氨酸的研究未能显示降低血栓形成的倾向，而且高同型半胱氨酸动物模并未显示血栓形成风险增加。高同型半胱氨酸水平可能是潜在炎症或肾脏疾病的标志——两者都是高凝状态。

- MTHFR——早期研究表明，甲基四氢叶酸还原酶（叶酸代谢途径中的一种酶）的突变可能与易栓症有关。但后期大量令人信服的研究表明，这种酶的突变在动脉或静脉血栓形成中都未起作用。

静脉血栓栓塞患者的评估建议

对静脉血栓形成的患者，如果怀疑有易栓症，应筛查表17.3中列出的疾病。

实验室检测的时机是常被关注的问题。需要决定是在急性事件期间进行检

表17.3 易栓症患者的评估

活化蛋白C抵抗率（Ⅴ因子Leiden突变）

凝血酶原基因突变PCR检测

蛋白C活性测定

游离蛋白S

抗凝血酶活性测定

抗磷脂抗体检测

抗心磷脂抗体

　抗β₂糖蛋白

　基于部分凝血活酶时间的检测，例如六角磷脂分析和稀释尤蝰蛇毒时间

在特定的患者中

　纤维蛋白原异常症评估

　　纤维蛋白原活性水平

　　纤维蛋白原抗原水平

　　凝血酶时间

JAK2突变检测

　流式细胞仪检测夜间阵发性血红蛋白尿

　癌症的有限评估

测，还是等到患者完成一段时间的抗凝治疗后再进行检测。肝素仅干扰第一代凝血试验对Ⅴ因子Leiden突变的检测和一些抗磷脂抗体检测。值得注意的是，在急性血栓形成期检测狼疮抑制物假阳性发生率很高。此外，某些凝血因子，尤其是蛋白C、游离蛋白S和抗凝血酶，可能会因急性血栓形成而急剧降低。如果早期进行检测，发现异常可以早期决定治疗的持续时间。如果抗凝后检测，则需要确保患者在检测前已停用华法林至少2周，最好是3周，因为蛋白C和蛋

白S是维生素K依赖蛋白质，华法林治疗将减少其产生。DOACs的使用也会干扰功能性凝血因子测定和狼疮抑制物检测。

虽然3%～20%的血栓形成患者在就诊时已诊断为癌症，但患者和临床医生往往担心的是血栓形成患者是否存在隐匿性恶性肿瘤。这种情况类似于原发灶不明的转移性病变患者，寻找潜在原发灶的努力常常是徒劳的。尽管未经验证，在缺乏其他临床线索的情况下，一种策略是进行有限的评估，包括胸部X线检查（吸烟者行CT检查）、乳房钼靶X线检查、结肠癌筛查和其他适合相应年龄的筛查。

检测

V因子Leiden突变 最经济有效的方法是进行基于凝血的抗活化蛋白C检测。新一代的检测不受抗凝剂的影响。鉴于基因突变是恒定的（ARG506GLN），可以通过聚合酶链反应进行DNA检测。DNA检测对边缘病例或疑似突变纯合子的患者有用。

凝血酶原基因突变 采用聚合酶链反应直接检测突变基因。虽然这些患者的血浆凝血酶原水平较高，但仅检测凝血酶原水平无法识别突变携带者。

蛋白C和蛋白S缺乏症 由于这些蛋白是维生素K依赖性蛋白质，华法林治疗会降低它们的水平。检测这些蛋白应该在开始华法林治疗前或停止治疗2～3周后抽血。对于需要终身治疗的患者，可以进行家庭研究，以发现这些蛋白缺陷，或暂停华法林治疗2～3周，以确定其水平。由于游离蛋白S缺乏比总蛋白S缺乏更常见，因此应要求检测游离蛋白S水平。在正常怀孕期间，游离蛋白S可能很低（甚至低于30%）。蛋白S和蛋白C在急性血栓形成和严重疾病时都可能很低，所以在这些情况下测得的低水平可能是假阳性。

抗凝血酶缺乏 急性血栓栓塞和极少见的肝素治疗会降低抗凝血酶浓度。因此，在这些情况下，正常的抗凝血酶水平可以有效地排除它是易栓症的原因。急性情况下的低抗凝血酶水平应在6周后（未用肝素）重复检测，才能诊断患者抗凝血酶缺乏。

治疗

华法林抗凝的目标是INR维持在2.0～3.0，已证明该范围风险效益比最佳。直接口服抗凝剂对遗传性易栓症也有效。如前所述，遗传性高凝状态增加了首次血栓形成的风险，但并不增加复发的风险。治疗的持续时间取决于血栓形成有没有诱发因素或是否存在多发血栓。

（刘怡 译）

建议阅读

Carroll BJ, Piazza G. Hypercoagulable states in arterial and venous thrombosis: when, how, and who to test? Vasc Med. 2018; 23(4): 388–399.

Connors JM. Thrombophilia testing and venous thrombosis. N Engl J Med. 2017; 377(12): 1177–1187.

Mannucci PM, Franchini M. Classic thrombophilic gene variants. Thromb Haemost. 2015; 114(5): 885–889.

Middeldorp S. Inherited thrombophilia: a

double-edged sword. Hematology Am Soc Hematol Educ Program. 2016; 2016(1): 1-9.

Montagnana M, Lippi G, Danese E. An overview of thrombophilia and associated laboratory testing. Methods Mol Biol. 2017; 1646: 113-135.

Preston RJS, O'Sullivan JM, O'Donnell JS. Advances in understanding the molecular mechanisms of venous thrombosis. Br J Haematol. 2019.

获得性易栓症

托马斯·G.德洛格利

18

获得性易栓症的最初表现可从罕见的疾病如Behçet病到常见的恶性肿瘤。获得性高凝状态可出现在任何年龄。获得性易栓症患者常出现"一连串"血栓，先天性易栓症患者2次血栓发作可能间隔多年，而获得性易栓症患者即便在抗凝治疗期间也可能出现反复血栓形成。在某些患者中，血栓形成可能是潜在疾病的最初表现。在许多患者中，血栓形成是容易被识别的潜在疾病的并发症。

怀疑有获得性易栓症的患者应仔细筛查是否存在典型的基础疾病，如癌症或炎症性肠病等。

获得性易栓症最常见的原因——癌症、抗磷脂抗体疾病和妊娠——将在相应章节中讨论。

炎性肠病

炎性肠病患者血栓形成的风险较高。尸检数据显示33%的患者在死亡时存在血栓。遗传性易栓症增加了这些患者血栓形成的风险。炎性肠病合并血栓形成的患者通常表现为下肢深静脉血栓，内脏静脉血栓的风险增加也曾见报道，这可能是由于局部炎症引起，大动脉血栓

也偶见报道。

发病机制 炎性肠病患者的游离蛋白S水平降低。游离蛋白S水平降低是由于其结合蛋白—C4B结合蛋白水平的增加，C4B结合蛋白是一种急性期反应物。炎症细胞因子如IL-1和TNF水平的升高也可能通过刺激内皮细胞而导致易栓症。

诊断 主要根据病史。少数患者可能表现为不常见的炎症性肠病类型，但大多数血栓形成患者都有肠病的典型症状和体征。

治疗方法 抗凝。一个明显的困难在于，这些患者存在出血风险，严重的胃肠道出血会使治疗复杂化。由于担心出血而阻碍了防止致命性血栓形成的充分抗凝治疗或患者住院时预防血栓的治疗。对基础肠病的治疗也有助于易栓症的治疗，因为当患者病情缓解时，血栓形成率较低。溃疡性结肠炎患者全结肠切除术后其易栓症得以解决。

外科手术

手术应激使正常患者血栓形成的风险增加10～30倍。近期手术是深静脉血栓形成最常见的危险因素。

发病机制 手术相关易栓症的发病机制是复杂的。在手术和恢复过程中，由于制动而导致的静脉淤滞起了一定作用。炎症反应释放细胞因子也很重要。手术后相对高凝的时期可持续数周。术后出现深静脉血栓的平均时间为术后2周以上。吸烟、口服避孕药、既往血栓形成史、遗传性易栓症和癌症都会协同增加术后血栓形成的风险。

预防方法 有2种。一是在手术前纠正任何危险因素（例如戒烟或停止服用避孕药）。另一个重要的步骤是采取适当的措施预防深静脉血栓形成，第15章对此进行了详细讨论。

肾病综合征和其他肾脏疾病

肾病综合征长期以来一直与易栓症相关。肾病综合征患者肾静脉和其他部位血栓形成的发生率增加。不太为人所知的是，肾功能衰竭的患者血栓形成的发生率通常都较高。人造血管血栓形成是一个难题。偶尔患者会出现人造血管多发血栓，这将削弱他们接受透析的能力。

发病机制 肾病综合征时易栓症的发病机制是天然抗凝物从尿液中流失，常见抗凝血酶和蛋白S水平同时降低。如同时存在自身免疫病，如狼疮，与其相关的抗磷脂抗体成为易栓症多种原因中的一个。其他肾脏疾病时发生的易栓症发病机制尚不明确。

治疗方法 对已形成的血栓进行抗凝治疗。如果潜在的肾脏疾病被消除，疗程尚不确定。一些权威人士认为，肾病综合征患者血栓形成的风险非常高，

因此这些患者应该进行预防性抗凝治疗，遗憾的是，由于尿毒症导致的出血素质，肾脏疾病患者的出血风险较高。

肾移植 血栓形成风险也较高（表18.1）。已有易栓症的患者，尤其是有抗磷脂抗体的患者，发生移植肾血栓形成的风险更高。输注OKT3也与血栓形成有关。有血栓形成病史的患者在接受移植前应行易栓症的评估。有自身免疫性疾病的患者也应评估抗磷脂抗体。移植前患者应接受低分子量肝素预防治疗，由于OKT3与血栓形成风险相关，应避免常规使用。

表18.1 高凝患者的肾移植

移植物血栓形成高危的肾移植患者
既往动静脉瘘血栓形成
既往静脉血栓形成
存在抗磷脂抗体或其他易栓症
既往肾移植大静脉血栓形成
高血栓风险肾移植患者的治疗方案
1. 术前2h，皮下注射依诺肝素20mg
2. 每天皮下注射依诺肝素20mg
3. 术后当晚开始服用华法林，目标为INR 2-3
4. 移植后连续服用华法林至少6周

移植血管血栓形成的问题没有理想的解决办法。一项试验表明抗血小板药物在预防阻塞方面可能有价值，但这与高出血率相关。

阵发性睡眠性血红蛋白尿（PNH）

PNH是一种罕见的血液系统疾病，

通常表现为低血细胞计数、低骨髓细胞和高血栓形成发生率，血栓形成是未治疗的患者死亡的主要原因。潜在的原因是编码磷脂酰肌醇聚糖 A 酶的基因发生了突变。这种酶有助于构建糖基磷脂酰肌醇（GPI），GPI 连接细胞膜蛋白与磷脂膜。这些膜蛋白的缺失引发了各种临床效应。这种疾病的名称来源于可以使补体失活的红细胞膜蛋白缺失，使得红细胞更容易被膜攻击复合物溶解。

患者可能在任何部位出现血栓形成。PNH 是少数易栓症之一，典型表现为布-加氏综合征。与 PNH 相关的血栓形成可能口服抗凝剂难治，极少数患者即便使用治疗剂量的肝素治疗仍可能形成血栓。另一个诊断线索是，许多患者 LDH 升高，这反映了红细胞的破坏。

发病机制 血栓形成的发病机制尚不清楚。据推测，血小板容易被补体激活，从而导致血栓形成。

诊断 全血细胞减少合并血栓形成的患者应怀疑 PNH。典型的"夜间血红蛋白尿"很罕见。大多数患者会出现全血细胞减少，极少数患者会出现血细胞计数升高。患者血清 LDH 通常升高。旧的"Ham's 试验"和"蔗糖溶血试验"已被流式细胞技术所取代，流式细胞技术可以直接检测缺失的膜蛋白。目前的技术使用荧光素标记的嗜水气单胞菌溶素前体变异体（FLAER），它可以直接结合GPI，并且对缺失这种连接分子的小细胞群非常敏感。

治疗 依库珠单抗——一种抑制补体 C5a 的单克隆蛋白给 PNH 的治疗带来了革命性改变。它可以防止膜攻击复合物的形成，并阻止红细胞溶解。这种药物能显著减少溶血和输血需求。它还能显著降低血栓形成的风险。ravulizumab 也可用，每 2 个月服用一次，不像依库珠单抗是每 2 周服用 1 次。PNH 克隆超过10% 且有血栓形成的患者应开始进行抗补体治疗。出现 PNH 和血栓形成的患者还应进行抗凝治疗。

白塞病

血栓栓塞在白塞病患者中很常见。患者可能同时发生动脉和静脉血栓形成。白塞病患者好发布-加综合征并脑静脉血栓栓塞。

发病机制 可能是潜在的炎性疾病和血管炎的结合。动脉血栓形成要么发生在血管炎部位，要么是动脉瘤形成所致。病例报道显示，一些白塞病患者体内存在抗磷脂抗体。

诊断 对于有血栓形成的患者和任何一项白塞病的典型表现，都应该考虑白塞病病。诊断的主要标准是疼痛性口腔溃疡、虹膜炎或后葡萄膜炎、生殖器溃疡。患者可能有皮肤表现、胃肠道出血和中枢神经系统症状。

治疗 方法是对血栓并发症进行抗凝治疗。严重胃肠出血患者的治疗仍是一个挑战。免疫抑制是有益的，尤其是在动脉疾病患者中。

溶血性疾病

患有广泛后天性和先天性溶血病的患者似乎有较高的血栓形成风险。高血栓形成率也见于因溶血性疾病而行脾切除术后。

发病机制　推测与溶血相关，血栓形成的发病机制是由于受损的红细胞。红细胞膜的一种成分磷脂酰丝氨酸对促凝有很大作用，磷脂酰丝氨酸通常位于红细胞内膜上，但在一些先天性溶血性贫血中，磷脂酰丝氨酸由于红细胞损伤而暴露。这种暴露的磷脂可能为凝血反应提供了一个凝血反应的表面。

诊断　通过潜在溶血性贫血的诊断。所有溶血性贫血和地中海贫血综合征的血栓形成率都较高。

治疗方法　抗凝。有人推测脾切除术会加重易栓症，然而，脾切除术的这种潜在风险必须与手术对贫血的缓解相平衡。

航空旅行

由于乘飞机旅行而引起的血栓形成已经引起了人们的极大关注。病例对照研究表明，长时间旅行（超过4小时）时，血栓形成的相对风险为平时的3～4倍，更长时间旅行的血栓形成风险更高，特别是超过10小时。血栓形成的绝对风险是多高还不确定，据估计，有症状的肺栓塞的总风险为0.4/100万乘客，在最高风险人群中上升至4/100万。相反，一项小型前瞻性研究显示，小腿静脉血栓形成率高达12%。深静脉血栓形成史等危险因素至关重要。高达70%～90%的旅行相关血栓形成患者有血栓形成的其他危险因素。

发病机制　尚存争议。静脉淤滞似乎是主要的危险因素。相对低氧不确定是否危险因素，因为大多数研究没有显示轻度低氧可激活凝血。预先存在的血栓形成危险因素也很重要。如上所述，多数研究表明旅行相关血栓形成者存在其他危险因素，如血栓史、雌激素使用等。

预防　使用高及膝盖的弹力袜的数据最多，能有效降低高达90%的血栓形成风险。另一项试验显示低分子肝素有益，阿司匹林没有，但低分子量肝素对大多数人来说使用并不方便。对大多数人来说，一个合适的方法或许是推荐穿弹力袜和鼓励足部运动。在很长时间的飞行（10小时）之前，应给有血栓形成史或易栓症患者低分子量肝素或直接口服抗凝药物以预防血栓形成。

（刘怡　译）

建议阅读

Alkim H, Koksal AR, Boga S, Sen I, Alkim C. Etiopathogenesis, prevention, and treatment of thromboembolism in inflammatory bowel disease. Clin Appl Thromb Hemost. 2017; 23(6): 501-510.

Audia S, Bach B, Samson M, Lakomy D, Bour JB, Burlet B, Guy J, Duvillard L, Branger M, Leguy-Seguin V, Berthier S, Michel M, Bonnotte B. Venous thromboembolic events during warm autoimmune hemolytic anemia. PLoS One. 2018; 13(11): e020721.

Clarke MJ, Broderick C, Hopewell S, Juszczak E, Eisinga A. Compression stockings for preventing deep vein thrombosis in airline passengers. Cochrane Database Syst Rev. 2016; 9: CD004002.

Gigante A, Barbano B, Sardo L, Martina P,

Gasperini ML, Labbadia R, Liberatori M, Amoroso A, Cianci R. Hypercoagulability and nephrotic syndrome. Curr Vasc Pharmacol. 2014; 12(3): 512–517.

Hill A, DeZern AE, Kinoshita T, Brodsky RA.

Paroxysmal nocturnal haemoglobinuria. Nat Rev Dis Primers. 2017; 3: 17028.

Lentz SR. Thrombosis in the setting of obesity or inflammatory bowel disease. Blood. 2016; 128(20): 2388–2394.

抗磷脂抗体综合征

托马斯·G.德洛格利

19

抗磷脂抗体（APLA）

APLA是一组针对磷脂的抗体，它们出现在各种各样的临床情况中。APLA的检测具有重要的意义，因为在某些患者中，它们与一种包括了高凝状态、血小板减少、流产、痴呆、卒中、艾迪生病和皮疹的综合征相关。

导致APLA相关临床综合征的潜在机制仍然未知，可能是抗体抑制了蛋白C或蛋白S的功能，破坏内皮细胞，激活血小板或抑制前列环素。尽管研究了几十年，但导致APLA相关血栓形成倾向的病因尚不明确。

定义

- 抗磷脂抗体综合征：患者具有抗磷脂抗体（APLA）和具有"主要临床标准"中的至少一项临床标准。"主要临床标准"包括静脉或动脉血栓形成（包括神经系统疾病如中风）、血小板减少，和/或频繁流产（表19.1）

- 继发性抗磷脂抗体综合征：APLA合并另一种自身免疫病，最常见的是狼疮。

表19.1　抗磷脂抗体综合征诊断

抗心磷脂抗体，抗 β_2 糖蛋白抗体，或者狼疮抑制物阳性，且至少间隔12周复测阳性。此外，应该具备至少一项临床特征：

- 动脉、静脉或小血管血栓形成

- 频繁流产

- 3次或3次以上妊娠早期流产

- 一次孕10周后胎儿死亡

- 早发型子痫导致早产

- 原发性抗磷脂抗体综合征：为不伴系统性红斑狼疮的抗磷脂抗体综合征。区别于系统性红斑狼疮-抗磷脂抗体综合征的患者，原发性抗磷脂抗体综合征的患者多为男性，会有低滴度的抗核抗体（ANAs），但不具备系统性红斑狼疮的其他诊断标准。

- 抗心磷脂抗体是一种抗磷脂抗体，用ELISA法检测。

- 抗 β_2 糖蛋白糖蛋白是抗磷脂抗体的一个亚组，也用ELISA法监测，抗 β_2 糖蛋白是抗磷脂抗体中对血栓形成较为特异的抗体。

- 狼疮抗凝物和狼疮抑制物是可以互换的术语，狼疮抑制物是一种通过凝血试验检测出来的抗磷脂抗体。

抗磷脂抗体（APLA）

30%～50%的狼疮患者有APLA。其他自身免疫性疾病患者中也发现这些抗体。没有红斑狼疮或其他自身免疫性疾病的患者也可以有症状性的APLA（原发性抗磷脂抗体综合征）。在扁桃体切除术的术前评估中发现，儿童感染病毒后，往往会出现短暂的非血栓性APLA。高达30%的HIV感染者也会出现APLA。感染相关的APLAs与血栓形成无关，通常抗β₂糖蛋白阴性。药物也可能诱发APLA，氯丙嗪最常见，APLA也与狄兰汀（*注：苯妥英钠）和肿瘤坏死因子抑制剂的使用有关。在对献血者和正常对照者的筛查研究中，高达10%～20%的无症状患者存在APLA。然而，这些人体内的APLAs通常是低滴度的，且多见于年轻女性。

APLA：临床相关性

APLA与许多疾病状态有关（表19.2）。最常见的是静脉血栓形成、动脉血栓形成、神经系统疾病、频繁流产和血小板减少。

静脉血栓 静脉血栓形成是第一个被描述的APLA的临床表现，也是最主要的临床表现。总的来说，回顾性研究显示31%的APLA患者有静脉血栓形成。同时具有狼疮和APLA的患者血栓形成率为42%；感染或药物诱导的APLA患者血栓形成率低于5%。深静脉血栓形成

的年轻患者中APLA所占比例较高。前瞻性研究证明，抗心磷脂抗体IgG阳性患者静脉血栓形成的相对风险为5.3。APLA相关的静脉血栓形成可能很难治疗。如果停止抗凝，这些患者有较高的血栓形成复发率（每年20%～50%）。偶尔，患者可能对华法林抵抗，需要长期低分子量肝素治疗。

表19.2　临床综合征

静脉血栓形成
下肢
脑静脉血栓形成
神经系统疾病
卒中
痴呆
舞蹈病
妊娠并发症
怀孕中期流产
HELLP综合征
血小板减少症
肾上腺功能不全
低凝血酶原血症
心脏瓣膜损害
皮肤病
网状青斑
青斑血管炎
浅表血栓性静脉炎

神经系统疾病 抗磷脂抗体与卒中有关，尤其是在年轻患者中。许多其他的神经疾病也与APLA有关。这些疾病

的潜在原因似乎是血栓形成。部分患者有大血管疾病，更多见的是小血管受累。APLA患者通常会有多种MRI异常，与小片的白质梗死一致。神经系统疾病包括：

- 卒中 在10%～46%的年轻卒中患者中、所有卒中患者的10%中发现APLA。有APLA的脑卒中患者往往更年轻（42岁：62岁）。这些患者每年的复发率为6%～30%，死亡率为10%。某些患者的复发风险甚至更高，包括具有APLA的SLE患者和Sneddon综合征的患者（下文描述）。

- 早发性痴呆 这正在成为APLA的一个公认的和令人害怕的特性。痴呆在本质上是多发性脑梗死，发生时往往没有大的卒中发作的病史。与APLA相关的痴呆比非APLA相关的痴呆平均早发生10年（平均年龄52岁）。Sneddon综合征是网状青斑和脑缺血事件的组合。Sneddon综合征是APLA的一种表现形式，经常导致更高的发病率和死亡率，其皮肤问题可严重到足以导致溃疡，Sneddon综合征患者似乎也有很高的血小板减少发生率。

- 眼部事件 在多个病例报告中，一过性黑蒙、视网膜动脉血栓形成和视网膜静脉血栓形成已作为APLA综合征的一部分来报道。

- 其他 多达50%的偏头痛患者体内都存在APLA。正如下面将要讨论的，严重的APLA患者可能有脑病。少数APLA相关舞蹈病已被报道，其运动障碍可通过抗凝治疗。

流产 38%有APLA的SLE患者可发生流产。在非SLE APLA患者中流产的发生率是有争议的。对反复流产的妇女进行筛查时，APLA的发生率为30%，其病理生理机制被认为是胎盘微血栓形成。在这些患者中，HELLP综合征的发病率较高，且往往发生在妊娠早期。由于胎盘梗死，胎儿生长迟缓也很常见。

血小板减少症 某些APLA会与活化的血小板反应，导致血小板减少症。只有被激活的血小板才会暴露与APLA反应的磷脂表位。因此，有血栓表现的APLA患者也会出现血小板减少。这些患者的治疗具有临床挑战性，因为血小板减少症经常发生在因血栓形成而抗凝的患者。达纳唑过去曾被使用，对这些患者似乎是唯一有效的药物；近来，使用利妥昔单抗治疗这些患者的情况更常见。

低凝血酶原血症 APLA患者（几乎总是那些含有狼疮抗凝物的患者）凝血酶原时间（INR）升高，原因可能有两个：高滴度的APLA抗体，会干扰PT/INR测试。另外，10%含有狼疮抗凝物的患者将产生非中和性凝血酶原抗体，这导致凝血酶原从血浆的清除增加，导致低凝血酶原血症。由于低凝血酶原血症患者可能出现出血性并发症，当面对PT/INR升高的APLA患者时，检测凝血酶原是很重要的。检测包括50∶50的PT混合实验和血浆凝血酶原水平的检测，如果INR是由于APLA引起的，它将不能被50∶50的血浆混合纠正；如果存在凝血酶原的抗体，50∶50的血浆混合就会纠正INR，因为此抗体的作用机制是加速凝血酶原的降解，而不是抑制其活性。输注血浆和类固醇可有效提高凝血酶原抗体患者的凝血酶原水平。

其他相关疾病 APLA患者可能有各种各样的皮肤表现，包括网状青斑、雷诺现象、溃疡和血栓性浅静脉炎。高达26%的同时有SLE和APLA的患者有心脏瓣膜赘生物和二尖瓣反流。极少患者有广泛的瓣膜破坏，需要瓣膜置换。5%的SLE-APLA患者出现心肌功能障碍。原发性肺动脉高压与APLA有关，10%的慢性血栓栓塞性肺动脉高压患者有APLA。微血管血栓引起的肾上腺功能不全也见于APLA患者。

灾难性APLA（CAPS）

极少数情况下，抗磷脂抗体综合征患者可出现暴发性多器官系统衰竭。

CAPS是由多处血管广泛的微血栓引起的。这些患者将发展为肾衰竭、脑病、成人呼吸窘迫综合征（经常合并肺出血）、心力衰竭、严重的网状青斑和逐渐恶化的血小板减少（表19.3）。这些患者大多先前就有自身免疫性疾病且含有高滴度的抗心磷脂抗体。

治疗这些疾病最好的办法是积极免疫抑制，先置换血浆，然后（可能）静脉注射环磷酰胺或利妥昔单抗。早期识别这种综合征有助于快速治疗和解决多器官系统衰竭。

APLA的诊断方法

正如在第2章中详细回顾的那样，很不幸，没有一种APLA的筛选实验（表19.4），因此必须对怀疑患有APLA的患者进行整套诊断实验。一套好的筛查需要进行以下所有检测：① 抗心磷脂抗体；② 抗 β_2 糖蛋白；③ 狼疮抑制物筛查-至少2种不同的凝血试验，比如稀释尤蝰蛇毒时间和六角磷脂测定。

在对APLA进行测试时，存在许多混淆因素。其中一个是急性血栓形成时假阳性率高，尤其是狼疮抑制物。在诊断时大多数只有一种孤立的狼疮抑制物阳性的患者在重复测试时会得到阴性结果。其次，许多检测结果滴度较低，特别是抗心磷脂检测，所以只有滴度大于

表19.3 灾难性抗磷脂抗体综合征（CAPS）

心脏病：心肌病
肺部疾病：肺出血、ARDS
神经系统疾病：癫痫、昏迷、脑病
肾脏疾病：血栓栓塞引起的肾功能衰竭
皮肤病：网状青斑、皮肤坏死
骨：坏死
严重的血小板减少症

表19.4 APLA诊断

抗心磷脂抗体（＞40 MPL或GPL）
抗 β_2 糖蛋白抗体（＞99%百分位数）
证实有狼疮抑制物
证实有狼疮抗抑制物的原则：
基于凝血的检测时间延长
50：50混合不能纠正
加入额外的磷脂后异常检测纠正
基于凝血的狼疮抑制物检测：
稀释尤蝰蛇毒时间
六角磷脂测定

99%百分位数或抗心磷脂抗体滴度大于40U才是有意义的。

目前，采用悉尼标准诊断APLA综合征需要同时具备临床表现和实验室结果：

- 临床表现：一次或多次动脉、静脉或小血管血栓形成（浅表血栓性静脉炎除外）或妊娠并发症，3次或3次以上孕10周内流产；一次或多次孕10周后死胎；34周前因子痫前期而早产。
- 实验室检查：一项或多项检测阳性，间隔至少12周再次检测时仍呈阳性：
  - 狼疮抑制物
  - 抗心磷脂抗体大于99%百分位或 > 40MPLU或GPLU
  - 抗β$_2$糖蛋白大于99%百分位

三阳患者是指3种检测都呈阳性的患者。这些患者似乎血栓形成的风险很高，也有较高的"突破"华法林的风险。

偶尔会看到一些患者，他们的APLA实验室检测一直阴性，但是具有APLA的许多临床特征，如血小板减少症、血栓形成和流产。很可能这些患者确实有"APLA阴性的APLA综合征"，应该按照APLA综合征进行处理。

治疗

尽管在APLA治疗方面的前瞻性试验很少，但我们可以从回顾性研究中吸取一些经验（表19.5）。虽然APLA看起来是一种自身免疫病，但是免疫抑制不能预防复发性血栓形成、流产或神经系统综合征。因此，免疫抑制不能在血栓性APLA的治疗中发挥作用，唯一的例

表 19.5　APLA治疗

静脉或动脉血栓栓塞：华法林，目标INR 2.0 ～ 3.0
争议：动脉疾病华法林目标INR 3.0 ～ 4.0 或加用阿司匹林
华法林抵抗病例：依诺肝素1mg/kg，每12h 1次
直接口服抗凝剂DOACs："三阳"患者禁忌
怀孕
有血栓栓塞史：依诺肝素1mg/kg，每12h 1次
无血栓栓塞：依诺肝素40mg/d + 阿司匹林
并发症
血小板减少症：
短期：强的松60mg/d ± 免疫球蛋白或 anti-D
长期：达那唑200mg口服，每天4次或利妥昔单抗
低凝血酶原血症：泼尼松60mg/d
灾难性APLA综合征：
血浆置换
环磷酰胺静脉注射，1g每平方米体表面积，每28天一次或利妥昔单抗

外是"灾难性APLA"，此时血浆置换和免疫抑制发挥了关键作用。

过去认为使用华法林抗凝治疗使得INR达到3.0 ～ 3.5对APLA患者有效，然而，随机试验表明，INR范围2.0 ～ 3.0与较高的INR范围一样有效，特别是对于静脉疾病。一些人仍然建议在动脉疾病时INR目标范围为3 ～ 4或加用阿司匹林，但这仍存在争议。同样有争议的是卒中治疗，因为一些研究表明，单独服用阿司匹林可能有效。对于大面积卒中

或三阳患者，华法林有适应证。轻微事件且仅一项检测呈阳性的患者可能从华法林或抗血小板治疗中受益。对于使用了华法林却仍血栓形成的患者，另一个选择是低分子量肝素。

直接口服抗凝剂（DOACs）的作用目前还不清楚。一项临床试验表明，在"三阳"APLA中，DOAC的作用不如华法林。对于"单阳"患者，如果华法林有问题，DOAC可能是一种选择。

有观察资料显示使用羟氯喹可预防血栓形成，狼疮或其他自身免疫性疾病患者应考虑使用羟氯喹。他汀类药物也有保护作用，应该用于符合他汀类药物使用标准的APLA患者。

血小板减少症：APLA患者的血小板减少症发生在那些由于活化的血小板表达APLA表位而易于形成血栓的患者。低血小板计数使得抗凝有风险。此外，APLA患者的手术风险往往较高。血小板减少症可能对类固醇、免疫球蛋白和静脉注射抗D有反应。达那唑200mg 口服，每日4次和利妥昔单抗治疗在许多APLA相关血小板减少症患者中也是有效的。

妊娠和APLA：治疗方法基于既往病史。如果有血栓形成史，应在整个孕期使用治疗剂量的低分子量肝素。对于频繁流产，使用预防剂量的低分子量肝素加81mg的阿司匹林。

抗凝监测的困难

由于APLA与磷脂反应，aPTT和PT都会受到影响。如果使用普通肝素对APLA患者抗凝，治疗后必须监测肝素水平（目标范围是抗 X a水平为0.35～0.70）。

可预测的剂量与抗凝效应关系是急性期应用低分子量肝素治疗APLA患者血栓形成的优点之一。应监测长期使用低分子量肝素治疗的APLA患者以及肾衰竭患者的低分子量肝素水平（目标是注射4小时后抗 X a水平为0.5～1.1）。

通常，APLA患者的PT/INR会有轻微升高。少数由于狼疮抑制物而导致INR升高的患者很难监测华法林的效应。一种选择是通过发色底物法（不受APLA影响）来测量因子 X 的水平，已证明15%～30%的因子 X 水平与华法林治疗最佳疗效相关。将因子 X 水平与INR配对，可以确定一个有效的INR范围。

监测的难题在于没有血栓表现的APLA患者。尽管这些患者中有一些是有血栓风险的，特别是SLE患者，但许多患者永远不会形成血栓。目前的建议是进行血栓形成的全面检查，包括对SLE患者或有任何神经系统症状的患者进行脑MRI检查。如果检查结果血栓阴性，则密切随访。

阿司匹林作为APLA初级预防的唯一一个实验，结果阴性。

（张瑞凌 译）

建议阅读

Arachchillage DRJ, Laffan M. Pathogenesis and management of antiphospholipid syndrome. Br J Haematol. 2017; 178(2): 181-195.

Cervera R, Rodríguez-Pintó I, Espinosa G. The diagnosis and clinical management of the catastrophic antiphospholipid syndrome: a comprehensive review. J Autoimmun. 2018; 92: 1-11.

Garcia D, Erkan D. Diagnosis and management of the antiphospholipid syndrome. N Engl J Med. 2018; 378(21): 2010−2021.

Pengo V, Denas G, Zoppellaro G, Jose SP, Hoxha A, Ruffatti A, Andreoli L, Tincani A, Cenci C, Prisco D, Fierro T, Gresele P, Cafolla A, De Micheli V, Ghirarduzzi A, Tosetto A, Falanga A, Martinelli I, Testa S, Barcellona D, Gerosa M, Banzato A. Rivaroxaban vs warfarin in high-risk patients with antiphospholipid syndrome. Blood. 2018; 132(13): 1365−1371.

Schreiber K, Sciascia S, de Groot PG, Devreese K, Jacobsen S, Ruiz-Irastorza G, Salmon JE, Shoenfeld Y, Shovman O, Hunt BJ. Antiphospholipid syndrome. Nat Rev Dis Primers. 2018; 4: 17103.

心脏疾病的抗血栓治疗

20

约瑟夫·萨彻尔

心脏病

在心脏病的治疗中，抗血栓治疗有2个主要目的。首先是预防房颤、心脏机械瓣膜和有心室辅助装置的患者出现栓塞性疾病；另一个目的是用于缺血性心脏病的治疗或二级预防（表20.1）。

表20.1　缺血性心脏综合征的治疗

一级预防
高危患者：阿司匹林75～100mg/d
稳定心绞痛
阿司匹林75～100mg/d或氯吡格雷75mg/d
不稳定心绞痛/NSTEMI（非ST段抬高型心肌梗死）
阿司匹林首剂160～325mg，之后75～160mg/d，以及
P2Y12拮抗剂
氯吡格雷600mg，之后75mg/d
普拉格雷60mg，之后10mg/d
替格瑞洛180mg，之后90mg
抗凝
依诺肝素，负荷剂量30mg，随后1mg/（kg·12h）
普通肝素，负荷剂量60IU/kg（最大剂量4 000IU），随后12IU/（kg·h）（最大剂量1 000IU/h），aPTT目标为50～70s（正常参考值的1.5～2倍）

（续表）

磺达肝癸钠，每天2.5mg
比伐卢定，负荷剂量0.10mg/kg，随后0.25mg/kg·h（仅适用于早期侵入性策略）
STEMI（ST段抬高型心肌梗死）
阿司匹林加P2Y12拮抗剂
PCI：如果可以，在＜120min内进行
溶栓治疗：症状出现＜12h且不能及时进行PCI的患者
链激酶–150万单位静脉注射，超过1h
tPA–15mg/kg推注，之后0.75mg/kg持续30min，之后0.5mg/kg超过1h
瑞替普酶–2次10U推注，间隔30min
替奈普酶–推注量根据体重计算，注射时间超过5s
＜60kg = 30mg
60～69kg= 35mg
70～79kg= 40mg
80～89kg= 45mg
＞90kg = 50mg
溶栓治疗的辅助治疗（持续至少48h或直到可以进行PCI）：
tPA，瑞替普酶，替奈普酶–tPA开始的同时，肝素75U/kg推注，之后1 000U/h维持，调整剂量保持aPTT为正常参考值的1.5～2.0倍；或依诺肝素30mg静脉注射，之后1mg/kg，每12h 1次

（续表）

SK（链激酶）：链激酶给药后 1 ～ 3h 开始，肝素 1 000U/h 维持，调整剂量保持 aPTT 为正常参考值的 1.5 ～ 2.0 倍。

缺血性心脏病

缺血性心脏病的基础发病机制是动脉粥样硬化斑块的逐渐发展。患者出现临床症状要么是由于通过狭窄血管的血流量减少，要么是由于斑块破裂形成血栓而出现急性缺血。急性血栓形成是大多数急性缺血性表现的基础，这一认识是积极使用抗血栓疗法治疗心脏病背后的驱动思想。

一级预防

长期以来抱有的关于阿司匹林用于一级预防有益的理念受到了最近一些试验结果的挑战。这些试验对健康的老年人进行了检查，没有发现阿司匹林的益处，而在糖尿病患者中，出血增加基本上抵消了阿司匹林的任何益处。潜在的癌症患者预防性使用的益处最近也受到了挑战。胃肠道出血，更重要的还有颅内出血的副作用在使用阿司匹林的患者中很常见。美国心脏协会（AHA）最新的指南仅推荐阿司匹林用于具有显著心血管风险或已知动脉粥样硬化疾病的一级预防。

稳定型心绞痛

稳定型心绞痛或有临床证据的冠心病患者应长期服用阿司匹林81mg/d。阿

司匹林不耐受的患者可以用氯吡格雷 75mg/d 替代。

最近，FDA批准了低剂量利伐沙班和阿司匹林联合用药用于稳定型心血管疾病患者的二级预防。试验中，利伐沙班（2.5mg，每日2次）与阿司匹林联合使用可改善心血管预后，但比阿司匹林单独给药更容易导致大出血，这一试验结果使得FDA批准了这个适应证。

非ST段抬高型心肌梗死（NSTEMI）

所有不稳定型心绞痛或NSTEMI患者应尽快服用阿司匹林160 ～ 325mg，之后长期服用每天75 ～ 100mg。同时，对于真正的NSTEMI，应考虑使用P2Y12拮抗剂（氯吡格雷、普拉格雷、替格瑞洛），因为在急性冠脉综合征中，双联抗血小板疗法（DAPT）既有短期又有长期（长达1年）益处。如果进行经皮冠状动脉介入治疗（PCI），并放置裸金属支架（BMS）或药物洗脱支架（DES），则必须进行一段时间的DAPT（如本章后面章节所讨论的）。此外，在急性情况下，所有患者都应接受抗凝治疗无论是用普通肝素、低分子肝素、磺达肝癸钠或比伐卢定。对于需要进行介入干预的患者，许多心脏病学家倾向于使用普通肝素作为最初的抗血栓治疗，其他的选择有低分子量肝素和比伐卢定。磺达肝癸钠是另一种选择，通常保留用于必定不进行介入干预的患者，特别是那些有较高出血风险的患者。对于接受普通肝素治疗的患者，大多数数据使用推荐的aPTT 目标，即50 ～ 70秒（正

常参考值的1.5～2倍），因为以更高的aPTT为目标，出血发生率高且预后更差。

随着P2Y12拮抗剂的积极使用，GpⅡb/Ⅲa抑制剂（阿昔单抗，依替非肽和替罗非班）的使用频率降低。对于计划介入干预的高危患者（ST段改变、肌钙蛋白阳性、既往心肌梗死），很少考虑使用GpⅡb/Ⅲa抑制剂。PCI期间，GpⅡb/Ⅲa抑制剂也可作为过渡到口服P2Y12拮抗剂的桥梁。

目前美国心脏协会/美国心脏病学会推荐的抗凝剂的名单如下：

- 依诺肝素，负荷剂量30mg，随后1mg/（kg·12h）。
- 普通肝素，负荷剂量60IU/kg（最大剂量4 000IU），随后12IU/（kg·h）（最大剂量1 000IU/h），aPTT目标为50～70秒（正常参考值的1.5～2倍）。
- 磺达肝癸钠，每天2.5mg。
- 比伐卢定，负荷剂量0.10mg/kg，随后0.25mg/（kg·h）（仅适用于早期侵入性策略）。

急性心肌梗死：急性治疗

有可疑胸痛的患者需要迅速评估是否心肌缺血。发展为心肌梗死的患者，特别是如果心电图显示ST段抬高（STEMI），需要快速治疗以重新打开闭塞的冠状动脉。目前首选的治疗方法是经皮冠状动脉介入治疗（PCI），尽快打开阻塞的血管。不能及时接受PCI的患者即症状发作12小时内，但不能在120分钟内接受PCI的患者，应该进行溶栓治疗。

与NSTEMI/不稳定型心绞痛患者一样，应立即嚼服162～325mg阿司匹林开始双联抗血小板治疗。对于接受PCI治疗的患者，术前应使用负荷剂量的P2Y12拮抗剂：氯吡格雷600mg、普拉格雷60mg或替格瑞洛180mg，以达到最大的血小板抑制作用。同样，在P2Y12拮抗剂的年代，GpⅡb/Ⅲa抑制剂的使用依旧不确定，可能用于PCI期间或在接受复杂干预的患者。

普通肝素仍然是抗血栓治疗的首选，比伐卢定或低分子肝素可作为替代药物。

溶栓治疗

溶栓治疗降低了STEMI患者的住院死亡率并增加了1年生存率，对不能及时接受PCI治疗的患者，溶栓是治疗的选择。

显示溶栓治疗益处的试验使用这些标准来预测进展的STEMI：缺血性胸痛至少半小时，至少2个相邻肢体导联ST段抬高1mm或2个相邻胸导联ST段抬高1～2mm。胸痛伴完全束支传导阻滞的患者也能从溶栓中获益，但胸痛伴ST段压低或ECG正常的患者不能从溶栓中获益。溶栓治疗应在STEMI发病后12小时内尽快开始。在特定患者中，STEMI发病24小时内溶栓治疗也可能是有益的（即持续疼痛，Q波没有完全演变）。前壁心梗，年龄70岁以上以及既往有心梗病史的患者，发生STEMI时死亡率较高，如果不能立即行PCI，应积极考虑溶栓治疗。

药物和剂量的选择

药物及推荐剂量：

- 链激酶–150万U静脉注射，给药时间超过1小时。比tPA效果稍差，可能引起过敏反应。

- tPA–15mg/kg体重弹丸式静脉注射，随后0.75mg/kg体重持续30分钟，之后1小时里0.5mg/kg体重。

- 瑞替普酶–两次10U弹丸式静脉推注，间隔30分钟。结局相似，但比tPA更容易使用。

- 替奈普酶–根据患者体重计算剂量（表20.1），超过5秒弹丸式注射，是最常用的溶栓治疗，使用方便，出血并发症轻微减少。

溶栓治疗的辅助治疗

如上所述，所有患者都应接受双联抗血小板治疗。此外，为了保持血管通畅，所有接受溶栓治疗和未接受PCI的患者应接受至少48小时的抗血栓治疗或直到可进行再灌注治疗。选择包括：

- 依诺肝素，负荷剂量30mg，随后1mg/（kg·12h）

- 普通肝素，负荷剂量60IU/kg（最大剂量4 000IU），随后12IU/（kg·h）（最大剂量1 000IU/h），维持aPTT为参考值的1.5～2倍

- 磺达肝癸钠，每日2.5mg

STEMI：长期抗血栓治疗

患有STEMI的患者有各种血栓并发

症的风险，从再梗死到卒中。因此，部分STEMI患者应考虑抗凝治疗（表20.2）。

表20.2 急性心肌梗死：抗凝治疗的适应证

1. 超声心动图显示有附壁血栓

2. 心房颤动（长期抗凝）

3. 新发的静脉血栓栓塞

4. 前壁Q波型梗死伴高附壁血栓风险（射血分数＜40%，有显著性室壁运动异常）（有争议）

以下几类患者尤其应该考虑治疗性肝素或低分子量肝素继以华法林（INR 2.0～3.0）或DOAC治疗1～3个月：

1. 超声心动图显示有附壁血栓

2. 心房颤动（长期抗凝）

3. 新发的静脉血栓形成

4. 前壁Q波型梗死伴附壁血栓高风险（射血分数＜40%，有显著室壁运动异常）（有争议）

其他患者应接受普通肝素皮下注射7 500U，每日2次，或预防剂量的低分子量肝素，治疗7天或直到完全可下床活动。

仅用药物治疗的STEMI患者，应考虑一年的双联抗血小板治疗。阿司匹林应长期服用，81mg/d。氯吡格雷可用于不能耐受阿司匹林的患者。行PCI并置入冠状动脉支架的患者应根据支架类型进行以下如下治疗。

冠脉搭桥术

阿司匹林325mg/d，术后6小时开始，可降低移植物闭塞率，推荐使用。

冠状动脉支架

冠状动脉支架植入术由于改善了长

期血管通畅性而彻底改变了PCI。目前有两种支架:"裸金属"(BMS)支架和"药物洗脱"(DES)支架。DES浸渍了抑制细胞增殖和血管再狭窄的药物。DES的代价在于损害了抗血栓的内皮细胞层愈合,且支架内血栓形成的风险期更长。对BMS支架而言,置入后的第一个月血栓形成的风险最高。双联抗血小板疗法(DAPT)可以有效降低支架血栓形成的风险。这一点很重要,因为支架血栓形成可能是毁灭性的,心肌梗死风险大于50%,死亡风险10%～25%。

对于裸金属支架(BMS),双联抗血小板治疗需要持续至少1个月,对出血风险低的患者持续1年的治疗。对于药物洗脱支架(DES),尽管现代指南建议根据患者的个体风险调整治疗时间,但双联抗血小板治疗最好持续1年;出血风险非常高的患者,可考虑在6个月后停止双联抗血小板治疗;有支架血栓形成史或支架并发症风险非常高的患者,如冠状动脉解剖困难、多个支架或支架放置于非常近端的患者,可以考虑1年以上双联抗血小板治疗。

对于高风险时期,除非绝对必要,否则不应中断双重抗血小板治疗。择期手术应该推迟,对于较小的手术(牙科手术等),应继续抗血小板治疗。目前尚不清楚,如果P2Y12拮抗剂需要在大手术前停止,GpⅡb/Ⅲa抑制剂是否可以"桥接"P2Y12拮抗剂。坎格瑞洛,一种静脉P2Y12拮抗剂,半衰期短至3～5分钟,或许是一种选择。

支架和抗凝

需要抗凝治疗的冠状动脉支架植入的患者的管理是困难的,因为"三联疗法"的使用与严重出血风险增加3～4倍相关。近来,一些临床试验(一项使用华法林,三项使用DOACs)将三联疗法与使用P2Y12拮抗剂+抗凝的"双重疗法"进行了比较。双重疗法普遍减少出血,对缺血事件的保护作用没有明显的减弱。虽然这些试验并不足以说明双重治疗的疗效,但事实上从数值上看缺血事件是相似的,而且至少有一项试验报告并无劣势,上述原因导致了更常规使用双重治疗。对于需要放置支架的房颤患者,基本原则是尽可能考虑使用裸金属支架,以减少需要双联抗血小板治疗的时间。

年轻患者发生急性心肌梗死的评估

急性心肌梗死在40岁以下的男性和50岁以下的女性是少见的。这类年轻患者的心肌梗死可能是由于动脉粥样硬化以外的原因造成的。其他最常见的原因是血栓阻塞、先天性冠状动脉缺陷和血管炎。

除非病因明确,否则急性心肌梗死的年轻患者应该行冠状动脉造影以确定冠状动脉解剖。冠状动脉栓子堵塞常见于心内膜炎和抗凝不足的机械心脏瓣膜置换患者。

过早心肌梗死的患者应考虑对高凝状态进行有限的评估。没有证据表明缺乏蛋白S、蛋白C和抗凝血酶或存在V因子Leiden突变会增加心肌梗死或中风的风险。患者应评估是否存在抗磷脂抗体并进行全面的血脂检查。考虑到其与过早动脉粥样硬化的关系，应检测脂蛋白（a）水平。慢性骨髓增生性肿瘤患者应考虑个体化检查。

治疗尚不确定。有栓塞源的患者（除非是由于心内膜炎）需要接受华法林或直接口服抗凝剂的完全抗凝治疗。早发动脉粥样硬化患者应接受积极的抗脂治疗和抗血小板治疗。

预防栓塞

心房纤颤

心房纤颤是最常见的可导致卒中或体循环栓塞的心脏疾病。心房纤颤患者由于栓塞所致的卒中风险因危险因素不同而异，可达每年3%～7%。正如下面将讨论的，有几组患者确定具有较高的栓塞风险。

过去精心设计的研究已经阐明了抗凝治疗的作用。这些研究检验了非瓣膜性房颤患者的卒中预防。华法林试验已经确定了华法林抗凝治疗将卒中风险从每年5%降到每年1%，且出血率低。新的直接口服抗凝剂的试验已经证明在预防卒中方面与华法林具有同等效应或优于华法林，所有研究都显示直接口服抗凝剂治疗的患者大出血包括颅内出血的发生率有所减少。回顾这些研究可以清楚地看出，抗凝对于大多数非瓣膜性房颤患者的栓塞预防是有指征的。

存在对患者进行风险分层的预测原则，帮助临床医生选择给谁抗凝（表20.3和20.4）。多个临床试验的数据汇集在一起制定了预测原则，包括最初的CHADS2评分和近期的CHA2DS2-VASc评分。

表20.3　房颤患者卒中的危险因素

临床危险因素
高血压
近期充血性心力衰竭
栓塞病史
超声心动图风险因素
整体左心功能障碍
左房内径 $\geq 2.5 \text{ cm/m}^2$

Derived from data in The Stroke Prevention in Atrial Fibrillation Investigators. Predictors of thromboembolism in atrial fibrillation: echocardiographic features of patients at risk. *Ann Intern Med.* 1992; 116: 6–12

表20.4　CHADS2和CH2D2-VASC评分系统

CHADS2：近期心力衰竭、高血压、年龄 > 75岁、糖尿病，每项各1分。有卒中病史2分。

CHADS2 积分	年卒中风险	治　疗
0	1.9	阿司匹林
1	2.8	DOAC 或华法林
2	4.0	DOAC 或华法林
3	5.9	DOAC 或华法林
4	8.5	DOAC 或华法林
5	12.5	DOAC 或华法林
6	18.2	DOAC 或华法林

CHA2DS2-VASc能够更好地定义卒中风险极低（< 0.5%）的亚组患者。由于从抗凝药物获益的可靠数据，CHA2D2-VASc评分大于或等于2的患者应该抗凝。评分为0时，不建议进行抗凝治疗。得分为1分的患者应就抗凝治疗进行风险收益评估。

虽然CHA2D2-VASc评分为1的患

者，也可以选择阿司匹林，但应该注意的是，比较阿司匹林与DOACs的研究显示了两者大致相似的安全性，但阿司匹林在预防卒中方面的有效性明显较差。阿司匹林和华法林的对比研究也强烈支持华法林。不幸的是，尽管有文献证明阿司匹林在预防卒中方面效果较差，但由于人们认为它更安全，所以经常给老年患者服用。总体数据表明，抗凝治疗不应优先使用阿司匹林。

心房颤动：特殊情况

房颤患者进行心律转复有栓塞的风险，发生率高达5%。因此，房颤持续时间大于2天的患者在复律前应接受华法林治疗使INR达到2.0～3.0或者直接口服抗凝剂治疗3～4周。达到抗凝目标的这个时间可以使现有的血栓机化。因为心房的机械活动可能要到恢复正常窦性心律后的一段时间才能完全恢复，转律后患者应继续抗凝4周。CHA2D2-VASc评分≥2的卒中高危患者应长期抗凝。对于想要快速转律的患者，可以进行经食管超声心动图检查，当患者处于稳定抗凝状态时，如果没有发现血栓，可以转律，然后进行至少1个月的抗凝。如果发现血栓，则患者需要抗凝1个月后复查影像。

甲亢性心脏病心房颤动与栓塞高发生率相关。因此，这些患者应接受华法林治疗维持INR 2.0～3.0或口服DOAC直到恢复正常窦性心律后4周。

风湿性瓣膜病

风湿性二尖瓣疾病患者有高达约每

年20%的卒中风险。因此，风湿性二尖瓣疾病患者如果有下列任何一项临床表现，都应该服用华法林（INR 2.0～3.0）：

1. 栓塞病史
2. 慢性或阵发性心房颤动
3. 正常窦性心律，左房内径 > 5.5cm
4. 左心房血栓

使用了华法林治疗，但仍反复发作栓塞的患者应该在华法林的基础上服用阿司匹林，每天80～100mg。有严重二尖瓣狭窄的患者通常被排除在DOACs的主要试验之外，因此，华法林是这类患者的首选药物。

机械心脏瓣膜

机械心脏瓣膜置换患者栓塞的风险极高（未抗凝者，每年12%～30%），强烈建议抗凝治疗（表20.5）。新一代的机械瓣膜看起来比旧的滚珠轴承瓣膜血栓形成少。此外，主动脉瓣机械瓣置换患者血栓形成的风险比二尖瓣置换患者低，特别是在没有房颤的情况下。然而，新型瓣膜的栓塞率和瓣膜血栓形成率仍然不低，因此仍推荐进行抗凝治疗。

机械瓣膜置换的患者可通过瓣膜类型、瓣膜置换位置和置换数量进行分层。利用这些临床因素对患者进行风险分层，可以选择一种抗血栓策略：

- 主动脉双叶瓣膜：INR 2 ～ 3以及阿司匹林80 ～ 100mg/d
- 球笼瓣：INR 2.5 ～ 3.5以及阿司匹林80 ～ 100mg/d
- 所有其他瓣膜：INR 2.5 ～ 3.5以及阿司匹林80 ～ 100mg/d

表20.5 机械瓣膜患者危险分层与治疗

高风险：治疗目标 INR 2.5～3.5 + ASA 80～100mg/d
1980年以前植入的瓣膜（球笼瓣或斜碟瓣）
既往栓塞
血管疾病
单服用华法林时卒中风险＞2%/y
二尖瓣膜置换
中等风险：INR 2.5～3.5
低风险：INR 2～3
主动脉瓣双叶瓣，且无心房纤颤
生物瓣膜的治疗与危险分层
主动脉瓣置换或二尖瓣置换：INR 2.5～3.5 达3个月，之后阿司匹林
TAVR（译者注：经导管主动脉置换术）：双联抗血小板治疗3～6个月，之后阿司匹林
+a fib：DOAC或华法林达到 INR 2～3
+a hx 栓塞或左房血栓：INR 2.5～3.5 + 阿司匹林 80～100mg/d

对于所有的瓣膜类型和位置，加用抗血小板治疗是有额外保护作用的。抗血小板治疗对于"高危"情况-二尖瓣位置的旧瓣膜类型是最重要的，出血风险增加，但其获益超过了出血的风险。在阿司匹林治疗时加用质子泵抑制剂可降低胃肠道出血的风险。

在一项达比加群预防机械瓣膜置换患者卒中的临床试验因卒中和出血均较华法林组增加而提早停止后，DOACs禁用于机械心脏瓣膜置换术后抗凝。

生物心脏瓣膜

尽管风险较低，生物心脏瓣膜仍然有一定的栓塞风险，栓塞风险在术后即刻以及伴有其他危险因素如房颤的患者中是最高的。在植入生物心脏瓣膜后，应予华法林治疗3个月，然后长期使用阿司匹林。有房颤和栓塞史或左房血栓的患者应长期抗凝。新的经导管主动脉瓣置换术（TAVR）需要双联抗血小板治疗3～6个月，然后长期服用阿司匹林。

慢性心脏衰竭

左心室射血分数低于30%并伴有整体功能障碍的患者卒中风险较高，但是否需要使用华法林或其他抗栓药物预防卒中仍不确定，应根据其他临床表现综合考虑。例如，如果患者有冠状动脉疾病的危险因素，阿司匹林将是合适的。如果患者有房颤或有卒中病史，则需要抗凝治疗。

（张瑞凌　译）

建议阅读

January CT, Wann LS, Calkins H, et al. 2019 AHA/ACC/HRS focused update of the 2014 AHA/ACC/HRS guideline for the management of patients with atrial fibrillation: a report of the American College of Cardiology/American Heart Association task force on clinical practice guidelines and the Heart Rhythm Society. Heart Rhythm. 2019.

Larson EA, German DM, Shatzel J, DeLoughery TG. Anticoagulation in the cardiac patient: a concise review. Eur J Haematol. 2019; 102(1): 3-19.

Levine GN, Bates ER, Bittl JA, et al. 2016 ACC/

AHA guideline focused update on duration of dual antiplatelet therapy in patients with coronary artery disease: a report of the American College of Cardiology/American Heart Association Task Force on clinical practice guidelines: an update of the 2011 ACCF/AHA/SCAI guideline for percutaneous coronary intervention, 2011 ACCF/AHA guideline for coronary artery bypass graft surgery, 2012 ACC/AHA/ACP/AATS/PCNA/SCAI/STS guideline for the diagnosis and management of patients with stable ischemic heart disease, 2013 ACCF/AHA guideline for the management of ST-elevation myocardial infarction, 2014 AHA/ACC guideline for the management of patients with non-ST-elevation acute coronary syndromes, and 2014 ACC/AHA guideline on perioperative cardiovascular evaluation and management of patients undergoing noncardiac surgery. Circulation. 2016; 134(10): e123−155.

Lip GY. Stroke and bleeding risk assessment in atrial fibrillation: when, how, and why? Eur Heart J. 2013; 34(14): 1041−1049. https://doi.org/10.1093/eurheartj/ehs435. Epub 2012 Dec 20.

Nishimura RA, Otto CM, Bonow RO, et al. 2017 AHA/ACC focused update of the 2014 AHA/ACC guideline for the management of patients with valvular heart disease: a report of the American College of Cardiology/American Heart Association Task Force on clinical practice guidelines. Circulation. 2017; 135(25): e1159−1195.

Vandvik PO, Lincoff AM, Gore JM, Gutterman DD, Sonnenberg FA, Alonso-Coello P, Akl EA, Lansberg MG, Guyatt GH, Spencer FA. American College of Chest Physicians Primary and secondary prevention of cardiovascular disease: antithrombotic therapy and prevention of thrombosis, 9th ed: American College of Chest Physicians Evidence-Based Clinical Practice Guidelines. Chest. 2012; 141(2 Suppl): e637S−668S.

Whitlock RP, Sun JC, Fremes SE, Rubens FD, Teoh KH. American College of Chest Physicians. Antithrombotic and thrombolytic therapy for valvular disease: antithrombotic therapy and prevention of thrombosis, 9th ed: American College of Chest Physicians Evidence-Based Clinical Practice Guidelines. Chest. 2012; 141(2 Suppl): e576S−600S. https://doi.org/10.1378/chest.11-2305.

卒中和周围血管疾病

21

托马斯·G.德洛格利

卒中

脑血管病可能由动脉粥样硬化、栓塞或一些罕见的原因如血管炎引起。绝大多数卒中的原因是动脉粥样硬化或者栓塞，本章将重点讨论这两种原因。然而，临床医生在特定的病例中应警惕罕见的卒中原因。

急性卒中

出现急性神经功能损伤的患者要迅速判断是否为缺血性卒中，如果是，应采取什么治疗方案（表21.1）。绝大多数症状出现时间小于3小时的患者可进行溶栓治疗，并且对于其中一部分，时间窗可以延长至4.5小时。症状出现时间在6小时内的患者可以考虑机械取栓术，在某些病因时，时间窗可尝试延长至24小时。对这些患者的评估要迅速，应在治疗前进行影像学检查以排除出血或大的创伤。还应对全身基础状况进行评估。

符合标准的患者应考虑溶栓治疗（表21.2）。溶栓治疗与临床结局的改善相关，但颅内出血发生率高，患者的选择是关键。溶栓治疗的绝对禁忌证包括颅内出血、收缩压大于185mmHg或舒张

表21.1 脑血管疾病的抗血栓治疗

急性卒中
适合溶栓的患者：tPA 0.9mg/kg（最大90mg），1min内给予总剂量的10%，余下部分给药时间超过1h。24h内开始抗血小板治疗
不适合溶栓的患者：抗血小板治疗-轻度至中度卒中或高风险短暂性脑缺血发作患者，阿司匹林/氯吡格雷21～90d
栓塞性卒中：服用阿司匹林2周之后继续华法林或DOACs抗凝治疗。对于非常轻微事件的患者，可考虑尽早开始治疗
长期治疗：抗血小板治疗，使用阿司匹林、氯吡格雷或缓释型双嘧达莫联合阿司匹林

性大于110mmHg或活动性内出血。溶栓治疗可使用tPA 0.9mg/kg（最高90mg），1分钟内静脉注射总剂量的10%，余下部分给药时间超过1小时。接受溶栓治疗的患者24小时内不能再行任何其他形式的抗凝治疗，包括阿司匹林。应该仔细监测这些患者的出血迹象。

对于症状发生24小时内，因大的前动脉血栓栓塞引起脑卒中的患者，应考虑机械取栓术，数据显示，这能更大程度的降低卒中致残的可能性；对于症状发生6小时内的患者，强烈推荐进行该手

表21.2　tPA标准　　　　　　　　　　　　　　　　　　（续表）

患者必须具备以下所有条件：
有明确发病时间的缺血性卒中
年龄超过18岁
绝对禁忌证
活动性内出血
过去7d内不可压迫止血部位的动脉穿刺
脑肿瘤、血管畸形或动脉瘤
CT提示大面积脑梗死（＞1/3大脑半球）
当前或过去颅内出血
使用直接口服抗凝剂，可测量出活性
血糖浓度低于50mg/dL或高于400mg/dL
患者口服抗凝剂INR＞1.7
患者在48h内使用肝素，aPTT仍然升高
血小板计数低于100 000个/μL
凝血酶原时间大于15s
症状快速改善或轻微
近期脑或脊柱手术
3个月内卒中或严重颅脑外伤
提示蛛网膜下隙出血的症状
收缩压＞185mmHg或舒张压＞110nnHg
相对禁忌证
过去21天内消化道出血或尿路出血
过去14天内接受过重大手术
近3个月心肌梗死
妊娠
症状快速改善或轻微
3～4.5h溶栓治疗禁忌证
年龄超过80岁

使用任何口服抗凝剂
糖尿病和卒中史
NIHSS评分大于25

术或者如果符合溶栓条件则接受溶栓治疗；症状发生介于6～24小时内的患者，如果临床表现比影像学显示更严重的神经损伤，也应考虑机械取栓术。早期发生卒中的患者应该在可以进行机械取栓术的中心接受治疗或转移到这样的中心。

未接受溶栓或取栓治疗且无明显栓子来源的卒中患者，应接受抗血小板治疗。两项大型试验表明，阿司匹林在降低死亡或残疾方面有微小但确切的益处。由于卒中患者也有缺血性心脏病的危险因素，阿司匹林也将有益于缺血性心脏病。轻度至中度卒中致残者应开始阿司匹林/氯吡格雷双联抗血小板治疗21～90天，重度卒中患者只服用阿司匹林。

有卒中或短暂性脑缺血发作史的患者应继续抗血小板治疗。阿司匹林、阿司匹林联合缓释双嘧达莫或氯吡格雷治疗均可有效预防卒中复发。

有栓子来源证据的卒中患者需要终身抗凝，但由于严重颅内出血的风险增加，抗凝的起始时间应该推迟。对于轻微的事件，可以在几天内开始使用华法林或直接口服抗凝剂，但对于大面积梗死的患者应等待2周，在等待期间使用阿司匹林需谨慎。

颈动脉剥离是越来越多被识别的卒中病因，尤其是在年轻患者中。新发卒中的发生率很低（约2%）。在预防新发卒中方面，至少3个月的抗血小板治疗效果等同于抗凝治疗。

目前还不清楚服用华法林导致颅内出血的患者应该停用该药多长时间。最近的数据表明，如果患者有很强的抗凝指征，如机械瓣膜植入，那么仅停止抗凝治疗1周较为合适。应该仔细检查出血前后的情况，看看是否有可逆性因素，例如非常高的INR。由于缺乏数据，治疗应根据患者的具体情况而定。几项研究表明，对大多数患者来说，在抗凝诱导的颅内出血后，重新开始抗凝与较少的血栓形成甚至死亡有关，抗凝治疗的收益超过了再出血的风险。

深静脉血栓和肺栓塞是卒中患者发病和死亡的常见原因。卒中患者应接受低分子肝素预防治疗，已经证明低分子肝素对这些患者是安全有效的，并不会增加出血的风险。

短暂性脑缺血发作

有短暂神经系统综合征的患者应评估是否存在动脉狭窄。同侧颈动脉狭窄超过70%的患者，如果有手术适应证，应进行内膜切除术；狭窄50%～70%的患者，如果手术引起卒中的风险低，应考虑手术。对于多处狭窄但手术风险高或手术解剖困难的患者，可采用颈动脉支架置入术。所有TIA（短暂性脑缺血发作）患者都应开始服用阿司匹林75～100mg/d。复发风险可通过ABCD2评分进行量化（表21.3），评分4分及以上的患者应接受21～90天的双联抗血小板治疗。

对于阿司匹林不耐受或阿司匹林无效的患者，氯吡格雷是有益的。动脉粥样硬化患者还应该积极的治疗危险因素，如戒烟、血压控制（目标值低于140/80mmHg），低密度脂蛋白目标低于70。

表21.3　ABCD2评分

得分	0	1	2
年龄	≤60	>60	—
血压	正常	>140/90mmHg	
临床特征	没有言语障碍，没有单侧肢体无力	语言障碍	单侧肢体无力
症状持续时间	<10min	10～59min	>60min
糖尿病	没有	有	
ABCD2评分	2d卒中风险（%）	7d卒中风险	90d卒中风险
低危人群（0～3）	1.0	1.2	3.1
中危人群（4～5）	4.1	5.9	9.8
高危人群（6～7）	8.1	11.7	17.8

复发性卒中患者

除了阿司匹林较小的效果外，对于非栓塞性卒中的二级预防还没有好的策略。抗血小板治疗失败并复发卒中的患者通常会改用不同的药物，如服用阿司匹林但二次卒中的患者可改为服用氯吡格雷，或使用华法林，也可直接口服抗凝剂，但指导治疗的数据很少。

卵圆孔未闭与卒中

卵圆孔未闭（PFO）存在于20%的正常个体，年轻的卒中患者，尤其是特发性卒中患者中发生率可高达60%。对于诊断PFO的价值和处理方法存在很大的争议，一般来说，PFO在以下情况下更有可能是栓塞的来源：

* 没有动脉粥样硬化的证据
* 来源于静脉血栓
* MRI显示多发梗死区域
* PFO显示明显的分流
* 出现房间隔瘤

PFO的处理方法有：① 手术或用导管装置封闭PFO；② 使用阿司匹林；③ 使用华法林或其他抗凝药物。对于年龄小于60岁的"隐源性卒中"（无房颤、大血管疾病）患者，如果有右至左分流的证据，目前建议关闭PFO。先行双联抗血小板治疗3个月，再予阿司匹林治疗。

年轻患者卒中

50岁以下卒中患者应接受积极评估（表21.4）。在年轻患者中，早发的动脉粥样硬化和栓塞仍然是卒中的2个最常见的原因。患者应行经食道超声心动图检查，以寻找心脏异常，并进行血管成像，以排除血管炎、过早关节硬化、夹层或其他血管异常等。长时程心脏节律监测仪的使用显示，在"隐源性卒中"患者中，无症状心房颤动的发生率很高。

表21.4　年轻脑卒中患者评估

血管造影
抗磷脂抗体
脂蛋白（a）
长时程心律监测
血浆同型半胱氨酸
经食道超声心动图

早发卒中的患者只需接受有限的高凝状态评估。目前尚无令人信服的证据表明经典的易栓症如缺乏蛋白S、蛋白C、抗凝血酶等会增加卒中风险。应评估患者是否存在抗磷脂抗体，并检测全套血脂和同型半胱氨酸水平。考虑到脂蛋白a与早发动脉粥样硬化的相关性，也应该检测脂蛋白a水平。

患有镰状细胞病的儿童卒中的风险很高，需用经颅多普勒筛查；流速高的患儿可以从积极输血方案中获益。患有镰状细胞病并伴有卒中的患者都需要长期输血治疗，以将镰状细胞血红蛋白的比例降低并维持在30%以下。

周围血管疾病

急性缺血

由于栓塞或已有动脉粥样硬化区域肢体突然血栓形成导致供血动脉急性闭

塞的患者，需要快速干预以挽救肢体。从缺血开始，肢体挽救的时间窗仅有4～6小时。栓塞的患者通常只需要清除血栓，但那些有血栓形成伴有动脉粥样硬化的患者通常需要血管重建术，因此，为了制定治疗方案，区分这2种情况是很重要的。栓塞的患者症状发作突然，既往很少有症状，通常会有一个明显的栓塞源，比如心房颤动。有基础动脉粥样硬化的患者会有周围血管疾病的早期症状。

急性缺血的表现是典型的"5Ps"：疼痛、苍白、麻痹、感觉异常和无脉。应对受累肢体进行评估以确定缺血程度。轻度无力和感觉丧失但没有严重肢体瘫痪的患者需要紧急治疗以挽救肢体，患者应接受快速的全身疾病评估，虽然栓子栓塞常常可以依据临床表现诊断，但在很多情况下，血管造影仍有指征，以通过显示弥漫性动脉粥样硬化病变或分散性栓子来确定潜在的病因。

急性缺血患者需要用肝素快速抗凝治疗。如果肢体有望存活且缺血时间小于14天，则宜采用导管溶栓治疗，首选tPA及其衍生物瑞替普酶或替奈普酶，输注时间超过24～48小时。由于潜在的严重血管疾病，溶栓治疗后肢体再灌注的患者通常需要介入血管成形术或外科血管重建术，肢体受到立即威胁时应进行外科血管重建术，这也是缺血持续时间超过14天的首选方法。

严重缺血以休息痛为信号，将肢体抬高会加重疼痛，将肢体置于心脏水平以下可减轻疼痛。患者通常需要手术重建血管以防止组织损坏。使用肝素治疗几天可暂时控制症状。

慢性缺血是目前周围血管疾病最常见的症状，如果给予适当的关注，大多数患者不会进展到手术。由于周围血管疾病所致慢性缺血的患者，具有更高的由所有血管原因引起的死亡风险，这些患者应接受全面的抗动脉粥样硬化治疗，包括帮助戒烟和抗脂质治疗，吸烟是周围血管疾病及其进展的主要危险因素。另一种有效的疗法是监督下的锻炼计划，遵循这样一个计划的患者将会改善他们的运动能力和延长无痛步行距离。

蓝趾综合征是一种独特的综合征，出现一个或多个蓝色的脚趾。这些病变的差异很大（表21.5）。第一步是评估患者的基础疾病。蓝趾综合征的大多数原因都与基础疾病的进程有关，筛查可以极大地帮助缩小差异。在许多情况下，动脉粥样硬化斑块即"阵雨"样的纤维蛋白-血小板栓子是导致蓝脚趾最常见的原因。这些患者有基础动脉粥样硬化，并可能是单侧病变。胆固醇栓塞的患者经常（但不总是）有"诱发性"事件，如近期导管置入引起大量栓子。这些患者也可能有网状青斑和肾功能障碍。在华法林治疗的前几周，患者出现蓝脚趾是很罕见的，这是由于斑块表面破裂导致胆固醇栓塞造成的。

治疗方法取决于基础疾病。尽管通常需要对血管病变进行病因治疗，纤维蛋白-血小板栓塞患者通常抗血小板治疗有效，华法林导致的蓝趾综合征肝素抗凝有效。

周围血管疾病的抗血栓治疗

由于栓塞导致肢体缺血的患者需要

表21.5 蓝趾综合征（O'keefe之后）

动脉粥样硬化栓塞
血小板聚集
胆固醇结晶
华法林相关胆固醇栓塞
心脏栓塞
感染性心内膜炎
非血栓性心内膜炎
心脏黏液瘤
心脏纤颤
人工瓣膜栓塞
高黏度综合征
冷球蛋白血症
冷纤维蛋白原
冷凝集素
真性红细胞增多症
白血病
巨球蛋白血症
高凝状态
恶性肿瘤
糖尿病
抗磷脂抗体
特发性血小板增多症
红斑性肢痛症
弥散性血管内凝血
深静脉血栓形成
血管炎
显微镜下多动脉炎
典型结节性多发动脉炎
狼疮性血管炎

用华法林或直接口服抗凝剂进行抗凝。

所有动脉粥样硬化性血管疾病患者的一线治疗是阿司匹林或氯吡格雷抗血小板治疗。周围血管疾病患者除有周围血管疾病外，还有心肌梗死和卒中的高风险，他们将受益于抗血小板治疗。目前，通常推荐单药抗血小板治疗，除低于膝关节的植入物外，此类患者可能受益于双联抗血小板治疗1年。与阿司匹林相比，华法林不能改善预后，华法林联合阿司匹林也不能改善预后，利伐沙班联合阿司匹林确实改善预后，但代价是出血增加，这可能是高危患者或服用阿司匹林后仍有复发性血栓形成患者的一种选择。

（马敏慧 译）

建议阅读

Farber A. Chronic limb-threatening ischemia. N Engl J Med. 2018; 379(2): 171-180.

Hankey GJ. Stroke. Lancet. 2017; 389(10069): 641-654.

Hasan TF, Rabinstein AA, Middlebrooks EH, Haranhalli N, Silliman SL, Meschia JF, Tawk RG. Diagnosis and management of acute ischemic stroke. Mayo Clin Proc. 2018; 93(4): 523-538.

Kuijpers T, Spencer FA, Siemieniuk RAC, Vandvik PO, Otto CM, Lytvyn L, Mir H, Jin AY, Manja V, Karthikeyan G, Hoendermis E, Martin J, Carballo S, O'Donnell M, Vartdal T, Baxter C, Patrick-Lake B, Scott J, Agoritsas T, Guyatt G. Patent foramen ovale closure, antiplatelet therapy or anticoagulation therapy alone for management of cryptogenic stroke? A clinical practice guideline. BMJ. 2018; 362: k2515.

Markus HS, Levi C, King A, Madigan J, Norris

J. Cervical Artery Dissection in Stroke Study (CADISS) Investigators. Antiplatelet therapy vs anticoagulation therapy in cervical artery dissection: the Cervical Artery Dissection in Stroke Study (CADISS) randomized clinical trial final results. JAMA Neurol. 2019; https://doi.org/10.1001/jamaneurol.2019.0072. [Epub ahead of print].

McNally MM, Univers J. Acute Limb Ischemia. Surg Clin North Am. 2018; 98(5): 1081−96.

Morley RL, Sharma A, Horsch AD, Hinchliffe RJ. Peripheral artery disease. BMJ. 2018; 360: j5842.

O'Keeffe ST, Woods BO, Breslin DJ, Tsapatsaris NP. Blue toe syndrome. Causes and management. Arch Intern Med. 1992; 152(11): 2197−2202.

Prasad K, Siemieniuk R, Hao Q, Guyatt G, O'Donnell M, Lytvyn L, Heen AF, Agoritsas T, Vandvik PO, Gorthi SP, Fisch L, Jusufovic M, Muller J, Booth B, Horton E, Fraiz A, Siemieniuk J, Fobuzi AC, Katragunta N, Rochwerg B. Dual antiplatelet therapy with aspirin and clopidogrel for acute high risk transient ischaemic attack and minor ischaemic stroke: a clinical practice guideline. BMJ. 2018; 363: k5130.

Zerna C, Thomalla G, Campbell BCV, Rha JH, Hill MD. Current practice and future directions in the diagnosis and acute treatment of ischaemic stroke. Lancet. 2018; 392(10154): 1247−1256.

肝素和肝素诱导的 血小板减少症

22

托马斯·G.德洛格利

肝素是一种抗凝血剂，通过结合抗凝血酶（AT），促进参与凝血激活的丝氨酸蛋白酶（因子Ⅱa、Ⅶa-TF、Ⅸa、Ⅹa和Ⅺa）的失活而发挥作用。肝素是分子量在3 000～30 000Da之间的糖类聚合物的混合物。促进AT活性需要特定的戊糖序列，在目前使用的肝素中，只有1/3的肝素分子存在这种序列。肝素中的其他聚合物可能具有抑制血小板的作用或纤溶作用。

低分子量肝素（LMW肝素或LMWH）混合物是通过酶或化学方法将长肝素链分解成小的片段而得到的。这些小链具有更特异的抗血栓活性和更低的抗血小板活性。它们还有容易确定剂量和安全性更高的优点。对于大多数血栓性疾病，低分子量肝素是优于普通肝素的治疗选择。

鉴于只有特定的五个单体序列对促进抗血栓活性至关重要，合成的戊糖分子药物已被研发出来，能与抗凝血酶结合并促进其灭活Ⅹa因子。目前只有一种戊糖，即磺达肝癸钠在临床使用。

普通肝素抗栓

使用普通肝素的关键是给予足够的剂量。再次血栓形成的最强预测因素是未在24小时内达到充分抗凝。予5 000U（较大血栓或肺栓塞为10 000U）静脉推注，继之以1 400U/h持续静脉滴注。传统方案以1 000U/h开始导致绝大多数患者抗凝不足，并增加了再次血栓形成的风险。抗Ⅹa水平（"肝素水平"）或aPTT均可用于监测肝素抗凝。

如果使用aPTT监测，在推注后6小时进行检测，如果aPTT未达到治疗目标，则应相应地调整滴注剂量。由于aPTT超过治疗范围可能只反映推注效应，因此绝不应调慢滴注速度，除非连续2次间隔6小时的aPTT值均超过治疗范围。当使用普通肝素时，必须积极迅速地达到aPTT治疗范围。肝素剂量未达治疗水平与复发血栓形成相关，而aPTT值超过治疗范围与出血之间没有相关性。因此，不应该对高的aPTT值反应过度。近来已发表了几个诺模图用于调整肝素以达到治疗性抗凝目标。如果使用某一个诺模图，必须根据实验室中使用的特定aPTT试剂进行校准，而不是简单地照搬一本书或一篇文章中的值。治疗范围因不同的aPTT试剂而异，必须根据肝素水平在每个实验室进行标准化。

抗Ⅹa水平被越来越多用于反映血浆肝素活性，因为抗Ⅹa水平不太受炎症的影响，可以更精确地滴定肝素输注。

对于深静脉血栓形成的患者，任何肝素的治疗持续时间都可以短至5天，前提是患者第5天时已使用华法林充分抗凝至少24小时。皮下注射肝素通常不用于治疗静脉血栓。然而，有数据表明，如果给予333U/kg推注，然后每12小时固定给予250U/kg，治疗静脉血栓的效果与低分子肝素相当。

普通肝素也用于预防静脉血栓形成，给予5000U每日2次或每日3次。由于普通肝素的半衰期较短且使用者较熟悉，因此它还有多种用途，如透析或心脏转流机器抗凝。

低分子量肝素抗栓

低分子量肝素是肝素的衍生物，其抗Ⅹa作用增强，抗血小板作用减弱（表22.1和表22.2）。几项试验表明，低分子量肝素比普通肝素有更好的风险收益比。

由于低分子量肝素不与急性期蛋白或内皮细胞结合，其药代动力学比普通肝素更可预测。预防性使用时，低分子量肝素可以每天使用1次或2次，不需要实验室监测。目前有大量证据表明，在DVT/PE治疗中使用低分子量肝素比普通肝素更安全有效。有证据表明，病情稳定的DVT/PE患者可以在家中使用低分子量肝素进行治疗。

对于急性静脉血栓形成，低分子肝素类药物有达肝素钠、依诺肝素或亭扎肝素。对于短期治疗，绝大多数患者不需要监测低分子量肝素水平。对于非常肥胖（＞理想体重的两倍）、严重肝衰或心力衰竭、怀孕或长期接受低分子肝素治疗的患者，应该检测低分子量肝素水平。

低分子肝素在肾脏清除，需要根据肾功能进行剂量调整。对于肌酐清除率为10～30mL/min的患者，依诺肝素的剂量为0.65mg/kg，每12小时1次，并应监测其水平。在这些患者中，依诺肝素的剂量应为1mg/（kg·d）。低分子

表22.1 普通肝素与低分子量肝素的比较

普通肝素	低分子量肝素
非特异性结合血浆蛋白	缺乏非特异性结合
血浆半衰期随着药物剂量的增加而增加	稳定的血浆半衰期
结合血小板因子4	不结合血小板因子4
治疗性使用必须根据aPTT调整	治疗中大多数患者不需要监测浓度
aPTT用于监测	如有必要，需要特定的血浆水平监测
可被鱼精蛋白中和	只有50%被鱼精蛋白中和
半衰期短	半衰期长

表22.2　药物及剂量

肝素
给药途径：皮下或静脉给药
预防：5 000U每日2～3次
治疗：5 000～10 000U，随之1 000～2 000U/h，达到0.35～0.7抗Xa单位的肝素水平
低分子量肝素
达肝素钠
预防：2 500U每日1次（低风险）；5 000U每日1次（高风险腹部手术）
治疗：每12h 100U/kg或每天200U/kg
依诺肝素
预防：每天40mg或每12h 30mg（矫形外科指征）
治疗：每12h 1mg/kg或低风险患者1.5mg/kg
那屈肝素
预防：每24h 2 850U（高风险患者38U/kg）
治疗：每12h 86U/kg或每24h 171U/kg
亭扎肝素
预防：每24h 3 500U（高风险患者4 500U）
治疗：每24h 175U
戊多糖
磺达肝癸钠
预防：每24h 2.5mg
治疗：每24h 7.5mg（50kg以下患者5.0mg，100kg以上患者10mg）

肝素的药代动力学不受体重影响，超重患者不应限制或调整剂量。注射4小时后检测其水平，依诺肝素的治疗范围为0.7～1.2抗Xa单位。

对于静脉血栓形成的治疗，诊断后尽快给予第一剂低分子量肝素，诊断后第一个晚上开始服用华法林。第二剂的低分子肝素应该是向上午8时和晚上8时给药方案的"过渡"。第二次的剂量是用患者通常的剂量（1mg/kg）乘以首次给药到第二次给药的时间除以12的比值得出的。例如，如果一个60kg的患者在午夜接受了第一剂药物，次日早上8时，给予40mg（译者注：剂量计算方法（8-0）/12=2/3×1×60=40mg），然后每12小时给予60mg。应该每天对患者进行面访或电话随访。即便INR达到治疗标准，仍然需要继续重叠使用低分子量肝素和华法林24小时。如果要长期治疗静脉血栓，建议在开始达比加群酯或依度沙班治疗之前使用低分子肝素治疗5天。

戊多糖抗栓

目前市场上只有一种戊多糖，即磺达肝癸钠。已证明它对预防外科静脉血栓形成和治疗静脉血栓形成以及急性冠脉综合征有效。预防剂量为每日2.5mg。对于静脉血栓的治疗，剂量为每日7.5mg（50kg以下患者为5.0mg，100kg以上患者为10mg）。急性冠脉综合征的剂量为每日2.5mg。磺达肝癸钠的肾脏清除率很高，已证明每天1.5mg的预防剂量对肌酐清除率为50～20mL/min的患者是安全的，在严重肾脏疾病中是禁忌。此外，由于该药物的剂量是固定的，它不应该用于体重在50kg以下的患者治疗或预防血栓。最后需要考虑的问题是，磺达肝癸钠的半衰期为17～21小时，如果在外科的桥接治疗时，需要抗凝作用快速消除，那么不适合选这个药。

特殊问题

有狼疮抑制物而又需要肝素抗凝的患者很难监测抗凝效果，因为他们的aPTT已经延长。一种选择是使用低分子量肝素，因为它的剂量可预测。另一种方法是直接测定肝素对Ⅹa因子的抑制能力，这项检验对狼疮抑制物不敏感，普通肝素的治疗范围是0.35～0.7抗Ⅹa单位。肝素检测（译者注：即抗Ⅹa水平/肝素水平检测）对处于急性炎症期的患者也有价值，这种情况下肝素非特异性与炎性蛋白结合，导致aPTT不能反映肝素水平。这种现象在使用环孢素的患者身上也可看到。在孕妇中，凝血因子Ⅷ急性升高也可能引起一个误导性的aPTT。因此，应该使用肝素水平来指导这些患者的治疗，即使是使用预防剂量的普通肝素。

高凝状态的孕妇存在一个特殊的问题，即妊娠增加了血栓形成的风险，但却是华法林治疗的绝对禁忌证。肝素的使用曾一度令人担忧，但现在很明确，肝素可以安全地用于孕妇。临床上对低分子量肝素已有丰富的使用经验，它在孕妇中使用无论是预防还是治疗都是安全且有效的。低分子量肝素不会穿过胎盘，与普通肝素相比，低分子量肝素的骨质疏松症发生率更低。治疗性应用时，应该每4周监测低分子肝素水平。经验表明，随着妊娠的进展，应用低分子量肝素比应用普通肝素监测到的肝素水平更稳定。对于任何肝素过敏的患者，可以

用磺达肝癸钠替代，但孕妇的数据较少。

肝素抵抗是指需要使用异常高剂量的肝素来提高aPTT或反映肝素效果的其他指标，常见于有强烈炎症状态的患者。高水平的Ⅷ因子可减弱aPTT对肝素的反应，而其他蛋白质如纤维蛋白原可吸附肝素。对于怀疑肝素抵抗的患者，第一步是使用抗Ⅹa水平来监测肝素，如果患者仍然存在抵抗，则检查抗凝血酶水平，如果抗凝血酶水平很低（＜50%），则补充抗凝血酶可能会有所帮助。最后，有必要换用比伐卢定或阿加曲班等抗凝剂。

肝素的并发症

出血 大约5%的治疗性使用肝素的患者会发生出血，有些患者似乎比其他人面临更大的风险。无出血危险因素的患者出血并发症发生率为1%，而有出血危险因素的患者出血发生率为10%～23%。危险因素包括服用阿司匹林、年龄超过60岁、肝脏疾病和其他严重疾病（癌症、心脏病）。接受预防性肝素治疗的患者发生出血的风险很小，多项双盲试验表明，使用预防剂量的肝素不会增加重大或致命出血。

鱼精蛋白用于逆转肝素和低分子量肝素的效应。肝素逆转药物的剂量取决于最后一次肝素给药的时间。对于立即逆转（最后一次肝素给药30分钟内或更短时间），每100U肝素应给予1mg鱼精蛋白。应避免鱼精蛋白单次给药超过50mg，并确保输注速度不超过5mg/min。

鱼精蛋白不能完全逆转低分子肝

素，但似乎确实能有效减少出血。由于低分子肝素的半衰期较长，有时需要第二剂鱼精蛋白。剂量是1mg鱼精蛋白拮抗100U的达肝素或亭扎肝素，或者1mg鱼精蛋白拮抗1mg依诺肝素。如果aPTT 4小时后延长，应给予初始剂量的一半的鱼精蛋白。鱼精蛋白对磺达肝癸钠无效——只有90μg/kg的rⅦa可能有效。

肝素诱导血小板减少症（HIT）

HIT的发生是由于针对肝素–PF4（血小板因子4）复合物的抗体形成，在少数情况下，抗体与FcγRⅡA受体结合并激活血小板和巨噬细胞。使用普通肝素时HIT发生率为1%～5%，而使用低分子肝素时HIT发生率小于1%。

当患者接受任何形式的肝素治疗时突然出现血小板减少，无论是血小板计数较基线下降至少50%或下降到低于100 000/μL，均应怀疑HIT。HIT通常发生在使用肝素4天后，但也可能突然发生于近期（少于3个月）有肝素暴露史的患者。结合了几个临床因素的评分系统（4Ts评分）已经被验证（表22.3）。评分的一个优点是，得分很低（0～3分）的患者不太可能患HIT，可以放弃检测和经验性治疗。另一个病史线索是心脏手术后的双相血小板模式—术后血小板减少症恢复，随后再发血小板减少症对HIT具有很强的预测性。

对于有多种原因导致血小板减少的患者来说，HIT的诊断是具有挑战性的。在这种情况下，HIT的实验室检测是至关重要的。有2种HIT检测方法：一种是血小板聚集试验，患者的血浆、供体血小板加上肝素，如果加入肝素诱导血小

表22.3　肝素诱导血小板减少症的4TS评分

得　分	2	1	0
血小板减少	降低 > 50%或绝对值降低20 000～100 000/μL	降低30%～50%或绝对值降低10 000～19 000/μL	降低 < 30%或绝对值降低 < 10 000/μL
血小板下降的时间	使用肝素5～10d或 < 1d（如果患者近期使用过肝素）	持续使用但没有清晰记录开始时间或使用肝素10d后计数开始下降	血小板下降 < 5d并且近期（100d）没用过肝素
血栓形成	肝素治疗后新发血栓或皮肤坏死或全身反应	血栓进展或复发或疑似血栓但未经证实	无
其他致血小板减少的原因	无	可能	明确
预测分数：高6～8分，中4～5分，低0～3分			

Warkentin, Heddle Current Hematology Reports 2: 148, 2003
如果HIT得分≥6分或患者在肝素治疗后有新发血栓证据或除了肝素暴露没有其他原因血小板下降了50%以上，那就停用肝素，用阿加曲班替代
如果HIT得分是4～5分，则做HIT检测。如果检测呈阳性，停止使用肝素，用阿加曲班替代
如果HIT得分是0～3分，则无须进行HIT检测

板聚集，则认为试验呈阳性。这种检测方法在技术上要求很高，但如果仔细操作，这种检测方法既敏感且特异。ELISA方法检测致病的抗PF4抗体越来越多地被运用。该检测非常敏感，但在某些人群中（心脏手术和透析患者）并不特异。HIT的治疗是强制性的，因此在被永久贴上HIT的标签之前，心血管、透析和血管手术患者应在PF4抗体阳性的基础上进一步行血清素释放试验确认。

HIT治疗的第一步是停用所有肝素。低分子肝素与HIT抗体发生交叉反应，因此这些药物也是禁忌的。单独使用华法林治疗与血栓形成风险增加有关，因此也是禁忌。对于HIT的即时治疗，有几种抗血栓药物可用（表22.4）。

阿加曲班是一种合成凝血酶抑制剂，半衰期短，为40～50分钟。初始剂量为2μg/（kg·min），可调整输注量，使aPTT延长至正常值的1.5～3倍。阿加曲班的一个优点是它不经肾脏排出，肾脏疾病不需要调整剂量。然而，对于患有严重肝病的患者，阿加曲班必须谨慎使用，初始剂量为0.5μg/（kg·min）。此外，多器官功能衰竭患者的代谢下降，这些患者应给予1.0［译者注：根据表格内容及上文，此处应有单位μg/（kg·min）］的剂量。

阿加曲班延长INR，给华法林的启动带来困难。选择有：

1. 显色法因子X测定可测定华法林敏感的因子X，可用于调整华法林，治疗水平为15%～35%。

2. 如果使用剂量为2μg/kg·min或更少，可以简单地将PT/INR 4.0以上定为治

表22.4　肝素诱导血小板减少症的治疗

阿加曲班

治疗：初始剂量为2μg/（kg·min），调整至aPTT为参考值的1.5～3.0倍

逆转：没有解药，但是半衰期大约是40min

严重肝病（黄疸）：剂量为0.5μg/（kg·min），调整至aPTT为参考值的1.5～3.0倍

多器官功能衰竭：1μg/（kg·min）调整至aPTT为参考值的1.5～3.0倍

CABG后：0.5～1μg/（kg·min）调整到aPTT为参考值的1.5～3.0倍

磺达肝癸钠

预防：每24h 2.5mg

治疗：每24h 7.5mg（50kg以下的患者为5.0mg，100kg以上的患者为10mg）

逆转：鱼精蛋白无效；可使用rⅦa（90μg/kg）

比伐卢定

首剂负荷：1mg/kg

输注：0.15mg/（kg·h）

肾功能调整：

肌酐清除率30～59mL/min，减少20%

清除肌酐率10～29mL/min，减少60%

肌酐清除率小于10mL/min，减少90%

直接口服抗凝剂

阿哌沙班

10mg每日2次×7d，之后5mg每日2次

利伐沙班

15mg每日2次×21d，之后每日20mg

免疫球蛋白

1g/kg静脉注射×2d

疗目标。

3. 当血小板恢复后，改为磺达肝癸钠或直接口服抗凝剂。

磺达肝癸钠与HIT抗体不发生交叉反应，可用于HIT的预防，随着临床经验的积累，也可用于治疗。该药物的半衰期长以及肾清除，使其不适合大多数患者的急性治疗。

直接口服抗凝剂越来越多地被用于HIT。它们显然适合于HIT患者的长期治疗，而且有更多的数据表明，它们可以用于特定患者的急性治疗。然而，可能需要手术或有肾脏损伤的患者应使用阿加曲班治疗。

过去认为HIT时血小板输注是禁忌，但最近的报道对这一观点提出了质疑。谨慎的做法是仅在有严重血小板减少和危及生命的出血时输注血小板。

即使采用替代抗凝治疗，一些患者也可能出现持续性血小板减少。已证实静脉注射免疫球蛋白（1g/kg，1～2天）可导致血小板计数的快速升高。

如上所述，单独使用华法林与肢体坏疽有关，因此在华法林起始治疗HIT时不应仅仅单一使用华法林一种抗血栓药物。在接受特异性抗凝血酶类药物治疗的患者中，一旦血小板恢复，可开始小剂量（2～5mg）华法林治疗。营养不良的患者往往对华法林治疗反应强烈，并且容易发生过度抗凝。应将华法林和肠外抗凝治疗重叠2～3天，因为有证据表明，较短时间的特异性抗凝血酶治疗效果不佳。

没有血栓形成证据的HIT患者血栓形成的风险很高，应考虑有治疗目标的抗血栓治疗。HIT患者还应仔细筛查是否有血栓形成，包括行下肢多普勒检查。血栓阴性的HIT患者应抗凝3个月（除非他们有很高的出血风险）以防止血栓形成。

有HIT病史的患者最好永远不要再使用肝素。唯一的例外是心脏搭桥手术，此时肝素是首选的抗凝剂。如果可行，可以等到抗体检测呈阴性，再在手术时使用肝素；如果手术不能等待，则可采用如第10章所述的其他抗凝方法。

（马敏慧　译）

建议阅读

Cuker A, Arepally GM, Chong BH, Cines DB, Greinacher A, Gruel Y, Linkins LA, Rodner SB, Selleng S, Warkentin TE, Wex A, Mustafa RA, Morgan RL, Santesso N. American Society of Hematology 2018 guidelines for management of venous thromboembolism: heparin-induced thrombocytopenia. Blood Adv. 2018; 2(22): 3360–3392.

Garcia DA, Baglin TP, Weitz JI, Samama MM, American College of Chest Physicians. Parenteral anticoagulants: Antithrombotic Therapy and Prevention of Thrombosis, 9th ed: American College of Chest Physicians Evidence-Based Clinical Practice Guidelines. Chest. 2012; 141(2 Suppl): e24S–43S.

Kearon C, Akl EA, Ornelas J, Blaivas A, Jimenez D, Bounameaux H, Huisman M, King CS, Morris TA, Sood N, Stevens SM, Vintch JRE, Wells P, Woller SC, Moores L. Antithrombotic therapy for VTE disease: CHEST guideline and expert panel report. Chest. 2016; 149(2): 315–352.

Laposata M, Green D, Van Cott EM, Barrowcliffe TW, Goodnight SH, Sosolik RC. College of American Pathologists

Conference XXXI on laboratory monitoring of anticoagulant therapy: the clinical use and laboratory monitoring of low-molecular-weight heparin, danaparoid, hirudin and related compounds, and argatroban. Arch Pathol Lab Med. 1998; 122(9): 799–807.

Warkentin TE, Pai M, Linkins LA. Direct oral anticoagulants for treatment of HIT: update of Hamilton experience and literature review. Blood. 2017; 130(9): 1104–1113.

其他注射用抗凝剂

23

托马斯·G.德洛格利

简述

肝素及其衍生物是最常用的注射用抗凝剂，也有一些其他抗凝剂。由于临床试验表明，大多数的其他注射用抗凝剂与肝素相比并没有重大优势，因此这些药物的使用仅限于肝素诱导的血小板减少症患者。有个例外是比伐卢定，它也可用于一些接受干预的急性冠状动脉综合征患者。

达那肝素

达那肝素是多种糖胺聚糖的混合物，同样可以促进抗凝血酶的抗凝活性。遗憾的是，它的半衰期是25小时，没有拮抗剂，必须监测达那肝素水平。它在美国已经不再使用，但在其他国家作为肝素诱导血小板减少症的一种治疗选择而被继续使用。

直接凝血酶抑制剂

考虑到凝血酶在凝血中的核心作用，直接抑制凝血酶是实现抗凝的有效机制。第一种凝血酶抑制剂水蛭素是从水蛭的唾液中提取出来的，临床上使用的药品有来匹卢定和地西卢定。目前可用的凝血酶抑制剂有大分子抑制剂（MW 2180）比伐卢定和小分子抑制剂（MW 526）阿加曲班。

凝血酶抑制剂具有某些特性，它们同时延长INR和aPTT，因为凝血酶是凝血的共同途径。临床上用aPTT监测，通常目标是正常对照的2～2.5倍。应用蛇毒凝血时间可以实现更精确的监测。这些药没有效的拮抗药。

由于所有的注射用凝血酶抑制剂都会延长凝血酶原时间或INR，因此，如果患者接受了这些药物，华法林治疗的启动就面临困难。显色法X因子测定可用于调整华法林剂量，此试验不受凝血酶抑制剂的影响。华法林以每日2.5～5mg的低剂量开始，并每日进行X因子测定，当X因子水平下降到15%～30%时，停止凝血酶抑制剂。如果使用阿加曲班，包装说明书中有剂量表，指导阿加曲班剂量2μg/（kg·min）及以下时华法林治疗剂量。

阿加曲班

阿加曲班是一种合成凝血酶抑制剂，

来源于L-精氨酸，只与凝血酶活性位点结合。它的半衰期很短，只有40～50分钟。抗凝剂量为2μg/（kg·min），调整输注量，保持aPTT延长至参考值的1.5～2.5倍。阿加曲班也可用于经皮冠状动脉介入治疗，给药剂量为350μg/kg推注，随后持续输注25μg/kg·min。

阿加曲班的一个优点是它不经肾排泄，因此在肾功能不全或肾功能衰竭时无需调整剂量。在需要凝血酶抑制剂的患者中，这些特点使其成为最有用的药物。然而，阿加曲班在严重肝病患者中必须谨慎使用，使用0.5μg/（kg·min）的初始剂量，并在aPTT指导下向上滴定。对于危重患者或重大心脏手术后，建议从1.0μg/（kg·min）开始用药。

比伐卢定

比伐卢定是一种合成凝血酶抑制剂，可结合凝血酶活性位点和底物结合位点。它的半衰期也很短，只有30分钟。心脏指征的应用得到了很好的研究，目前已被批准用于经皮心脏介入治疗。比伐卢定经肾排泄，肾功能不全患者需调整剂量。比伐卢定也用于肝素诱导血小板减少症而又需要心脏操作或手术或接受体外膜肺氧合治疗的患者（见第10章）。

水蛭素

水蛭素来源于水蛭的唾液。它结合于凝血酶的活性位点和底物结合位点。目前水蛭素是利用重组技术生产的，已研发出两种形式应用于临床：地西卢定和来匹卢定。

虽然来匹卢定目前已经退出市场，但其曾用于肝素诱导的血小板减少症。可以使用容易获得的aPTT来监测。来匹卢定半衰期较短，约为90分钟，但在肾功能不全时药物蓄积，半衰期逐渐延长，可达50小时以上。即使是轻度肾功能不全（肌酐增加超过1.5倍）的患者也必须调整来匹卢定的剂量，以避免过度抗凝。长期接受来匹卢定治疗，高达80%的患者会产生抗体。这些抗体可降低水蛭素的代谢，增加来匹卢定的治疗效果。长期（＞6天）使用来匹卢定的患者仍应继续监测，以避免过度抗凝。

目前可用的有地西卢定，并被批准用于预防深静脉血栓形成，剂量为15mg每日2次皮下注射。与来匹卢定一样，地西卢定的给药剂量是肾脏依赖性的，如果肌酐清除率小于60mL/min，则需要调整。地西卢定也用于肝素诱导的血小板减少症，无血栓形成的患者给药剂量为15mg每日2次，有血栓形成的患者给药剂量为30mg每日2次。

阿加曲班

治疗：2μg/（kg·min），调整剂量，使aPTT延长至参考值的1.5～3倍。对于重症肝病患者，以0.5μg/（kg·min）开始输注，并遵循相同的目标使aPTT延长至参考值的1.5～3倍。

经皮冠状动脉介入治疗

350μg/kg静脉推注，时间＞3～5

分钟，继之以25μg/（kg·min）持续静脉输注，调整剂量，使ACT达到350～400分钟（译者注：此处单位"分钟"应为"秒"）。

比伐卢定

静脉推注：1mg/kg。

持续输注：2.5mg/（kg·h）持续4小时，继之0.2mg/（kg·h）维持14～20小时。

肾功能不全时剂量调整：

- 肌酐清除率30～59mL/min，剂量减少20%

- 肌酐清除率10～29mL/min，剂量减少60%

- 肌酐清除率10mL/min，剂量减少90%

达那肝素钠

治疗用：初始剂量2 250U推注（1 500U < 60kg，3 000U 75～90kg，3 750U > 90kg）；之后400U/h输注4小时，200U/h输注4小时，以150～200U/h滴注，维持抗Ⅹa水平为0.5～0.8抗Ⅹ aU。

地西卢定

预防：15mg每日2次

- 如果肌酐清除率30～60mL/min：5mg每日2次，监测早晨aPTT，如果aPTT超过对照值的2倍，停用

- 如果肌酐清除率 < 30mL/min：1.7mg每日2次，监测早晨aPTT，如果aPTT超过对照值的2倍，停用

水蛭素

治疗：0.4mg/kg静脉推注，随后0.15mg/（kg·h）持续输注，使aPTT延长至参考值的1.5～3.0倍。如果不是危及生命或肢体的血栓，可以忽略。

肾功能不全时剂量调整：

- 肌酐1.6～2.0mg/dL：0.2mg/kg静脉推注，持续输注速度降低50%

- 肌酐2.0～2.5mg/dL：0.2mg/kg静脉推注，持续输注速度降低75%

- 肌酐2.6～6.0mg/dL：0.2mg/kg静脉推注，持续输注速度降低90%

- 肌酐 > 6.0mg/dL：只有当aPTT小于正常值的1.5倍时，隔日注射0.1mg/kg；不需持续输注

（马敏慧　译）

建议阅读

Garcia DA, Baglin TP, Weitz JI, Samama MM, American College of Chest Physicians. Parenteral anticoagulants: Antithrombotic Therapy and Prevention of Thrombosis, 9th ed.: American College of Chest Physicians Evidence-Based Clinical Practice Guidelines. Chest. 2012; 141(2 Suppl): e24S–43S.

Kelton JG, Arnold DM, Bates SM. Nonheparin anticoagulants for heparin-induced thrombocytopenia. N Engl J Med. 2013; 368(8): 737–744.

Shah R, Rogers KC, Matin K, Askari R, Rao SV. An updated comprehensive meta-analysis of bivalirudin vs heparin use in primary percutaneous coronary intervention. Am Heart J. 2016; 171(1): 14–24.

Van Cott EM, Roberts AJ, Dager WE. Laboratory monitoring of parenteral direct thrombin inhibitors. Semin Thromb Hemost. 2017; 43(3): 270–276.

直接口服抗凝剂

24

托马斯·G.德洛格利

简述

直接口服抗凝剂是一种新型抗凝剂，它通过直接阻断激活的凝血酶或凝血因子Xa发挥作用（表24.1）。所有直接口服抗凝剂治疗心房颤动时颅内出血的发生率均较低，所有Xa因子抑制剂治疗静脉血栓时，出血的发生率较低。

表24.1 直接口服抗凝剂

直接凝血酶抑制剂

达比加群

药理

　达到最大浓度时间：1～2h

　半衰期：12～17h

　肾脏清除：80%

剂量

　预防用药：每日220mg或110mg每日2次

　治疗静脉血栓形成：150mg每日2次（肠外使用肝素治疗急性血栓形成5d后）

　心房颤动的卒中预防：150mg每日2次

　肾脏清除率：如果CrCl < 30则剂量减少为75mg每日2次，如果CrCl < 15则为用药禁忌

（续表）

影响aPTT—可用于观察是否仍有药物效应—给药0.5～2h后达到参考值1.5～2倍

药物相互作用—P-gp抑制剂：决奈达隆，酮康唑—剂量减少为75mg每日2次，如果出现肾功能受损则禁用。P-gp诱导剂：利福平，金丝桃—禁用

逆转剂：伊达鲁珠单抗5g静脉注射

Xa因子抑制剂

阿哌沙班

药理

　达到最大浓度时间：3～4h

　半衰期：12h

　肾脏清除：25%

剂量

　预防用药：2.5mg每日2次

　治疗静脉血栓形成：急性血栓形成初期治疗10mg每日2次×7d，之后5mg每日2次，如果CrCl < 25则禁用

　心房颤动的卒中预防：5mg每日2次

　如果有以下3项中的2项，则2.5mg每日2次：年龄在80岁以上，肌酐 > 1.5mg/dL，体重小于60kg—CrCl < 15患者禁用

药物相互作用：CYP3A4药物［唑类抗真菌药（氟康唑除外）或HIV蛋白酶抑制剂］—减少剂量至2.5mg每日2次

（续表）

不影响INR—用抗Ⅹa或特定水平来监测

逆转剂：凝血酶原复合物50U/kg或安地沙坦400mg静脉推注，之后4mg/min持续输注120min（如果在8h内服用10mg的阿哌沙班，则予安地沙坦800mg静脉推注之后8mg/min持续输注120min）

贝曲沙班

药理：

达到最大浓度时间：3～4h

半衰期：19～27h

肾脏清除：20%

剂量

预防用药：第一天180mg，然后每天80mg，持续35～42d

药物相互作用：P-gp抑制剂—减少50%的使用剂量

不影响INR/aPTT—使用抗Ⅹa或特定水平监测

逆转：凝血酶原复合物50U/kg

依度沙班

剂量

预防用药：每日15mg

治疗静脉血栓形成：每日60mg；如果体重＜60kg，CrCl 30～60，或使用强P-gp抑制剂时予每日30mg

心房颤动的卒中预防：每日60mg；如果体重＜60kg，CrCl 30～60，或使用强P-gp抑制剂时予每日30mg

药物相互作用：剂量减少为用药剂量的50%—维拉帕米、奎尼丁、红霉素、阿奇霉素、克拉霉素、酮康唑或伊曲康唑。禁用—蛋白酶抑制剂和环孢素

影响INR—使用抗Ⅹa或特定水平监测

无特异拮抗剂：PCC50U/kg

（续表）

利伐沙班

药理：

达到最大浓度时间：2～4h

半衰期：5～9h

肾脏清除：66%

剂量

预防用药：10mg每日1次

治疗静脉血栓形成：DVT 15mg每日2次×3周，之后20mg/d，CrCl＜30时禁用

心房颤动的卒中预防：20mg/d，CrCl 15～50时用药剂量减少至15mg/d

药物相互作用：CYP 3A4药物［唑类抗真菌药（氟康唑除外）或HIV蛋白酶抑制剂］

影响INR–使用抗Ⅹa或特定水平进行监测

逆转剂—凝血酶原复合物50U/kg或安德塞酮800mg/min静脉推注，之后8mg/min持续输注120min（如果给药时间＞8h，则予400mg/min静脉推注，之后4mg/min持续输注120min）

总则

　　直接口服抗凝剂的优点是没有食物相互作用，药物相互作用较少，并且大多数患者无须监测。然而，有一些需要使用注意事项，其一是机械心脏瓣膜患者绝对禁止使用；另一种是药物剂量固定，在极端体重时需要谨慎使用（见第28章）。最后，这些药物比华法林价格高，会给患者带来一定的经济压力。

凝血酶抑制剂：达比加群

　　凝血酶的生成是止血的关键步骤。

凝血酶不仅将纤维蛋白原分解成纤维蛋白形成血栓，它还激活血小板和许多促凝血因子，包括Ⅴ、Ⅷ、Ⅺ和Ⅻ。因此，它是抗血栓药物的有效靶点。直接凝血酶抑制剂希美加群的临床研究证明，新型口服抗凝剂可以替代华法林治疗血栓形成，但肝毒性的高发生率使该药物无法上市。达比加群是一种直接凝血酶抑制剂，已在Ⅲ期试验中进行测试，可有效预防心房颤动患者发生卒中以及静脉血栓疾病的预防和治疗。

达比加群在摄入后2～3小时达到峰值，半衰期为12～14小时。达比加群80%通过肾脏排泄，因此对于肌酐清除率低于30mL/min的患者，应使用较低剂量。它不需要细胞色素激活，但其代谢受P糖蛋白（P-gp）相互作用的影响。

对于卒中的预防，剂量为150mg每日2次。在有110mg剂型的国家，110mg每日2次的剂量通常用于出血风险较高的患者，如体弱的老年人。在美国，肌酐清除率在30～15mL/min之间的患者批准的剂量为75mg。在用于预防矫形外科手术后的静脉血栓时，肌酐清除率为15～30mL/min的患者每天口服剂量为150mg～220mg。急性静脉血栓形成的治疗方案是在患者接受初始5天的低分子肝素治疗后予服用达比加群150mg每日2次。

药物相互作用与P-gp的强抑制剂如决奈达隆或酮康唑有关，尤其是在肾脏疾病时。

研究表明，达比加群的出血风险与华法林相同，但有2个例外，心房颤动患者发生胃肠道出血的风险较高，但脑出血的风险较低。与其他凝血酶抑制剂一样，达比加群似乎有轻微的心肌梗死风险（相对风险1.3，绝对风险增加0.2%～0.3%）。另一个值得注意的不良反应是15%的患者可能会存在消化不良。

aPTT对达比加群敏感——通常峰值水平是正常对照值的2倍，谷值水平是正常对照值的1.2～1.5倍。动物研究表明，使用凝血酶原复合物50U/kg可以逆转抗凝效果。一种特异性中和抗体——伊达鲁珠单抗被批准用于逆转，对于危及生命的出血，静脉注射剂量为5g。对于肾脏疾病患者，在服用伊达鲁珠单抗后应检查凝血酶时间，以确保完全逆转。达比加群也可通过透析清除，但这似乎不适用于大多数急性出血患者。

对于需行外科手术的患者，达比加群应在手术前48小时停用，如果存在肾功能损害，则应在术前3～4天停用。

Xa因子抑制剂

Xa因子负责产生凝血酶，在这一步抑制凝血可防止凝血酶的生成及其对凝血的强大正反馈。动物研究表明，50U/kg的凝血酶原复合物可抑制Xa因子抑制剂。Xa因子抑制剂的特异性拮抗剂安德塞酮已被批准使用。安德塞酮是一种经修饰的Xa因子，它不促进凝血，但对Xa抑制剂有较高的亲和力，并能中和这些药物的抗凝作用。它的剂量取决于所使用的抗凝剂和最后一剂的给药时间（表24.1）。它可能存在促血栓效应，因此患者一旦病情稳定就应恢复抗凝治疗。

阿哌沙班

阿哌沙班是一种Xa因子抑制剂，生物利用度为66%，在摄入后1～3小时内起效，半衰期为8～15小时。只有25%阿哌沙班通过肾脏排泄，通过CYP3A4和P-gp代谢。阿哌沙班已被证明对预防和治疗静脉血栓栓塞性疾病以及心房颤动导致的卒中有效。研究表明，阿哌沙班的出血率（包括颅内出血）是降低的，且无其他明显的副作用。

预防静脉血栓栓塞的剂量为2.5mg每日2次。对于急性静脉血栓形成的治疗，给予较高的初始剂量10mg每日2次，持续1周。之后5mg每日2次。血栓形成后6～12个月，剂量可降至2.5mg每日2次。对于心房颤动患者的卒中预防，剂量为5mg每日2次，如果患者存在2个或2个以上的危险因素：年龄超过80岁、肌酐超过1.5mg/mL或体重低于60kg，则2.5mg每日2次。

只有CYP 3A4和P-gp共同的强抑制剂才能干扰阿哌沙班的代谢。如唑类抗生素和HIV抗病毒药物。对于服用5mg每日2次的患者，需要将剂量减半至2.5mg每日2次。

阿哌沙班不影响经典的止血试验（INR和aPTT），但可以使用抗Xa试验进行监测。一旦制定了标准就应该广泛使用这种特殊的监测方法。

对于外科手术患者，阿哌沙班应在术前48小时停药，对于肾功能损害患者应在术前72小时停药。

贝曲沙班

这种Xa因子抑制剂的生物利用度为47%，在2～3小时达到峰值。它的2个独特特征是19小时的长半衰期和极少的肾脏排泄。另一个潜在优势是不需要CYP3A4代谢。贝曲沙班相关临床研究很少，目前已被批准用于预防内科患者血栓形成。第一天给药剂量为160mg，之后每天80mg，持续35～42天。如果患者服用P-gp抑制剂，剂量应减半。如果肌酐清除率低于30mL/min，剂量也应减半。

依度沙班

依度沙班的生物利用度为45%，1～1.5小时达到峰值效应，半衰期为9～11小时。33%由肾脏排泄。临床试验表明，对静脉血栓预防和治疗以及心房颤动患者预防卒中均有效。

每日30mg的依度沙班是预防静脉血栓形成的剂量。治疗剂量为每天60mg。对于肌酐清除率为30～60ml/min、体重小于60kg或使用P-gp药物的患者，治疗剂量应降至每天30mg。与达比加群一样，在临床试验中，急性静脉血栓形成患者在给予肝素5天后开始服用依度沙班。

如上所述，依度沙班的药物相互作用与P-gp抑制剂有关，服用维拉帕米、奎尼丁、红霉素、阿奇霉素、克拉霉素、酮康唑或伊曲康唑时，剂量应减少50%。使用P-gp抑制剂、蛋白酶抑制剂和环孢素时禁用依度沙班。

依度沙班的剂量会影响INR，这可以用来确定是否有显著的药物效应。依度沙班应在术前24～48小时停药，具体时间取决于手术出血风险。

利伐沙班

利伐沙班易于吸收，其生物利用度为80%～100%，半衰期为5～9小时。它由CYP 3A4和P-gp代谢。利伐沙班已被证明对预防和治疗静脉血栓栓塞性疾病、预防心房颤动患者发生卒中和急性冠状动脉综合征都有效。除了出血外，利伐沙班似乎没有独特的副作用。

预防静脉血栓形成的剂量为每日10mg。对于静脉疾病的治疗，急性事件的初始剂量为15mg每日2次持续3周，之后每日20mg。血栓形成后6～12个月，剂量可降至每日10mg。对于心房颤动患者的卒中预防，剂量为每日20mg，肌酐清除率在50～15mL/min之间的患者剂量为每日15mg。

如同阿哌沙班，同时强抑制CYP 3A4和P-gp的药物唑类抗生素和HIV抗病毒药物会干扰利伐沙班的代谢。

利伐沙班确实会影响PT和INR，因此这些指标可以用来监测药物的疗效。像阿哌沙班一样，很快就能够通过抗Xa水平提供特异的监测。

对于肾功能受损的手术患者，利伐沙班应在术前24～48小时停药。

直接口服抗凝剂应用的疾病

心房颤动

在心房颤动的卒中预防方面，阿哌沙班和达比加群优于华法林，且依多沙班和利伐沙班也并不逊色，所有药物均显示颅内出血率的下降。阿哌沙班也被证明优于阿司匹林，且不会加重出血。

直接口服抗凝剂还具有无须监测和大大减少药物相互作用的优点。

预防静脉血栓形成

在骨科髋关节和膝关节置换术预防血栓形成方面，阿哌沙班和利伐沙班优于依诺肝素，且达比加群也不逊色。依度沙班已经在日本骨科患者中进行了测试，同样也显示出了有效性。由于使用方便（口服而非注射）和成本，直接口服抗凝剂已被广泛接受。

静脉血栓形成的治疗

直接口服抗凝剂被证明对治疗静脉血栓有效，其中3种Xa因子抑制剂出血率较低。在临床试验中，阿哌沙班和利伐沙班被用作急性血栓形成的初始治疗（在治疗开始时使用更高剂量）而达比加群和依度沙班则以肝素作为初始治疗。阿哌沙班、达比加群和利伐沙班因安全有效，均被用于静脉血栓栓塞症的长期治疗。

癌症患者

以前的临床试验表明，在癌症患者中，华法林不如低分子肝素。尽管推荐使用低分子肝素，但只有少数癌症患者会长期使用该药物治疗静脉血栓。越来越多的数据表明，DOACs在治疗癌症相关血栓形成方面至少与低分子肝素一样有效，而且安全。唯一的例外是，与低分子肝素相比，直接口服抗凝剂治疗上消化道癌症患者出血率似乎更高。

急性冠状动脉综合征与冠状动脉疾病

直接口服抗凝剂阿哌沙班、达比加

群和利伐沙班已经在急性冠脉综合征患者中进行了测试。3种药物都导致出血率增加，低剂量的利伐沙班2.5mg每日2次确实改善了心脏预后，但其代价是出血增加，包括颅内出血。

阿哌沙班、达比加群和利伐沙班的研究表明，当与P2Y12抑制剂（如氯吡格雷）联合应用于近期冠状动脉支架植入和心房颤动患者时，与华法林/阿司匹林/P2Y12抑制剂的"三联疗法"相比，出血率下降，抗血栓有效性损失很小。对于大多数患者来说，这可能是一个有用的选择，但对于支架血栓形成风险较高的患者，如近期心肌梗死和复杂冠状动脉解剖的患者例外。

监测

虽然说直接口服抗凝剂无须进行监测，但有时如果患者能有一个可测量的药物效果，知道这一结果也是用的。其中一个指征是对复发血栓栓塞事件的患者进行监测，以确定他们的依从性。另一个指征是对出血患者或需要进行手术的患者进行监测，以了解是否存在持续的药物效应。目前对于达比加群来说，PTT是最好的监测指标，一些实验室使用改良的凝血酶时间来量化药效水平。利伐沙班使用PT/INR，但对于阿哌沙班，PTT和INR似乎都不敏感。如上所述，应可快速通过抗 X a 水平监测了解药物

水平。

（王媛媛　译）

建议阅读

Barnes GD, Kurtz B. Direct oral anticoagulants: unique properties and practical approaches to management. Heart. 2016; 102(20): 1620–1626.

Barr D, Epps QJ. Direct oral anticoagulants: a review of common medication errors. J Thromb Thrombolysis. 2019; 47(1): 146–154.

López-López JA, Sterne JAC, Thom HHZ, Higgins JPT, Hingorani AD, Okoli GN, Davies PA, Bodalia PN, Bryden PA, Welton NJ, Hollingworth W, Caldwell DM, Savović J, Dias S, Salisbury C, Eaton D, Stephens-Boal A, Sofat R. Oral anticoagulants for prevention of stroke in atrial fibrillation: systematic review, network meta-analysis, and cost effectiveness analysis. BMJ. 2017; 359: j5058.

Samuelson BT, Cuker A, Siegal DM, Crowther M, Garcia DA. Laboratory assessment of the anticoagulant activity of direct oral anticoagulants: a systematic review. Chest. 2017; 151(1): 127–138.

van Es N, Coppens M, Schulman S, Middeldorp S, Büller HR. Direct oral anticoagulants compared with vitamin K antagonists for acute venous thromboembolism: evidence from phase 3 trials. Blood. 2014; 124(12): 1968–1975.

Weber J, Olyaei A, Shatzel J. The efficacy and safety of direct oral anticoagulants in patients with chronic renal insufficiency: a review of the literature. Eur J Haematol. 2019; 102(4): 312–318.

华法林

25

托马斯·G.德洛格利

华法林通过阻断凝血因子Ⅱ、Ⅶ、Ⅸ和Ⅹ的维生素K依赖性γ羧化发挥作用，华法林治疗的结果是使得这些凝血因子不能结合钙。这会导致这些因子与细胞膜的结合受损，并折叠成适当的结构，导致活性和合成降低。

华法林治疗的起始是在头两晚服用5～10mg华法林（75岁以上者服用2.5mg），并调整剂量以达到足够的凝血酶原时间。尽管过去传统上会给予10mg负荷剂量，但对于许多患者——尤其是老年患者或有合并症患者——这可能会导致INR过高，而稳定的治疗INR却延迟实现。一种实用的方法是在50岁以上的患者或白蛋白低于（3g/dL）的患者予以5mg负荷剂量，在年轻的健康患者予以10mg负荷剂量。老年患者（75岁以上）只需要2.5mg的负荷剂量。表25.1给出了5mg和10mg华法林负荷剂量的诺模图。华法林对INR的影响需要36小时，因此早晨的INR水平反映了患者36小时前服用华法林的情况。

Ⅶ因子的半衰期最短，因此它是华法林治疗后减少的第一个凝血因子。然而，完全的抗凝作用直到凝血酶原（Ⅱ因子）和Ⅹ因子降低时才会发生，这可

表25.1　华法林负荷剂量诺模图

5mg 华法林诺模图		
天数	INR	剂量（mg）
1		5.0
2	< 1.5	5.0
	1.5 ～ 1.9	2.5
	2.0 ～ 2.5	1.0 ～ 2.5
	> 2.5	0.0
3	< 1.5	5.0 ～ 10.0
	1.5 ～ 1.9	2.5 ～ 5.0
	2.0 ～ 2.5	0.0 ～ 2.5
	2.5 ～ 3.0	0.0 ～ 2.5
	> 3.0	0.0
4	< 1.5	10.0
	1.5 ～ 1.9	5.0 ～ 7.5
	2.0 ～ 3.0	0.0 ～ 0.5
	> 3.0	0.0
5	< 1.5	10.0
	1.5 ～ 1.9	7.5 ～ 10.0
	2.0 ～ 3.0	0.0 ～ 5.0
	> 3.0	0.0
6	< 1.5	7.5 ～ 12.5
	1.5 ～ 1.9	5.0 ～ 10.0

（续表）

5mg 华法林诺模图		
天数	INR	剂量（mg）
6	2.0 ～ 3.0	0.0 ～ 7.5
	> 3.0	0.0

10mg 华法林诺模图		
天数	INR	剂量（mg）
1		10.0
2	< 1.5	7.5 ～ 10.0
	1.5 ～ 1.9	2.5
	2.0 ～ 2.5	1.0 ～ 2.5
	> 2.5	0.0
3	< 1.5	5.0 ～ 10.0
	1.5 ～ 1.9	2.5 ～ 5.0
	2.0 ～ 2.5	0.0 ～ 2.5
	2.5 ～ 3.0	0.0 ～ 2.5
	> 3.0	0.0
4	< 1.5	10.0
	1.5 ～ 1.9	5.0 ～ 7.5
	2.0 ～ 3.0	0.0 ～ 0.5
	> 3.0	0.0
5	< 1.5	10.0
	1.5 ～ 1.9	7.5 ～ 10.0
	2.0 ～ 3.0	0.0 ～ 5.0
	> 3.0	0.0
6	< 1.5	7.5 ～ 12.5
	1.5 ～ 1.9	5.0 ～ 10.0
	2.0 ～ 3.0	0.0 ～ 7.5
	> 3.0	0.0

经允许使用：Hadlock GC, Burnett AE, Nutescu EA. Warfarin. In: Lau J, Barnes G, Streiff M, editors. Anticoagulation therapy. Cham: Springer; 2018

能需要几天的时间。因此，在急性血栓形成时，需使用肝素维持至PT达到治疗目标后24小时，以便Ⅱ因子和Ⅹ因子水平能降低。对于慢性适应证例如心房颤动，华法林可以从较低的每日剂量（2.5 ～ 5.0mg）开始服用，这允许在不使用肝素的情况下开始华法林治疗。表25.2给出了达到治疗性凝血酶原时间后调整患者华法林剂量的指南。

表25.2 华法林维持剂量调整诺模图

INR	剂量变化
1.1v1.4	第一天：增加每周总剂量（TWD）[a]的10% ～ 20%
	每周：提高TWD 10% ～ 20%
	复查：1周
1.5 ～ 1.9	第一天：增加TWD的5% ～ 10%
	每周：提高TWD 5% ～ 10%
	复查：2周
2.0 ～ 3.0	无变化
	复查：4周
3.1 ～ 3.9	第一天：减少TWD的5% ～ 10%
	每周：降低TWD 10% ～ 20%
	复查：2周
4.0 ～ 5.0	第一天：不使用华法林
	每周：降低TWD 10% ～ 20%
	复查：1周
> 5.0	停用华法林直到INR < 3.0
	降低TWD 20% ～ 50%
	复查：每日

修改自：Wilson SE, Costantini L, Crowther MA. J Thromb Thrombolysis. 2007; 23: 195
[a] TWD：total weekly dose 每周总剂量

不幸的是，实现治疗性抗凝所需的华法林剂量在患者之间相差巨大。这是由患者遗传的代谢华法林的能力、同时服用的药物、疾病和饮食的综合作用决定的。年龄较大的患者需要较少的华法林，65岁以上的患者仅需要年轻患者1/3～1/2的华法林剂量。所需华法林剂量的一些变化是由遗传因素引起的。CYP2C9基因多态性会影响华法林的代谢，在6%～10%的人群中发现（2C9*3）导致所需华法林用量减少。维生素K环氧化物还原酶复合体亚基1（VKORC1）也存在基因多态性，可影响华法林的使用剂量。虽然这些基因多态性的临床检测是可获得的，但临床试验表明，使用基因指导用药方案与使用其他给药方案相比，几乎没有任何优势。

由于华法林在肝脏中由细胞色素P450系统代谢，INR可能会随着影响CYP2C9的其他药物的开始或停止而改变。多种药物可以增强或降低华法林效应，如表25.3所示。不幸的是，许多药物可能会对INR产生不可预测的影响。最稳健的策略是在开始服用新药几天后监测INR，然后每周监测以确保INR的稳定。如果患者服用的药物可导致INR可预测的变化，则在开始服用该药物时，可能就需要调整华法林剂量，通常改变50%。

表25.3 药物对华法林效应的影响

增强华法林效应
对乙酰氨基酚
别嘌醇

（续表）

胺碘酮（停药后可持续数月）
合成类固醇
阿司匹林
阿奇霉素
头孢菌素类（NMTT组）
西咪替丁
环丙沙星
克拉霉素
安妥明（氯贝特）
环磷酰胺
地尔硫䓬
双硫仑
红霉素
氟康唑
呋塞米
吉西他滨
吉非罗齐
异烟肼
伊曲康唑
酮康唑
甲硝唑
格列本脲
奥美拉唑
普罗帕酮
普萘洛尔
奎尼丁
奎宁
喹诺酮类

（续表）

罗匹尼罗
5-羟色胺再摄取抑制剂
辛伐他汀
磺吡酮
磺脲类
他莫昔芬
四环素
甲状腺素
曲马多
三环类抗抑郁药
维生素E
伏立康唑
降低华法林效应
酒精
巴比妥类
卡马西平
皮质类固醇
苯妥英钠（可能会在开始用药时增加华法林效应）
消胆胺
雌激素
灰黄霉素
利福平
硫糖铝
维生素K
巯嘌呤
波生坦
咪唑硫嘌呤
利巴韦林

维生素K存在于许多食物中（表25.4），尤其是绿色蔬菜。患者通常会由于担心逆转华法林的抗凝作用而避免摄入任何蔬菜。这将导致这些患者的维生素K储存量降低，并使他们容易出现INR不稳定。应告知患者，饮食的一致性比避免维生素K更重要。富含蔬菜和水果的饮食是有益的，尤其是对使用抗凝剂的患者，应鼓励。同样也应告知患者常见食物中的维生素K的含量，并应鼓励他们保持饮食稳定。对于INR不稳定的患者，每天补充已知量的维生素K（75～150μg）可以提高INR的稳定性。

表25.4 食物的维生素含量

项 目	维生素K含量（μg/100μg）
绿 茶	712
牛油果	634
芜 菁	408
芽甘蓝	317
鹰嘴豆	220
西兰花菜	200
花椰菜	192
莴 苣	129
卷心菜	125
羽衣甘蓝	125
牛 肝	92
菠 菜	89
豆瓣菜	57
芦 笋	57
生菜球	26
绿 豆	14

INR的目标治疗范围

华法林治疗以凝血酶原时间（报告为INR）为指导。不同的实验室使用来自不同制造商的凝血活酶，这导致了凝血酶原时间的变化。INR指的是使用"世界卫生组织参考凝血活酶试剂"检测血浆时获得的凝血酶原时间比值。实验室通过使用ISI（国际敏感性指数）将当地凝血酶原时间比值转换为INRs，公式为$INR = PT\ RATIO^{ISI}$（译者注：RATIO为患者PT/正常对照PT）。INR的优点是，尽管用于测定凝血酶原时间的凝血活酶不同，但它反映了恒定的抗凝水平。美国使用的凝血活酶的ISI为$1.4 \sim 2.8$。因此，3.0的INR对应凝血酶原时间为$18.1 \sim 26.8$秒。因此，使用凝血酶原时间是没有意义的，应使用INR指导华法林的治疗，尤其是面对不同实验室时。

大多数华法林适应证的治疗范围INR为$2.0 \sim 3.0$。一些有机械心脏瓣膜的患者需要更高剂量的华法林。为了避免亚治疗剂量的华法林，最好将"目标"INR设定为2.5，并使用$2.0 \sim 3.0$作为可接受范围。使用中间值作为治疗目标可降低亚治疗INRs的发生率。越来越多的患者使用家庭检测仪——这使患者可以更自由地监测INR，更好地控制华法林的使用剂量。

华法林治疗的并发症

出血 研究表明，医生总是高估使用华法林的出血风险。过去关于出血风险的研究被抗凝方法不一致、优先使用非标准检测而不是INRs和回顾性分析的影响而破坏。新的研究表明，华法林的出血风险高度依赖于几个因素，最重要的危险因素是过度抗凝，尤其是INR在4.5时。此外，以下是增加出血风险的其他风险因素：

- INR的波动导致频繁的剂量变化
- 过度饮酒
- 因动脉疾病抗凝
- 抗凝治疗的头3个月
- 3种或3种以上的伴发病

一般来说，一名使用华法林的普通患者发生大出血的风险为每年1%；发生致命性出血的风险为每年$0.2\% \sim 0.25\%$。对于因静脉疾病抗凝的年轻患者，发生大出血比例较低，而对于因动脉疾病抗凝的老年患者，这一比例则较高。

虽然年龄本身可能不是一种风险，但与年龄相关的某些情况会增加出血的风险。首先，老年患者需要较低剂量的华法林来达到预期抗凝效果；其次，许多老年患者正在服用各种可能干扰华法林的药物；最后，高龄（>80岁）患者发生颅内出血的风险可能会增加。

越来越多的证据表明，评估一组有限的预处理变量有助于预测出血风险。研究的最好的是HAS-BLED预测原则（表25.5）。根据这一原则，HAS-BLED评分为3分或以上的患者出血率超过每100名患者年3.74次出血。这一预测原则对华法林治疗心房颤动导致出血最具预测意义，但不能预测治疗静脉血栓形成所导致的出血。这个评分的另一个好处是，一些因素（同时使用抗血小板药物）是可以改变的。

表25.5　HAS-BLED评分

| 以下各项分配分数： |
| H-高血压-1分 |
| A-肾、肝功能异常（各1分）1或2分 |
| S-卒中-1分 |
| B-出血-1分 |
| L-不稳定的INRs-1分 |
| E-老年（＞65）-1分 |
| D-药物（抗血小板药物或NSIA）或乙醇（各1分）1分或2分 |

分　值	风险分组	每年发生大出血风险
0	低	0.59 ～ 1.13
1	低	1.02 ～ 1.51
2	中间	1.88 ～ 3.2
≥3	高	3.74 ～ 21.43

经允许使用：Nantsupawat T, Nugent K, Phrommintikul A. Drugs Aging. 2013; 30: 59

华法林皮肤坏死　这是华法林治疗极为罕见但极具破坏性的并发症。通常在治疗开始后4天开始出现疼痛和皮肤变色，然后在受累区域发生明显坏死。最常见的部位是女性的乳房和臀部，男性的阴茎。大多数报告的病例发生在术后或产后患者，表现为静脉血栓形成。测试到许多（但不是所有）患者存在蛋白质C或蛋白质S缺陷。皮肤坏死的病因仍有争议，但似乎蛋白质C或S缺乏和炎症状态是发生的先决条件，但在因动脉疾病抗凝的患者中尚未发生。谨慎的方法是，每当给静脉血栓形成患者抗凝时，将华法林与肝素重叠24小时。当华法林用于动脉疾病或预防心房颤动所致栓塞

时，如果患者没有静脉血栓形成的个人史或家族史或抗磷脂抗体的证据，则可能不需要重叠肝素。这些患者应以每日2.5 ～ 5.0mg的剂量开始服用华法林，逐渐加量。

华法林联合抗血小板药物

许多因心房颤动而服用华法林的患者（在一些研究中高达20% ～ 30%）同时也在服用阿司匹林。大多数情况下，这是因为人们认为需要治疗伴发的冠状动脉疾病。然而，有证据表明，加用阿司匹林并不能进一步的提高抗血栓作用，但确实会增加出血的风险。华法林在心肌梗死的一级和二级预防中都是一种优秀的药物，患者不能通过联合治疗取得更多的抗血栓风险降低，但却将增加他们严重出血的风险。应避免联合治疗，除非有明确的适应证——近期的急性冠状动脉综合征、接受华法林治疗后仍出现卒中、近期支架置入或机械瓣膜（在第10章中详细讨论）。

华法林耐药和INRS不稳定

两个常见问题使华法林治疗复杂化。一个是需要大剂量华法林的患者，另一个是INRs不稳定的患者。

临床医生很少遇到需要大剂量华法林进行抗凝治疗的患者，但更令人不安的是那些似乎对大剂量华法林产生耐药的患者。需要对此类患者进行仔细评估，以确定华法林耐药的原因。

真正的遗传性华法林耐药极为罕见，

只有少数类似的报道。这些患者总是很难抗凝，可能只对大剂量（即150mg）的华法林有反应。更常见的是获得性华法林耐药，获得性耐药的3个主要原因是药物、摄入维生素K和依从性差。

药物抑制华法林的效应不如增强华法林效应常见。常见的抑制华法林效应药物有巴比妥类药物、利福平和萘夫西林。服用这些药物的患者可能需要每天20mg华法林来维持INR治疗目标。由于大多数药物如华法林的相互作用是通过诱导肝酶介导的，因此开始用药后可能几天时间才能发现华法林耐药，并且这种效应可能在停药后几天时间才会逐渐消失。消胆胺能够独特地干扰机体对华法林的吸收。

维生素K存在于多种营养补充剂中，通常存在于普通复合维生素中，使用这些产品可能会导致华法林抵抗。例如，Ensure（安素）每1 000 kcal（1 kcal=4.18 kJ）中含有80μg维生素K，而Sustacal（益体素）每1 000 kcal中含有230μg维生素K。完全依赖这些产品进行营养支持的患者，可能需要大剂量的华法林或肝素抗凝。如果患者更换营养补充剂或开始摄入常规食物，华法林的需求将发生显著变化。患者也可能摄入了大量含有维生素K的食物引起华法林耐药。即使是在一两天内大量摄入富含维生素K的食物，也可以显著降低INRs。

一些出现华法林耐药的患者仅仅是没有按照处方服药。这些患者最初需要常规剂量的华法林治疗，但随后尽管使用大剂量的华法林，但仍出现正常的INRs水平。测量血清华法林水平对可能不遵医嘱的患者很有用。尽管声称已服用了大剂量华法林，但无法检测到华法林水平的患者很可能没有服药。对于无法检测到华法林水平的患者，应在目睹其服用华法林后重复检测，以确保患者没有存在罕见的华法林吸收不良的现象。有一类患者，存在华法林吸收不良，但能吸收非香豆素维生素K抑制剂非茚二酮。奇怪的是，这种吸收不良发生在华法林稳定治疗2年后。

INRs不稳定的患者出血和血栓形成的风险均更大。需要了解患者所有其他药物的使用情况，包括"自然"疗法药物和非处方药，应进行良好的饮食记录，并对依从性进行坦率的讨论。如上所述，在饮食中添加蔬菜和其他维生素K可以稳定一些患者的INR。除非必须服用华法林（即机械心脏瓣膜），否则INRs不稳定的患者应改用直接口服抗凝剂。

高INRs和出血的处理

INR升高时出血的风险取决于INR升高的程度和抗凝治疗的原因。因动脉原因（卒中、瓣膜等）抗凝的老年患者比因静脉原因抗凝的年轻患者出血风险更高。纠正INR的速度取决于患者是否出血。

对于INRs < 5的非出血患者，可以简单地省略或降低华法林的剂量，以使INR回到治疗范围内。停用华法林后，INR的下降会延迟12 ~ 36小时，因此对于INRs水平在5 ~ 10范围内的患者，可以停用接下来的1 ~ 2次药物，并口服1.0 ~ 2.5mg维生素K，以实现更

快的逆转。如果INRs超过10，则应服用2.5～5.0mg维生素K，预计INR将在24～48小时后降低。

如果患者因出血或手术而需要快速完全逆转，除了输注新鲜冷冻血浆外，还可以通过静脉途径给予维生素K。由于一个单位的血浆平均仅可使凝血因子提升5%，因此必须给予大剂量（15mL/kg或4～5U）的血浆以尝试完全纠正INR。输注大量血浆的风险则是容量过负荷和输血反应。

对于颅内出血或其他危及生命的出血患者，用维生素K和血浆纠正INR的速度太慢。在一些研究中，使用凝血酶原复合物（含有所有维生素K依赖性凝血因子）比血浆能更快速地纠正凝血，在一些研究中结局更好。理想的产品是"4-因子"复合物，即含有所有维生素K促凝因子——Ⅱ因子、Ⅶ因子、Ⅸ因子和Ⅹ因子。使用这些制剂被证实可以迅速将INR降至正常水平（表25.6）。

在过去，人们在使用rⅦa（重组活化Ⅶ因子）逆转华法林方面有很大的热情。然而研究表明，尽管使INR正常化，但出血未受影响，动脉和静脉血栓形成的发生率较高，尤其是在75岁以上的患者中。rⅦa仅用于华法林导致的颅内出血患者无法获得凝血酶原复合物时。

严重出血后何时重新开始抗凝治疗？

重新开始抗凝治疗的关键决定点是回顾患者的治疗适应证。患有心房颤动和高CHADS2的患者是一定需要治疗的，而

表25.6 高INRs的管理

华法林	
无出血：目标是INR 2～3	
INR	措施
3～4.5	停药，直到INR下降
4.5～10	口服1.25mg维生素K
> 10	口服2.5～5mg维生素K
应在24～48小时内将INR恢复到治疗范围内	
有出血：目标是INR低于2	
INR	措施
2～4.5	2.5mg维生素K ± FFP（15mL/kg）
4.5～10	5mg维生素K ± FFP（15mL/kg）
> 10	5～10mg维生素K ± FFP（15mL/kg）
FFP新鲜冰冻血浆	
华法林导致危及生命或脑的出血：	
4-因子PCC	
如果INR2～4：25U/kg（不超过2 500U）	
如果INR4～6：35U/kg（不超过3 500U）	
如果INR > 6：50U/kg（不超过5 000U）	

很久以前诱发的静脉血栓形成的患者可以直接停止治疗。尽管人们更担心脑出血后恢复抗凝的风险，但数据显示胃肠道出血的复发率更高，脑出血后的再出血率很低——在接下来的几年中的出血率可能是1%～2%。对于大多数患者来说，抗凝治疗的益处超过了这种风险，因为研究表明，脑出血或胃肠道出血后再次抗凝的患者有更好的预后，包括更少的血栓形成和较低的死亡率。而有脑淀粉样血管病证据的患者则是例外，考虑到他们再出血的风

险非常高（>30%），因此应永不再进行抗凝治疗。患者常表现为深叶出血，并有血管病变的MRI证据。

恢复抗凝治疗的时间尚未确定。研究表明，颅内出血只需要短时间停止抗凝治疗。有足够的数据表明，一旦INR恢复4～7天，在重新开始某种形式的抗凝之前，抗凝就是必要的。胃肠道出血的数据也在增加，可以7天不使用抗凝治疗。对于其他出血，停药1～2周可能是合适的。服用华法林期间出现泌尿生殖系统或胃肠道出血的患者应积极治疗，因为50%以上抗凝后出现这种类型出血的患者都有病理性病变。

暂时停止华法林治疗

许多服用华法林的患者可能需要进行手术。手术方法需要考虑患者接受抗凝治疗的原因以及手术中出血的风险。

从理论上讲，停用抗凝剂患者的血栓形成风险应该很低。例如，如果二尖瓣球笼式瓣膜血栓形成/栓塞的1年风险为30%，那么简单的计算得出每日风险为0.08%，2周风险为1.15%。对于血栓形成较少的瓣膜，其风险可能更低。然而，这样计算没有考虑到手术对凝血的刺激，这似乎会显著增加血栓形成的风险。回顾性数据表明，如果患者在手术前停止抗凝治疗，其血栓性动脉事件的总体风险高达1%～2%。

围手术期抗凝有几种方法。最简单的方法是继续服用华法林对患者进行抗凝治疗。这是牙科手术、白内障和内镜检查的标准方法，即使是包括髋关节置换术在内的复杂手术，也是一种安全有效的方法。这种抗凝方法的卒中风险最低（0.4%），但确实存在出血增加的风险。对于需要放置起搏器和植入式除颤器的患者，这种方法比桥接低分子肝素的方法出血少，具有相同的血栓形成风险。

另一个最简单的方法是在手术前4～5天停用华法林，让INR恢复正常，然后在手术后重新开始口服抗凝。这将使患者暴露在血栓风险下长达4～6天，但出血风险最低。

近年来，有人提出了桥接治疗的概念，即在华法林效应消失后，使用低分子肝素"桥接"患者。这可能使血栓形成的风险最低，但可能会使患者出血风险增加，尤其是术后出血风险。对于这些患者，血栓或栓塞的风险需要与手术出血的风险相权衡。然而，这种方法与许多出血有关，尤其是在术后。导致出血过多的两个因素是LMWH的延迟停止和早期重启。LMWH应在手术前至少24小时停用（肾脏疾病患者的停用时间应更长）。对于复杂的手术，至少48小时或更长时间内不应给予治疗量LMWH，以防出血。最近的数据表明，未桥接患者血栓栓塞率低，而桥接患者出血风险增高3～5倍，这使得这种方法对大多数患者的适用性受到质疑。目前，桥接治疗仅限于高危患者。

综上所述，对于低出血风险的手术（如果术者同意，也可以是中等风险的手术），华法林可以继续服用，INR目标为2～2.5。对于血栓形成风险低的患者即心房颤动患者的一级卒中预防，可以在手术前停用华法林，并在术后重新开始服用。对于出血风险较高的患者，可以使用如表25.7所建议的桥接治疗。这些患者是：

- 最近（＜3个月）近端静脉血栓形成或肺栓塞
- 机械心脏瓣膜（低风险双叶瓣除外）
- 最近（12周）有卒中史或CHADS2评分＞4的心房颤动

表25.7 华法林抗凝且需要有创操作的患者的管理

机械心脏瓣膜患者（除了低风险的主动脉斜碟瓣），具有血栓形成史的生物瓣膜、在过去12个月内曾发生卒中/TIA或CHADS2评分＞4分的心房颤动患者，以及近期（＜3个月）静脉血栓形成患者手术前进行桥接
方法
5d前：在手术前5d停止华法林治疗
3d前：开始每12～24h给予治疗性LMWH
1d前：于早晨最后一次予以LMWH。如果患者有肾功能不全，在手术前48h停止最后一剂LMWH
当天：手术当天早晨监测PT-INR/aPTT。因为大多数手术都可以在手术当晚开始使用法华林。如果是非常小的手术，则当晚重启治疗性LMWH。或者，以预防性剂量开始使用LMWH，从手术安全角度，决定改治疗性LMWH的时机，但不早于术后48h

（王媛媛 译）

建议阅读

Ageno W, Gallus AS, Wittkowsky A, Crowther M, Hylek EM, Palareti G, American College of Chest Physicians. Oral anticoagulant therapy: Antithrombotic Therapy and Prevention of Thrombosis, 9th ed: American College of Chest Physicians Evidence-Based Clinical Practice Guidelines. Chest. 2012; 141(2 Suppl): e44S–88S.

Douketis JD, Spyropoulos AC, Kaatz S, Becker RC, Caprini JA, Dunn AS, Garcia DA, Jacobson A, Jaffer AK, Kong DF, Schulman S, Turpie AG, Hasselblad V, Ortel TL, BRIDGE Investigators. Perioperative bridging anticoagulation in patients with atrial fibrillation. N Engl J Med. 2015; 373(9): 823–833.

Hunt BJ, Levi M. Urgent reversal of vitamin K antagonists. BMJ. 2018; 360: j5424.

Vazquez SR. Drug-drug interactions in an era of multiple anticoagulants: a focus on clinically relevant drug interactions. Blood. 2018; 132(21): 2230–2239.

Witt DM, Nieuwlaat R, Clark NP, Ansell J, Holbrook A, Skov J, Shehab N, Mock J, Myers T, Dentali F, Crowther MA, Agarwal A, Bhatt M, Khatib R, Riva JJ, Zhang Y, Guyatt G. American Society of Hematology 2018 guidelines for management of venous thromboembolism: optimal management of anticoagulation therapy. Blood Adv. 2018; 2(22): 3257–3291.

抗血小板药物

26

托马斯·G.德洛格利

阿司匹林

阿司匹林是最古老，同时仍是使用最广泛的抗血小板药物。阿司匹林通过使血小板环氧化酶529位丝氨酸乙酰化，导致酶的空间位阻从而不可逆地抑制血小板环氧化酶（COX），发挥其抗血栓作用。这阻止血小板激动剂血栓素A2的形成，从而抑制血小板功能。

对大多数患者而言，每天30mg的阿司匹林足以抑制血小板环氧化酶。在临床试验中，每天服用1 200mg至30mg的阿司匹林对预防血栓形成是有效的。阿司匹林的胃肠道的不良反应在低剂量时减小。目前，阿司匹林的推荐剂量为81～325mg/d，低于100mg时不良反应较少。阿司匹林在肝脏迅速代谢，当服用低剂量阿司匹林时，其抗血小板作用多发生在门静脉。由于阿司匹林的抗血小板作用时间持续整个血小板的生命周期，因此其生物半衰期为5～7天，且明显长于20分钟的血浆半衰期。唯一的药物相互作用是与COX-1抑制剂，如布洛芬和萘普生，它们阻止阿司匹林对COX-1乙酰化。这种相互作用在COX-2选择性高的药物如塞来昔布和双氯芬酸等中不常见。在服用其他COX-1抑制剂之前服用阿司匹林或者如果需要长期使用，选COX-2选择性更高的药物，可以减少这种相互作用。

阿司匹林是所有动脉缺血性疾病的初始治疗。临床试验表明阿司匹林对缺血性心脏病、血管成形术、冠状动脉搭桥手术和脑血管疾病有效。

阿司匹林对心肌梗死的二级预防有效。抗血小板试验协作组进行的一项荟萃分析中发现，心肌梗死后服用阿司匹林可将非致命性卒中风险降低42%，非致命性心肌梗死风险降低31%，血管死亡风险降低13%。急性心肌梗死患者服用阿司匹林可减少45%的卒中发生率，49%的再梗死发生率，22%的血管死亡发生率。

最近关于阿司匹林对血管事件的一级预防作用的临床试验发现，阿司匹林几乎没有任何益处，并且存在持续的出血风险。虽然以前的试验建议在一级预防中使用阿司匹林，但在血压控制良好和他汀类药物规律使用的今天，除了有血管疾病证据（心绞痛、跛行等）的患者外，阿司匹林不再被推荐用于一级预防。

阿司匹林口服剂量超过160mg能迅速达到效果；在急性心肌梗死等需要快

速达到抗血小板作用时，应使用该剂量或更高剂量。由于血小板环氧化酶被永久抑制，阿司匹林的抗血小板作用将持续到大部分循环血小板被替换，这可能需要5天的时间。有包膜的阿司匹林尤其是肠溶阿司匹林可能无法被很好地吸收，尤其是在肥胖患者中，应考虑使用更高剂量（＞81mg）或咀嚼阿司匹林。

阿司匹林的主要副作用是出血。随机试验表明，长期服用阿司匹林，轻微出血并发症增加5%，长期使用者严重或致命出血的发生率每使用1年增加0.5%。

人们对检测表现为阿司匹林耐药的患者很感兴趣。这一概念的几个难点在于，阿司匹林耐药性的发生率因研究方法的不同而不同，而真正的生物化学性耐药似乎很少见。更常见的是患者对服用阿司匹林的"抗拒"。

目前，对于服用阿司匹林的患者发生紧急出血的处理存在不确定性。在一项对服用阿司匹林导致非创伤性颅内出血患者的研究中发现，输注血小板会显著地使预后恶化。此外，研究表明，在服用阿司匹林的患者中，输注血小板不会逆转受损的血小板功能。据报道，DDAVP可逆转阿司匹林的抑制作用，对急诊手术或小出血患者可能有效。

血小板P2Y12受体拮抗剂

氯吡格雷

氯吡格雷是噻吩吡啶中使用最广泛的一种，剂量为75mg，每日1次。氯吡格雷需要4～7天才能完全达到抑制血小板的效果，因此在急性情况下，需使用300～600mg的负荷剂量。停药后抗血小板作用可持续7天。在早期试验中，氯吡格雷单药在预防心肌梗死和卒中方面略优于阿司匹林，因此它可以替代阿司匹林治疗阿司匹林不耐受或阿司匹林失败的患者。

大多数研究都将氯吡格雷与阿司匹林联合使用。对于患有急性冠状动脉综合征的患者，这种联用可以改善预后，应持续联用1年。置入支架的患者也可以从联合治疗中获益——裸金属支架治疗4周，药物洗脱支架治疗长达1年——如第20章所述。急性冠状动脉综合征1年后、慢性缺血性心脏病或一级预防的患者联合治疗似乎无效。对于卒中患者，联合治疗甚至是有害的，唯一的例外是在卒中或短暂性脑缺血发作（TIA）后即刻，联合治疗确实能降低新事件的发生风险。

理论上有2个因素可能会降低氯吡格雷的疗效。一是许多质子泵抑制剂（尤其是奥美拉唑），理论上阻断了氯吡格雷向活性代谢物的转化，但这似乎在临床上是不相关的，因为大型试验中的大多数临床数据并不支持氯吡格雷有效性的降低。其次，高达30%的人携带CYP2C19丧失功能的多态性，这同样会降低药物向活性形式的转化。虽然这似乎意味着这些患者服用氯吡格雷后对血小板抑制剂的效果降低了，但总体临床意义似乎与此无关。

与阿司匹林相比，氯吡格雷对血小板的抑制更为多变。虽然使用血小板检测（如VerifyNow P2Y12）来识别低反应患者，然后改变治疗方法的想法很具有吸引力，但迄今为止的临床试验表明，这种方法没有任何益处。

虽然氯吡格雷与噻氯匹定一样，与

TTP的发生有关，但目前的发病率似乎比噻氯匹定低得多，为0.000 1%。

对于服用氯吡格雷后出血的患者的处理尚不确定，原因与对阿司匹林导致的出血的处理相同，因此使用DDAVP可能会有所帮助。

普拉格雷

普拉格雷是一种噻吩吡啶，可结合并阻断ADP受体。与氯吡格雷不同，它需要1个而不是2个步骤来激活，从而更快地在摄入后30分钟内抑制血小板。它的剂量为60mg负荷剂量，然后每日10mg与阿司匹林联合服用。Triton-TIMI 38试验表明，普拉格雷在接受PCI的急性冠状动脉综合征的治疗中比氯吡格雷更有效，但出血风险也会有所增加，包括致命出血，尤其是75岁以上、有卒中史或体重小于60kg的患者。在一项针对未接受干预的急性冠状动脉综合征患者的试验中，普拉格雷和氯吡格雷的疗效相似。

据报道，普拉格雷很少引起TTP，其发生率可能与氯吡格雷相似。

替格瑞洛

替格瑞洛是一种非噻吩吡啶，可以可逆地结合并阻断ADP受体。替格瑞洛的负荷剂量为180mg，维持剂量为90mg每日2次。PLA TO试验表明，与阿司匹林联合氯吡格雷治疗急性冠状动脉综合征相比，替格瑞洛联合阿司匹林治疗急性冠状动脉综合征更有效，甚至降低了死亡率。这项试验的一个特点是，只有当阿司匹林剂量小于100mg时，才会出现这种效果。替格瑞洛主要的非出血性副作用是呼吸困难，大约有10%或更多的患者会出现呼吸困难。尽管替格瑞洛

具有可逆性，但其对血小板的抑制作用可持续5天。由于替格瑞洛由CYP3A4诱导剂或抑制剂代谢，因此不应与这些类型的药物一起使用。因为出血复发率高，有颅内出血史的患者也禁用替格瑞洛。建议氯吡格雷治疗中仍出现新的血管事件的患者使用替格瑞洛，一些指南建议在支架置入术后与阿司匹林联合使用，尤其是当患者没有出血风险或支架血栓形成高风险的时候。临床实验中，它的疗效相似于或略好于氯吡格雷，出血率相似。也有研究将其用于手术前需要停止长效抗血小板药物时的桥接治疗。

坎格雷洛

坎格雷洛与替格瑞洛相似，是一种非噻吩吡啶P2Y12抑制剂。它的半衰期很短，为5～7分钟，静脉注射。在临床试验中，其疗效与替格瑞洛相同，出血率在相似的情况下略优于氯吡格雷。这项研究也针对近期接受冠状动脉支架治疗但因需进行手术而需停用长效抗血小板药物的患者。

其他抗血小板药物
双嘧达莫

双嘧达莫阻断cAMP的降解，从而产生适当的血小板抑制。由于在临床试验中缺乏一致的效果，单独使用双嘧达莫作为抗血小板药物已不再受欢迎。使用新型缓释双嘧达莫和阿司匹林的试验表明，在卒中二级预防方面比单独使用阿司匹林更有益处，但这种联合用药并不比氯吡格雷更有效，且会增加颅内出血的风险。另一个问题是双嘧达莫对心

血管疾病没有益处。一个常见的问题是服用这种药物后会出现严重的头痛。为了改善头痛，一些患者开始夜间服用联合药物（早上服用81mg阿司匹林），然后在1周内加量到服用每日两次的剂量。还应记住的是，有效性的研究使用的是特殊剂型，已有证据证明将短效双嘧达莫与阿司匹林联合使用是无效的。

沃拉帕沙

这种抗血小板药物通过抑制蛋白酶激活受体1发挥作用，此受体是主要的血小板凝血酶受体。沃拉帕沙的使用剂量为2.5mg每日2次。在过去的2周至12个月内发生心肌梗死的患者中，使用沃拉帕沙可减少缺血性事件和心血管源性死亡，但出血风险是增加的。在本试验中的大多数患者也正在服用阿司匹林和氯吡格雷。在急性冠状动脉综合征患者中，使用沃拉帕沙首先予40mg的负荷剂量，然后使用维持剂量，会导致出血过多，因此没有任何益处。

鉴于沃拉帕沙的半衰期为200小时，血小板输注不太可能逆转该药物引起的血小板抑制作用。

糖蛋白 Ⅱb/Ⅲa 抑制剂

阿昔单抗

糖蛋白Ⅱb/Ⅲa是一种关键的血小板受体，它结合纤维蛋白原和血管性血友病因子形成血小板聚集。GpⅡb/Ⅲa的激活代表了血小板激活的"最终共同途径"。无论血小板如何被激活，GpⅡb/Ⅲa受体必须被激活才能发生血小板聚集。

阿昔单抗是一种新型抗体，可阻断GpⅡb/Ⅲa，并导致血小板功能被严重抑制。该抗体为人鼠嵌合抗体。此外，其Fc部分被切断，因此它只能结合并抑制血小板功能，但不会导致脾脏摄取和血小板减少。阿昔单抗的给药剂量为0.25mg/kg静脉推注，然后以0.125µg/（kg·min）输注（最大量10mg/min），持续12小时。阿昔单抗需要与80%以上的GpⅡb/Ⅲa位点结合才能削弱血小板功能。输注结束后不久，抗体迅速重新分布，抗血小板作用迅速减弱。

替罗非班

替罗非班是FDA批准的大量非抗体GpⅡb/Ⅲa抑制剂中的第一个。它是一种静脉合成的非肽血小板拮抗剂。剂量基于体重，首先予0.4µg/（kg·min）负荷，30分钟内注射完，继以0.1µg/（kg·min）持续静脉泵注，直到症状消失或血管造影后12～24小时。肌酐清除率低（＜30mL/min）的患者应予一半的剂量。

依替巴肽

依替巴肽是第二种可用的非抗体的抗GpⅡb/Ⅲa药物。对于急性冠状动脉综合征患者，予以静脉推注180µg/kg，继以2µg/（kg·min）静脉输注，持续72小时。对于接受PCI的患者，予以静脉推注180µg/kg，10分钟后第二次静脉推注180µg/kg，第一次推注后开始持续静脉泵注2µg/（kg·min）。

目前GpⅡb/Ⅲa抑制剂的角色

在前噻吩吡啶时代，GpⅡb/Ⅲa抑

制剂与接受 PCI 的患者和急性冠脉综合征患者的预后改善相关。目前 Gp Ⅱ b/ Ⅲ a 抑制剂的益处似乎仅限于肌钙蛋白阳性的急性冠状动脉综合征患者或血栓并发症高风险的 PCI 患者。

Gp Ⅱ b/ Ⅲ a 抑制剂的并发症

这些新药物的主要不良反应是出血和血小板减少。出血的治疗方法是输注血小板，从而使抑制剂重新分布和血小板功能恢复。EPIC 试验中，在必须接受紧急搭桥手术的患者中没有发现过多的出血，但其他研究人员报告这类患者有出现严重出血。如果发现出血过多，那么对于接受过 Gp Ⅱ a/ Ⅲ a 抑制剂治疗的患者，在搭桥手术前或手术早期输注血小板可能是明智的。

据报道，接受 Ⅱ b/ Ⅲ a 抑制剂治疗的患者中有 0.5%～2.0% 出现严重血小板减少症。血小板减少的机制尚不清楚，但推测与抑制剂结合诱导的 Gp Ⅱ b/ Ⅲ a 构象变化有关。

如果接受 Gp Ⅱ b/ Ⅲ a 抑制剂治疗的患者出现严重血小板减少症，应检查血液涂片，以确保血小板计数低不是由于血液样本中的血小板聚集所致。如果患者在过去的 3 个月内接受过肝素治疗，那么也应该考虑肝素诱导的血小板减少症。

使用阿昔单抗的经验表明，输注免疫球蛋白或使用类固醇对血小板减少是没有帮助的，应当立即停止使用 Gp Ⅱ b/ Ⅲ a 抑制剂。如果出现严重血小板减少症，输注血小板会使血小板计数迅速上升。

阿司匹林

- 剂量：81～325mg/d。急性缺血时使

用剂量应超过 162mg/d

适应证：
- 心肌梗死的一级预防
- 心肌梗死的二级预防
- TIA 或卒中后的二级预防
- 心肌梗死的急性治疗
- 不稳定心绞痛的急性治疗
- 预防大隐静脉旁路血栓形成

毒性：
- 肠胃不适
- 出血
- 药物相互作用：COX-1 抑制剂-布洛芬，萘普生
- 逆转：血小板输注，去氨加压素

噻吩吡啶

氯吡格雷
- 剂量：75mg，口服，每日 1 次

适应证：
- 对阿司匹林不耐受或阿司匹林治疗失败患者的缺血性疾病进行二级预防
- 联合阿司匹林预防冠状动脉支架血栓形成

毒性：胃肠道不适（10%）
- 逆转：去氨加压素，血小板输注-两个治疗量血小板

普拉格雷
- 负荷剂量为 60mg，之后每日 10mg（如果患者体重小于 60kg，则每日 5mg）

适应证：
- 对阿司匹林不耐受或阿司匹林治疗失败患者的缺血性疾病进行二级预防
- 联合阿司匹林预防冠状动脉支架血栓形成
- 逆转：去氨加压素，血小板输注-两个

治疗量血小板

可逆 P2Y12 抑制剂

替格瑞洛

- 剂量：180mg负荷量，之后90mg 每日2次

适应证：

- 对阿司匹林不耐受或阿司匹林治疗失败患者的缺血性疾病进行二级预防
- 联合阿司匹林预防冠状动脉支架血栓形成
- 逆转：去氨加压素，血小板输注

坎格雷洛

- 剂量：30µg/kg静脉推注，之后4µg/（kg·min）静脉输注
- 适应证：PCI、桥接
- 逆转：停止输注

其他抗血小板药物

缓释双嘧达莫/阿司匹林

- 剂量：1片每日2次
- 适应证：卒中的二级预防
- 逆转：去氨加压素，血小板输注

沃拉帕沙（凝血酶受体抑制剂）

- 剂量2.5mg 每日2次
- 适应证：近期心肌梗死

糖蛋白 Ⅱb/Ⅲa 抑制剂

阿昔单抗

- 剂量：PCI术后0.25mg/kg 静脉注射，继以 0.125µg/（kg·min）（最大10mg/min）持续静脉输注12小时

同时给予

- 肝素：70U/kg（最大7 000U）静脉推注，可追加注射以实现ACT200s

替罗非班

- 剂量：0.4µg/（kg·min）静脉输注30分钟，继以0.1µg/（kg·min）持续静脉输注，直至疼痛综合征缓解或PCI术后12～24小时

依替巴肽

- 剂量：不稳定型心绞痛：180µg/kg，随后2µg/（kg·min），持续72小时
- PCI：静脉推注180µg/kg，继以持续静脉泵注2µg/（kg·min），首次推注后10分钟予第二次静脉推注180µg/kg

对所有人共有的药物毒性：

- 出血
- 血小板减少症

（王媛媛　译）

建议阅读

Berger JS. Oral antiplatelet therapy for secondary prevention of acute coronary syndrome. Am J Cardiovasc Drugs. 2018; 18(6): 457–472.

Danielak D, Karaźniewicz-Łada M, Główka F. Ticagrelor in modern cardiology — an up-to-date review of most important aspects of ticagrelor pharmacotherapy. Expert Opin Pharmacother. 2018; 19(2): 103–112.

Eikelboom JW, Hirsh J, Spencer FA, Baglin TP, Weitz JI. Antiplatelet drugs: Antithrombotic Therapy and Prevention of Thrombosis, 9th ed: American College of Chest Physicians Evidence-Based Clinical Practice Guidelines. Chest. 2012; 141(2 Suppl): e89S-119S. https://doi.org/10.1378/chest.11-2293.

Mega JL, Simon T. Pharmacology of antithrombotic drugs: an assessment of oral antiplatelet and anticoagulant treatments. Lancet. 2015; 386(9990): 281–291. https://

doi.org/10.1016/S0140-6736(15)60243-60244.

Ridker PM. Should aspirin be used for primary prevention in the post-statin era? N Engl J Med. 2018; 379(16): 1572−1574.

Shah R, Rashid A, Hwang I, Fan TM, Khouzam RN, Reed GL. Meta-analysis of the relative efficacy and safety of oral P2Y12 inhibitors in patients with acute coronary syndrome. Am J Cardiol. 2017; 119(11): 1723−1728.

Wiviott SD, Steg PG. Clinical evidence for oral antiplatelet therapy in acute coronary syndromes. Lancet. 2015; 386(9990): 292−302. https://doi.org/10.1016/S0140-6736(15)60213-60216.

溶栓治疗

托马斯·G.德洛格利

除了抑制凝血或血小板之外，第三种抗血栓疗法便是溶解已形成的血栓。在正常的纤维蛋白溶解过程中，tPA与纤维蛋白结合，然后将纤溶酶原转化为纤溶酶，从而溶解血栓凝块。当纤溶酶原和tPA都与纤维蛋白凝块结合时，tPA将纤溶酶原裂解为纤溶酶的能力要大得多。此外，当纤溶酶与纤维蛋白结合时，纤溶酶被保护起来，免受循环中α_2抗纤溶酶的作用。任何逃逸到血浆中的过多的tPA都会被纤溶酶原激活物抑制剂1（PAI-1）迅速灭活。任何逃逸到血浆中的纤溶酶都会被α_2抗纤溶酶迅速清除。因此，纤溶激活局限于血栓本身。

在药物纤溶过程中，过量的内源性（译者注：应为"外源性"）纤溶酶原激活剂会超过纤溶抑制剂并导致全身性纤溶。过量的纤溶酶可以破坏任何血栓并降解循环中纤维蛋白原。尽管由于存在可以结合纤维蛋白的三环区域，tPA比链激酶更具"凝块特异性"，但实际上使用tPA并没有减少出血。

药物

链激酶　作为第一个溶栓剂被广泛使用。它来源于链球菌，其半衰期相对较长，为20分钟。它的给药方式为超过1小时输注给药。链激酶首先通过繁琐的机制切割纤溶酶原，其中链激酶首先与纤溶酶原结合，然后该复合物裂解纤溶酶原的一个新分子以形成纤溶酶。其独特的副作用是，患者由于先前使用链激酶或最近被链球菌感染，可能会产生链激酶的抗体。

tPA（阿替普酶）是最早通过重组DNA技术制造的药物之一。如上所述，内源性tPA由内皮细胞分泌，是纤溶酶原的直接激活剂。目前，tPA通过重组DNA技术生产，其产量比链激酶更大，且没有那么多的过敏反应。虽然链激酶仍用于卒中和静脉血栓形成溶栓，心肌梗死的溶栓治疗的药物现在已转为使用重组DNA技术改良的tPA。

尿激酶（UK）是纤溶酶原的直接激活剂。UK不用于冠心病，但广泛用于其他部位的溶栓治疗，尤其是基于导管的使用。其来源于人体组织培养基，其重组衍生物正在开发中。目前在美国没有UK。

瑞替普酶（r-PA）是tPA的衍生物，它是通过基因工程改造的，仅表达一个环状结构域和 tPA 的蛋白酶区域。这些结构的变化使半衰期延长至 13 ～ 16 分钟。与 tPA 一样，它是一种直接的纤溶酶原激活剂。药物分 2 次静脉推注给药，每次 10U，在第一次静脉推注后 30 分钟给予第二次静脉推注，每次静脉推注需超过 2 分钟。

替奈普酶（TNK-tPA）与 tPA 比较具有 3 个氨基酸的变异，具有更长的半衰期（22 分钟）和对 PAI-1 更具抗性。它可仅根据患者体重推注给药，大大简化了治疗过程。由于使用方便，是目前应用最广泛的心肌梗死溶栓剂。

适应证

心肌梗死

心肌梗死治疗的最大进步之一便是使用溶栓治疗，将 1 个月死亡率降低了 18%。如果在心肌梗死早期使用溶栓治疗，其效果最好。在一项试验中，如果在 1 小时内使用溶栓剂，死亡率降低 47%，6 小时内使用死亡率降低 22.6%，6 ～ 10 小时内使用死亡率降低 10%。前壁心肌梗死患者接受溶栓治疗后死亡率显著降低，但这些药物的最大风险是严重出血。因出血而死亡的风险为 1.1%，对照组为 0.4%，出血所致的风险增加可被心肌梗死相关死亡的减少所抵消。曾行血管造影等侵入性操作的患者存在动脉穿刺部位的出血风险。如第 20 章所述，与单独的溶栓治疗相比立即使用支架置入的干预措施能改善结局。但是，如果不能立即使用导管治疗，则需权衡因等待转移患者而导致的治疗延迟与立即溶

栓治疗的益处。

卒中

由于大多数卒中是由血栓引起的，因此很容易考虑到溶栓治疗，但颅内出血的严重不良反应使医师不愿考虑这种治疗。研究表明，在精心挑选的患者中，如果在卒中发作 3 小时内（有些患者在 3 ～ 4.5 小时内）给予 tPA 治疗，6 个月时的结局会有所改善。目前，如果评估显示卒中患者处在卒中的早期阶段且没有大的出血危险因素，则应考虑进行溶栓治疗。如第 21 章所述，虽然越来越多的血管内治疗手段被用于治疗急性卒中，但在合适的患者中，应首先给予溶栓治疗。

深静脉血栓形成/肺栓塞

早期研究中对深静脉血栓形成后的全身溶栓治疗并不十分成功。导管相关溶栓治疗的早期结果似乎很有希望，但不幸的是，来自大型临床试验的数据显示，这种方法在血栓形成后并发症的发展方面没有差异。然而，非常严重的深静脉血栓形成导致大面积的水肿从而导致动脉受压（股青肿）或尽管有充分的抗凝治疗但仍有致残症状的患者可能会受益于定向溶栓治疗。

对于大多数肺栓塞患者，溶栓治疗是不合理的，因为风险大于益处。顽固性低血压患者例外。需要对患者进行出血风险筛查，因为很多栓塞的危险因素也是出血的危险因素（如癌症、近期手术和高龄）。与深静脉血栓形成的溶栓治疗一样，肺栓塞的导管指导溶栓疗法越来越多地被使用，但尚无临床试验数据支持。

并发症

溶栓治疗的主要并发症是出血。患者可由于先前形成的血栓溶解而表现先前受伤的部位出血。患者也可能因潜在的血管问题而出血。溶栓治疗导致颅内出血的患者常有潜在的脑血管淀粉样变。

溶栓治疗影响止血系统的各个方面。患者将出现低纤维蛋白原和由于凝血因子 V 和Ⅷ的破坏导致PT与APTT的延长。由于纤维蛋白原片段与血小板受体结合而阻断并切割血小板受体引起血小板功能障碍。最后，已经形成的血栓溶解。

溶栓治疗后出现严重出血的患者应立即进行PT、APTT、纤维蛋白原水平和血小板计数的检测。同时应输注10U冷沉淀来补充纤维蛋白原和Ⅷ因子。如果PT和APTT仍然延长，则应输注两个单位的血浆。如果仍持续出血，应给予以血小板输注。如果患者有颅内出血，应经验性给予冷沉淀、血小板和血浆治疗。

尽管使用抗纤维蛋白溶解剂可以逆转纤维蛋白溶解状态，但很少需要这样做。纤溶状态，尤其是 tPA 激活的纤溶，是短暂的。输注纤维蛋白原和血浆将缩短纤维蛋白溶解状态的持续时间。最后，纤维蛋白溶解的逆转可能导致罪魁祸首——血栓的再形成，这种血栓随后将更难以溶解。

溶栓治疗

链激酶

心肌梗死：150 万 U 静脉注射，超过

1 小时

尿激酶

肺栓塞：4 400U/kg 负荷，给药时间超过1分钟；然后 4 400U/（kg·h），持续12小时

动脉血栓形成：4 000U/min，持续4小时；然后 2 000U/min，持续44小时

组织型纤溶酶原激活剂（阿替普酶）

心肌梗死：15mg/kg静脉推注，之后0.75mg/kg，输注超过30 分钟，然后0.5mg/kg，超过1小时输注

卒中：0.9mg/kg（最大 90mg），其中10%的剂量在1分钟内给完

肺栓塞：100mg，输注时间超过2小时

瑞替普酶

心肌梗死：2次 10U 推注，间隔30分钟

替奈普酶

心肌梗死：剂量基于体重，一次性静脉推注，时间超过5秒

- < 60kg = 30mg
- 60 ～ 69kg = 35mg
- 70 ～ 79kg = 40mg
- 80 ～ 89kg = 45mg
- > 90kg= 50mg

（段玉珊　译）

建议阅读

Kluft C, Sidelmann JJ, Gram JB. Assessing

safety of thrombolytic therapy. Semin Thromb Hemost. 2017; 43(3): 300–310.

Nakamura S, Takano H, Kubota Y, Asai K, Shimizu W. Impact of the efficacy of thrombolytic therapy on the mortality of patients with acute submassive pulmonary embolism: a meta-analysis. J Thromb Haemost. 2014; 12(7): 1086–1095.

Sane DC, Califf RM, Topol EJ, Stump DC, Mark DB, Greenberg CS. Bleeding during thrombolytic therapy for acute myocardial infarction: mechanisms and management.

Ann Intern Med. 1989; 111(12): 1010–1022.

Vedantham S, Goldhaber SZ, Julian JA, Kahn SR, Jaff MR, Cohen DJ, Magnuson E, Razavi MK, Comerota AJ, Gornik HL, Murphy TP, Lewis L, Duncan JR, Nieters P, Derfler MC, Filion M, Gu CS, Kee S, Schneider J, Saad N, Blinder M, Moll S, Sacks D, Lin J, Rundback J, Garcia M, Razdan R, VanderWoude E, Marques V, Kearon C, Trial Investigators ATTRACT. Pharmacomechanical catheter-directed thrombolysis for deep-vein thrombosis. N Engl J Med. 2017; 377(23): 2240–2252.

抗凝的临床困境：极端体重、肾脏疾病、近期出血和手术 **28**

托马斯·G.德洛格利

极端体重

一些研究表明，由于许多抗血栓药物以固定剂量给药，因此体重过轻的患者出血风险更高。对于体重过轻的患者，尤其是体重不足50kg的患者，应使用较低剂量抗血栓药物，例如使用5mg普拉格雷或将依诺肝素的预防剂量降低至每天20或30mg。

体重小于50kg的患者应避免使用DOACs利伐沙班和达比加群。对于阿哌沙班，有用于体重低于60kg的患者的数据，但尚不清楚这是否可以外推至体重低于50kg的患者。

尽管肥胖流行，但对这些患者使用抗血栓药物的指导很少。对于肥胖患者，应避免使用肠溶阿司匹林，因为其吸收不佳。所有肝素类产品治疗性应用应按实际体重给药。预防血栓形成，BMI为35～50kg/m^{2}的患者可以使用依诺肝素40mg每日2次，体重超过50kg/m^{2}时，则增加到60mg每日2次，或采用每天0.5mg/kg的方案，或等效剂量的其他低分子肝素（LMWH）。对于磺达肝癸钠，一种方法是从100kg或更高体重开始，每50kg增加2.5mg。例如：一名体重150kg的患者每天予以12.5mg作为治疗剂量，这与其在体重较轻的患者中的给药方案一致。体重超过140kg的患者使用DOACs的剂量数据有限。如果使用这些药物，应监测特异的药物水平以确保达到治疗效果。

肾脏疾病

肾病患者的抗凝治疗有2个问题：第一个问题是许多抗凝剂通过肾脏清除；第二个问题是肾脏疾病，即使是轻微的肾病，本身也会增加出血的风险（表28.1）。

抗血小板药物的代谢几乎不受肾脏疾病的影响，但使用这些药物会增加因肾脏疾病引起的血小板缺陷而增加出血风险。普通肝素不经肾代谢，因此肾功能异常无需调整剂量。然而，肾脏疾病会使出血的风险增加2～3倍。由于低分子肝素可通过肾脏清除，因此必须调整其剂量；大部分数据是关于依诺肝素的，在透析患者中，依诺肝素的剂量应为每天1mg/kg。

对于轻微肾功能受损的患者（CrCl 30～50mL/min）长期使用剂量应调低至每12

表28.1 抗血栓药物肾病患者给药剂量

药 物	半 衰 期	肾 脏 疾 病
阿司匹林	15～30min	剂量不变
氯吡格雷	8h	活性代谢物经肾脏清除——剂量不变
普拉格雷	7h	剂量不变
替格瑞洛	7h	剂量不变
阿昔单抗	30min	剂量不变
替罗非班	2h	CrCl < 30mL/min，减少50%
依替巴肽	2～3h	CrCl < 30mL/min，减少50%
普通肝素	30～150min	45～225min——剂量不变
低分子肝素	2～8h	4～16h——如果CrCl < 30mL/min，减少50%
磺达肝癸钠	17～21h	CrCl < 30mL/min，则不应使用
阿加曲班	40min	剂量不变
比伐卢定	25min	CrCl < 30mL/min，减少60%
达比加群	12～17h	CrCl 30～50mL/min，110mg每日2次；CrCl 15～30mL/min，75mg每日2次；CrCl < 15mL/min 避免使用
利伐沙班	5～9h	CrCl 15～30mL/min，剂量减至15mg；CrCl < 15mL/min，避免使用
阿哌沙班	9～14h	肌酐 > 1.5mg/dL，且体重低于60kg和（或）年龄超过80岁，则减至2.5mg，每日2次
依度沙班	10～14h	CrCl 15～30mL/min，则每日30mg；CrCl < 15mL/min，不要使用
华法林	36h	有CYP C2P9时减少50%
链激酶	80min	肝脏清除
tPA	3min	肝脏清除
瑞替普酶	13～16min	肝脏清除
替奈普酶	15～20min	肝脏清除

小时 0.85mg/kg。磺达肝癸钠主要通过肾脏清除，肌酐清除率低于30mL/min 的患者应避免使用。对于预防性使用，对肌酐清除率为20～50mL/min 的患者将预防剂量降至1.5mg/d 是合适的。华法林不经肾脏代谢，但数据显示透析患者华法林的代谢较慢。开始治疗时应使用较低剂量。

所有DOACs均经过肾脏清除。达比加群最依赖肾脏清除率（80%），肌酐清除率低于50mL/min时应减少剂量，或选择其他药物。对于利伐沙班（肾清除36%），肌酐清除率在15～50mL/min之间的患者应将标准剂量每日20mg减至每日15mg，如果肌酐清除率小于15mL/min，则不应给予该药。艾多沙班肾脏清除35%，如果肌酐清除率为15～50mL/min，则60mg每日的标准剂量减至30mg。依度沙班还具有独特的剂量限制，在肌酐清除率超过95mL/min，禁用于预防心房颤动所致卒中。阿哌沙班的肾脏代谢最少（25%），对透析或终末期肾病患者的推荐剂量为5mg，每日2次，观察性研究显示，出血少于使用华法林。阿哌沙班仅在年龄超过80岁和（或）体重低于60kg且肌酐超过1.5mg/dL的患者需要调整剂量（2.5mg每日2次）。

老年患者和有跌倒风险的患者

老年患者抗血栓治疗的出血率较高，这是由于合并症、肾功能不全和多种药物所致。随着年龄的增长，与出血风险相应的是血栓形成风险显著增加。已证明DOACs在老年患者中出血风险较低，应比华法林优先选择，除非存在禁忌证。反对老年患者使用华法林的一个常见但未经证实的原因是担心跌倒时出血，这是反对对老年患者进行抗凝治疗的最常见原因。但是，数据并不支持这一观点。跌倒时脑出血（ICH）的发生率非常低，甚至在May-Song-Hin的论文中，患者每年跌倒超过295次时，华法林才不是预防心房颤动患者卒中的最佳治疗药物。

具有讽刺意味的是，数据清楚地表明，有跌倒风险的患者最有可能从抗凝治疗中受益，比如年龄较大、既往卒中、糖尿病等。管理这些患者的一个关键部分是尝试纠正跌倒的风险因素，例如进行物理治疗和尝试减少增加跌倒风险的药物。

肝病

肝病患者应避免使用阿司匹林，除非有较强的指征，例如心肌梗死的二级预防或存在冠状动脉支架，因为胃肠道出血的基线风险较高。在晚期肝病患者中，使用低分子肝素会导致过度抗凝，即使通过抗Xa水平进行监测，因为这些水平会低估肝素的抗凝作用。华法林难以使用，因为许多患者的基线INR较高。近来关于使用DOACs的研究表明，与旧的抗凝剂相比，出血率更低。利伐沙班和依度沙班在Child B级肝硬化患者中代谢较慢，不推荐使用。达比加群和阿哌沙班可用于Child B级肝硬化，但任何DOACs均不应用于更晚期肝病（Child C级肝硬化）。

近期出血患者

近期出血患者何时重新开始抗凝治疗是一个常见问题。尽管出血频率很高，但没有前瞻性实验数据来指导决策。虽然一些患者可以停止抗凝，但其他患者（如机械瓣膜患者、CHADS2评分高的心房颤动或近期血栓形成的患者）则需要抗凝。

在颅内出血（ICH）患者中，恢复抗凝治疗与从未恢复抗凝治疗的患者相比，卒中率和死亡率较低。与不使用抗凝药物相比，使用抗血小板药物并不改善卒中或出血率。ICH的位置可预测复发；脑叶或"深部"（基底节、丘脑、内囊、小脑、脑干）出血的再出血率较高。专家意见和回顾性研究表明，在ICH后只需暂停7～14天即可重新开始抗凝。

对于胃肠道和泌尿生殖道出血的患者，基本步骤是寻找出血源，因为高达50%的患者因可识别的病变而出血。与ICH一样，研究表明，与未恢复抗凝的患者相比，恢复抗凝的患者血栓栓塞事件、死亡人数更低，再出血风险增加很小。研究表明，暂停抗凝4～7天就足够了。

抗血栓药物的逆转（表28.2）

当服用抗血栓药物的患者出现出血或需要进行手术时，逆转的问题就提出来了。虽然许多治疗似乎合乎逻辑，但很少被临床试验验证。对于抗血小板药物治疗者，去氨加压素可能有助于改善血小板功能。血小板输注仍然存在争议，因为数据表明这可能不会改善血小板功能，而PATCH研究表明输注血小板对颅内出血有害。对于肝素和低分子肝素，鱼精蛋白可能有效。维生素K和血浆/凝血酶原复合物（PCC）可能有效。对于DOACs，有一种特定的达比加群逆转剂。对于Ｘa抑制剂，正在进行研究以确定PCC或特异性逆转剂Andexanet（译者注：一种改良重组人类Ｘa因子）是否是更好的逆转剂。正在开发中的是Ciraparantag，它将成为所有DOACs和肝素类药物的"通用"逆转剂。

表28.2　抗血栓药物的逆转

阿司匹林
轻微出血——去氨加压素 0.3μg/kg×1
大出血——考虑输注血小板（1个单采单位）
氯吡格雷
轻微出血——去氨加压素 0.3μg/kg×1
大出血——考虑输注血小板；如果出血威胁生命或威胁大脑，考虑2个单位（可能无效）
普拉格雷
轻微出血——去氨加压素 0.3μg/kg×1
大出血——考虑输注血小板；如果出血威胁生命或威胁大脑，考虑2个单位（可能无效）
替格瑞洛
轻微出血——去氨加压素 0.3μg/kg×1
大出血——考虑输注血小板；如果出血威胁生命或威胁大脑，考虑2个单位（可能无效）
缓释阿司匹林/双嘧达莫
轻微出血——去氨加压素 0.3μg/kg×1
大出血——考虑输注血小板
阿昔单抗
大出血——考虑输注血小板
依替巴肽
轻微出血——去氨加压素 0.3μg/kg×1
大出血——考虑输注血小板加输注10U冷沉淀
替罗非班
轻微出血——去氨加压素 0.3μg/kg×1

（续表）

大出血——考虑输注血小板加输注10U冷沉淀

肝素和肝素类药物

普通肝素

距上一剂肝素的时间	鱼精蛋白的剂量
< 30min	1U/100U 肝素
30 ～ 60min	0.5 ～ 0.75U/100U 肝素
60 ～ 120min	0.375 ～ 0.5U/100U 肝素
> 120min	0.25 ～ 0.375U/100U 肝素

输注速度不应超过5mg/min，最大剂量为每剂50mg

低分子肝素

逆转危及生命的出血：鱼精蛋白——如果在给药后4h内，每1mg依诺肝素或100U达肝素和亭扎肝素给予1mg鱼精蛋白；然后在4h内重复给予一半剂量的鱼精蛋白。如果在给药后4 ～ 8h，每1mg依诺肝素或100U的达肝素和亭扎肝素给予鱼精蛋白0.5mg。

磺达肝癸钠

大出血逆转：鱼精蛋白无效——rⅦa（90μg/kg）或50U/kg凝血酶原复合物可能有用

达比加群

1. 伊达鲁珠单抗5g（2个2.5g小瓶）

利伐沙班

1. 4-因子凝血酶原复合物50U/kg

2. Andexanet 800mg静脉推注和960mg维持输注 > 2h（如果有）

阿哌沙班

1. 4-因子凝血酶原复合物50U/kg

2. Andexanet 400mg静脉推注和480mg维持输注 > 2h（如果有）

依度沙班

（续表）

1. 4-因子凝血酶原复合物50U/kg

2. Andexanet 800mg静脉推注和960mg维持输注 > 2h（如果有）

华法林

没有出血：目标INR 2 ～ 3

INR	措施
3 ～ 4.5	停药直到INR降低
4.5 ～ 10	1.25mg维生素K口服 ×1
> 10	2.5 ～ 5mg维生素K口服

应该在24 ～ 48h内看到INR回到治疗范围

正在出血：目标是INR低于2

INR	措施
2 ～ 4.5	2.5mg维生素K口服或静脉注射 ± FFP（15mL/kg）
4.5 ～ 10	5mg维生素K口服或静脉注射 ± FFP（15mL/kg）
> 10	5 ～ 10mg维生素K口服或静脉注射 ± FFP（15mL/kg）

FFP：新鲜冰冻血浆

华法林危及生命或大脑的出血

4-因子凝血酶原复合物

INR 2 ～ 4：25U/kg（不超过2 500U）

INR 4 ～ 6：35U/kg（不超过3 500U）

INR > 6：50U/kg（不超过5 000U）

加维生素K 10mg静脉注射用于上述所有华法林方案

抗血栓治疗和手术

据估计，每年有多达10%接受抗血栓治疗的患者需要手术，需要同时考虑患者正在服用的药物和手术的出血风险，以确定最佳治疗方案。

抗血小板药物

关于阿司匹林对手术出血影响的最可靠数据来自POISE-2试验，结果显示无论是否服用阿司匹林，死亡或非致死性心肌梗死（HR 0.99）均无差异；阿司匹林轻微增加大出血的风险（HR=1.23）。其他研究也表明心脏手术存在增加出血的风险，建议在术前3～5天停用阿司匹林，并在术后1～2天重新开始服用。近期（30天或更短时间）心脏事件的患者应继续服用阿司匹林。

P2Y12抑制剂被认为比阿司匹林增加手术出血的风险高。这些药物应在手术前7天停用，以使血小板功能完全恢复。如果有监测抗血小板作用的能力（例如使用VerifyNow®），可以监测血小板功能，判断是否可以更快地进行手术，如果血小板功能测试结果恢复正常就可以手术。如下所述，冠状动脉支架置入患者在支架置入后需要不间断使用P2Y12抑制剂3～6个月。

对于支架植入术后的患者，目前的建议是在放置裸金属支架至少30天后再手术，放置药物洗脱支架后3～6个月再手术。

许多非甾体抗炎药具有抗血小板特性，应在任何具有高出血风险的手术前停用（表28.3）。

抗凝剂

肝素

对于普通肝素，可以在手术前4小时停止静脉输注，同时监测APTT以确保

表28.3 非甾体抗炎药和术前停药时间

塞来昔布
无须停药（抗血小板作用很小）
双氯芬酸
术前24h前停药
酮洛芬
术前24h前停药
酮洛酸
术前24h前停药
布洛芬
术前24h前停药
消炎痛
术前24h前停药
美洛昔康
无须停药（抗血小板作用很小）
萘普生
术前24h前停药
吡罗昔康
术前停药 11d

其恢复正常。如果患者正在接受皮下注射肝素治疗，最后一次给药应在手术8小时前。

低分子肝素半衰期较长，理想情况下应在手术前24小时停用。鉴于低分子肝素通过肾脏清除，如果存在肾功能不全，术前停药时间应更长，36～48小时或更长，具体取决于特定药物和肾功能损害的程度。

磺达肝癸钠的长半衰期和严重依赖肾脏排泄，使其成为术前最具挑战性的药物。肾功能正常者，术前应停药48小

时，肾功能不全者停药时间更长。

出血的最大危险因素之一是手术后过早恢复肝素；在24小时内恢复治疗剂量会使出血风险增加约1倍。对于许多手术，预防剂量的肝素（或低分子肝素）在手术后的最初24～72小时内可能具有最佳的风险收益比。

华法林

对于简单或低出血风险的手术，最简单的选择是继续使用华法林。许多心脏手术，例如起搏器或ICD植入，都表明这是最安全的方法。许多非心脏手术也是如此，例如牙科和白内障手术。还报道了一些在使用华法林进行抗凝治疗时进行一些骨科手术的经验，例如全髋关节或膝关节置换术。

多年来，大多数接受华法林治疗的手术患者的标准方法是"桥接"肝素。然而观察性研究和随机临床试验都表明这不仅没有必要，而且会大大增加出血风险。目前桥接仅推荐用于高危机械瓣膜、近期卒中的心房颤动（一些还包括CHADS2评分＞4）和近期（90天内）静脉血栓栓塞性疾病的患者。

最常见的桥接方案是在手术前5天停用华法林，等待1天，然后在术前第3天到第1天给予治疗剂量的低分子肝素，最后一剂在术前24小时使用。手术当晚，患者恢复华法林治疗，然后在手术后24～48小时，重新开始治疗性皮下低分子肝素治疗，直到INR恢复到治疗范围。

基于桥接治疗增加风险而没有益处的发现，对于大多数患者来说，最简单的选择是停止华法林治疗而不进行桥接。华法林可在手术前5天停用，并在手术当晚重新开始。在某些情况下，应使用预防剂量的低分子量肝素来降低术后VTE的风险，直到INR高于2.0。

直接口服抗凝剂

有几个原则适用于DOACs。它们中的任何一个都不需要桥接。大多数可以在手术前24～48小时停止（表28.4）。手术后，对于复杂的手术，DOACs重新启动的头24小时可以从50%的剂量开始，对于小手术，可以全剂量重新启动。

表28.4　大手术和小手术的围术期 DOAC 管理

药　品	手　术	肌酐清除率	与手术有关的天数				
			4	3	2	1	手术
阿哌沙班	大手术				停止		术后48～72h恢复
	小手术					停止	术后约24h恢复
达比加群	大手术	＞50mL/min			停止		术后48～72h恢复
		≤50mL/min	停止				
	小手术	＞50mL/min				停止	术后约24h恢复
		≤50mL/min			停止		

（续表）

药 品	手 术	肌酐清除率	与手术有关的天数					
			4	3	2	1	手术	
利伐沙班	大手术				停止			术后48～72h恢复
	小手术					停止		术后约24h恢复

（段玉珊 译）

建议阅读

Baharoglu MI, Cordonnier C, Al-Shahi Salman R, de Gans K, Koopman MM, Brand A, Majoie CB, Beenen LF, Marquering HA, Vermeulen M, Nederkoorn PJ, de Haan RJ, Roos YB, Investigators PATCH. Platelet transfusion versus standard care after acute stroke due to spontaneous cerebral haemorrhage associated with antiplatelet therapy (PATCH): a randomised, open-label, phase 3 trial. Lancet. 2016; 387(10038): 2605−2613.

Chousou PA, Pugh PJ. Managing anticoagulation in patients receiving implantable cardiac devices. Futur Cardiol. 2018; 14(2): 151−164.

Devereaux PJ, Mrkobrada M, Sessler DI, Leslie K, Alonso-Coello P, Kurz A, Villar JC, Sigamani A, Biccard BM, Meyhoff CS, Parlow JL, Guyatt G, Robinson A, Garg AX, Rodseth RN, Botto F, Lurati Buse G, Xavier D, Chan MT, Tiboni M, Cook D, Kumar PA, Forget P, Malaga G, Fleischmann E, Amir M, Eikelboom J, Mizera R, Torres D, Wang CY, VanHelder T, Paniagua P, Berwanger O, Srinathan S, Graham M, Pasin L, Le Manach Y, Gao P, Pogue J, Whitlock R, Lamy A, Kearon C, Baigent C, Chow C, Pettit S, Chrolavicius S, Yusuf S, POISE−2 Investigators. Aspirin in patients undergoing noncardiac surgery. N Engl J Med. 2014; 370(16): 1494−1503.

Douketis JD, Spyropoulos AC, Kaatz S, Becker RC, Caprini JA, Dunn AS, Garcia DA, Jacobson A, Jaffer AK, Kong DF, Schulman S, Turpie AG, Hasselblad V, Ortel TL, BRIDGE Investigators. Perioperative bridging anticoagulation in patients with atrial fibrillation. N Engl J Med. 2015; 373(9): 823−833.

Man-Son-Hing M, Nichol G, Lau A, Laupacis A. Choosing antithrombotic therapy for elderly patients with atrial fibrillation who are at risk for falls. Arch Intern Med. 1999; 159(7): 677−685.

Siontis KC, Zhang X, Eckard A, Bhave N, Schaubel DE, He K, Tilea A, Stack AG, Balkrishnan R, Yao X, Noseworthy PA, Shah ND, Saran R, Nallamothu BK. Outcomes associated with apixaban use in patients with end-stage kidney disease and atrial fibrillation in the United States. Circulation. 2018; 138(15): 1519−1529.

Zhou Z, Yu J, Carcel C, Delcourt C, Shan J, Lindley RI, Neal B, Anderson CS, Hackett ML. Resuming anticoagulants after anticoagulation-associated intracranial haemorrhage: systematic review and meta-analysis. BMJ Open. 2018; 8(5): e019672.

癌症患者的出血和血栓形成

29

约瑟夫·萨彻尔

癌症是一种常见病，估计有1/4的人在一生中会患上某种癌症。广泛出血和血栓形成均可见于癌症患者。这些可能是由于恶性细胞或癌症的副产物对止血系统的直接影响，以及治疗相关的效应导致容易引起血栓形成或出血。

出血综合征

急性早幼粒细胞白血病（APL）

APL患者的止血缺陷是多方面的。大多数（如果不是所有）APL患者在诊断时有弥漫性血管内凝血（DIC）的证据。与其他形式的白血病患者相比，APL患者与其他白血病相比在诱导治疗期的死亡风险更高，主要是由凝血障碍引起的并发症。但是，一旦缓解，APL患者的治愈率明显高于大多数其他类型的急性白血病。APL在白血病中也是独一无二的，因为使用维甲酸和砷的生物疗法可有效缓解和治愈。患者可因白血病骨髓替代而出现全血细胞减少，或因DIC和血小板减少而出现弥漫性出血。在白血病缓解之前，随时可能发生危及生命的出血，例如颅内出血。

病因学

APL中止血缺陷的病因很复杂，考虑是DIC、原发性纤维蛋白溶解以及白血病细胞释放其他促凝血酶的结果。

白血病细胞含有组织因子，可以通过外源性途径直接激活凝血。在检测试管中，APL细胞本身就能起到凝血激活剂的作用并刺激凝血酶的产生。APL患者具有高水平的DIC标志物，例如凝血酶-抗凝血酶Ⅲ复合物。然而，与其他原因导致的DIC患者不同，APL患者的抗凝血酶Ⅲ水平往往正常。

APL患者也表现出纤溶增强的迹象。白血病细胞含有纤维蛋白溶解酶，例如尿激酶。此外，还存在由于凝血酶生成引起的快速纤维蛋白溶解。纤维蛋白溶解抑制剂如抗纤溶酶α_2减少，有时非常显著。

APL细胞与其相应的非恶性细胞一样，含有许多蛋白酶，这些蛋白酶与APL的凝血缺陷有关。这些蛋白酶可以降解血管性血友病因子和纤维蛋白原，这进一步增加了凝血缺陷。此外，蛋白酶可能会破坏血管完整性，导致出血。癌症促凝剂是一种不依赖于凝血因子Ⅶ

的激活凝血因子 X 的蛋白酶，存在于 APL 和几种实体瘤中。早幼粒细胞表面表达增加的膜联蛋白 Ⅱ 受体结合纤溶酶原及其激活剂——组织型纤溶酶原激活剂，这会增加纤溶酶的形成，从而引起纤溶亢进。

诊断

APL 的诊断最初是根据白血病细胞形态。白血病细胞通常表现为具有著名的 Auer 棒的双叶早幼粒细胞，但也有部分患者的白血病细胞呈颗粒状，无明显 Auer 小体。通过使用荧光原位杂交或 PCR 直接检测 15：17（q22；q12）重排来证明经典易位是现在的诊断标准。

当怀疑患者患有急性白血病时，应获得完整的凝血谱，包括 PT-INR、APTT、纤维蛋白原、血小板计数和 D-二聚体。有任何严重凝血障碍迹象的白血病患者均应立即进行 APL 检测，并强烈考虑使用全反式维甲酸（ATRA）进行经验性治疗，以减少致命性出血的可能性。在治疗凝血缺陷时，纤维蛋白原水平的变化是进展的良好标志。

治疗

APL 的急性治疗包括治疗白血病和凝血障碍。

目前 APL 的标准诱导治疗是低风险患者反式维甲酸（ATRA）联合砷，高风险患者在此基础上加化疗。这将使超过 90% 的患者得到缓解，并且这些患者中的相当一部分将得到治愈。ATRA 治疗也将在早期纠正凝血缺陷，通常在治疗的第一周内。这与化疗时代形成鲜明对比，

化疗所致凝血缺陷会随着治疗而变得更糟。少数有关于 ATRA 治疗伴随大量血栓形成的报道，但与 APL 或 ATRA 治疗的关系尚不清楚。

凝血缺陷的治疗包括积极输血和使用其他药物来控制 DIC（表29.1）。患者应接受频繁的实验室监测，高达每6小时1次，以便可以评估输血治疗的有效性并给予进一步的治疗。应尽量将纤维蛋白原水平维持在 150mg/dL 以上；如果出现明显出血或 DIC，血小板计数应保持在 20 000/μL 或超过 50 000/μL。

表29.1 APL患者DIC的初步评估和治疗

1. 获取基线 INR、APTT、血小板计数、纤维蛋白原和 D-二聚体
2. 基于实验室检查，使用以下目标进行替代治疗： INR > 2 和 APTT > 1.5 × 正常值：2U 的新鲜冰冻血浆 血小板低于 50 000/μL：给予 1U 单采血小板或 6 ~ 8 个血小板浓缩液 纤维蛋白原低于 150mg/dL：给予 10U 冷沉淀
3. 如果最初存在凝血缺陷，请每6h进行一次凝血检测
4. 如果患者在24h内需要超过40U的冷沉淀或有血栓形成，考虑以每小时500U的速度开始泵注肝素

关于肝素在 APL 治疗中的作用仍存在争议。尽管肝素灭活凝血酶的能力很有价值，但使用肝素会导致严重的出血。仅在某些情况下才应考虑使用肝素。需要大量冷沉淀（每天 > 40U）的患者应考虑接受肝素治疗。少数的血栓形成患

者也应接受肝素治疗。应从每小时500U的低剂量开始，无需推注，无需监测肝素水平。积极的凝血因子替代应与肝素一起使用。

其他白血病和骨髓增生异常综合征的出血

除了骨髓替代引起的明显血小板减少外，白血病还可能出现其他的凝血缺陷。DIC可见于除APL之外的其他急性白血病。DIC常见于急性单核细胞白血病。急性淋巴细胞白血病患者也可能患DIC，一份报告显示大多数患者在接受诱导治疗时会出现DIC的迹象。

急性淋巴细胞白血病（ALL）中最常见的凝血缺陷与L-天冬酰胺酶的使用有关。出血和血栓并发症均见于使用这种有效的化疗药物的报告中。L-天冬酰胺酶会降低肝脏合成许多蛋白质，包括凝血因子，这在理论上会导致出血风险，但如下文所述，血栓形成最常使患者的治疗复杂化。

慢性淋巴细胞性淋巴瘤（CLL）伴随淋巴浆细胞性淋巴瘤（LPL或Waldenström巨球蛋白血症）或边缘区淋巴瘤（MZL）的患者可以使用BTK抑制剂——依鲁替尼治疗，依鲁替尼抑制血小板GpVI信号传导，导致大出血和小出血事件增加。

在骨髓增生异常综合征患者的血小板中发现了多种缺陷，包括对各种激动剂反应性的血小板聚集减少和血小板储存的血管性血友病蛋白和纤维蛋白原减少。即使血小板计数超过50 000/μL，这些患者也可能出现严重出血。骨髓增生异常综合征出血的治疗通常不能令人满意，一些患者甚至对血小板输注也没有反应。

骨髓增生综合征

许多骨髓增生综合征的出血发生率较高，但出血很少导致严重的并发症。1/4的真性红细胞增多症患者会出现一些出血，但这很少是导致死亡的原因。大多数报道显示30%的原发性血小板增多症患者会出血。矛盾的是，出血风险在血小板计数超过100万（译者注：此处应有单位"个/μL"）时增加。一些患有极度血小板增多症的患者有获得性血管性血友病的证据。骨髓增生综合征的出血大多数为皮肤黏膜出血或瘀斑，只有少数报告为大出血。使用抑制血小板功能的药物与较高的出血发生率有关。

尽管报告了大量体外异常，但除了2个外，似乎没有一种特定的血小板缺陷可以解释或预测骨髓增生综合征患者的出血。已知血小板计数超过1 000 000/μL的患者可能患获得性血管性血友病。此外，据报道，少数患者患有获得性V因子缺乏症。

血小板显著升高合并获得性血管性血友病的患者对将血小板计数降低至1 000 000/μL以下有反应。输注血小板和（或）血浆可以帮助获得性V因子缺乏的患者。一些患者会出现出血而没有明显的凝血缺陷；有时输注血小板或使用氨甲环酸进行抗纤溶治疗会有所帮助。

异常蛋白血症

异常蛋白血症会影响凝血系统的

许多步骤并导致严重出血。在异常蛋白血症患者中描述了多种凝血异常（表29.2）。大多数出血并发症是血液黏滞性过高的效应。

表29.2 与副蛋白相关的凝血缺陷

1. 抑制凝血因子的单克隆抗体
2. 抑制血小板受体的单克隆抗体
3. 抑制纤维蛋白形成的单克隆抗体
4. 淀粉样蛋白沉积物吸附因子 X
5. 淀粉样蛋白沉积物吸附 α_2 抗纤溶酶

首先，由于血清球蛋白增加，纤维蛋白凝块的物理结构可能出现异常。一些具有循环轻链的患者纤维蛋白聚合受损，凝血酶时间延长或 replase 酶时间延长可提示这种异常。骨髓瘤蛋白也被证明可以抑制正常血浆的凝血酶时间。纤维蛋白链上凝血因子 XIII 的激活位点可被异常蛋白质阻断。

尽管出血时间延长，但骨髓瘤患者的血小板异常不太明确。这 2 种缺陷可能都是由于异常蛋白对血小板功能的抑制所致。

异常蛋白可与凝血因子结合，从而抑制凝血因子功能，尤其是凝血因子 VIII。已经报道了对血小板 Gp II b/ III a 受体具有特异性的单克隆蛋白。这些患者可能仅轻度或无血小板减少症，但有非常严重的出血倾向。

异常蛋白血症综合征中止血缺陷的治疗包括通过治疗浆细胞发育不良减少异常蛋白合成或通过强化血浆置换来去除异常蛋白。在一些患者中，正常止血的恢复与单克隆蛋白浓度的显著降低相关。

患有系统性淀粉样变性的患者，无论是原发性的还是与骨髓瘤相关，通常表现出易瘀青和其他出血症状的显著增加。在一项对337名患者的研究中，分别有28%和51%的患者出现了异常出血和异常凝血检测。在其他研究中，有淀粉样变蛋白的患者凝血检测中最常见的问题是凝血酶时间延长，这可见于30%～80%的病例。在20%～24%的病例中观察到凝血酶原时间延长，在高达70%的病例中APTT延长。

1962年首次报道 X 因子缺陷与淀粉样变性有关。随后的研究表明，凝血因子被吸附在淀粉样蛋白上。据报道，脾切除术、血浆置换术以及用美法仑（左旋苯丙氨酸氮芥）和泼尼松治疗可减少淀粉样蛋白负荷并增加因子 X 水平。

在接受骨髓移植的凝血因子 X 缺乏患者中，对移植有反应的患者中观察到因子 X 水平的改善。

系统性淀粉样变性患者出血的另一个原因是全身性纤维蛋白（纤维蛋白原）溶解。优球蛋白溶解时间随着 α_2-PI、纤溶酶原和循环纤溶酶-抗纤溶酶复合物的显著降低而缩短。据报道，一些患者的血浆组织型纤溶酶原激活物水平升高。但导致纤溶状态的机制尚不清楚。假设包括纤溶酶原激活物释放增加、纤溶酶原激活物抑制剂减少、淀粉样蛋白浸润血管、α_2-PI 由于被吸附到淀粉样蛋白原纤维上而降低，或者可能是淀粉样肝病。使用纤溶抑制剂如氨甲环酸既纠正了纤溶的实验室检查，减少了出血症状。

获得性因子缺乏

获得性血管性血友病（vWD）最常发生在血液系统恶性肿瘤中，如淋巴瘤、骨髓增生综合征、骨髓瘤和单克隆丙种球蛋白病。威尔姆斯瘤和使用某些药物（如环丙沙星）时也可见。获得性vWD患者可表现为1型（总von Willebrand蛋白减少）或2型（高分子量多聚体缺失）疾病。与获得性vWD相关的最常见癌症是淋巴增生性疾病和上述骨髓增生性肿瘤。获得性vWD患者可能会有不同的反应。去氨加压素对许多获得性vWD1型和2型患者有效，但效果和持续时间通常会降低。对于出血患者，建议使用高剂量的von Willebrand浓缩物Humate P，并监测其水平。对于有很强的抑制物以致因子浓缩物无法克服或严重危及生命的出血的患者，rⅦa可能有用。

自身抗体引起的凝血因子Ⅷ缺乏是老年癌症患者最常见的获得性凝血因子缺乏症。患者APTT延长、因子抑制物筛查阳性和因子Ⅷ水平低。对于严重或危及生命的出血，rⅦa、凝血因子Ⅷ抑制剂旁路剂（FEIBA）或新批准的重组猪凝血因子Ⅷ都是可接受的疗法。免疫抑制用于消除自身抗体，类固醇是一线治疗，但通常会添加口服环磷酰胺和利妥昔单抗。消除患者自身抗体并不需成功治疗肿瘤，应该在主要手术如癌症切除术等之前尝试。

癌症和血栓形成

血栓形成可能是癌症的表现。多达

10%～20%的患有深静脉血栓形成的老年患者在初步诊治时会被发现患有癌症。此外，在接下来的2年中，多达25%的患者会患上癌症。某些迹象更令人担忧癌症是血栓形成的基础。华法林难治性血栓形成、特发性双侧深静脉血栓形成或动脉和静脉血栓形成的患者有潜在恶性肿瘤的风险。

一个普遍提出的问题是，特发性血栓形成患者是否应该积极筛查癌症。这个问题在一项前瞻性临床试验（SOME试验）中得到了解决，该试验发现对特发性血栓形成患者进行常规CT扫描并没有在临床上有明显获益。目前的建议是适合年龄的癌症筛查和出现临床迹象（如粪便隐血阳性）后积极的检查。另一个常见问题，在用于肿瘤分期或评估化疗反应的CT上发现"偶然"肺栓塞。尽管发现血栓形成具有"偶然"性质，但其预后与临床发现的血栓形成相似，都需要积极治疗。

少数患者会出现血栓形成和相关的弥散性血管内凝血。与肿瘤相关的DIC患者有血栓形成，血小板减少和凝血功能异常。这些患者还可能发展为非细菌性血栓性心内膜炎（NBTE）并伴有多个动脉栓塞事件。

最常与血栓形成相关的癌症是肺癌和胃肠道癌，尤其是胰腺癌。原发性脑肿瘤也与较高的血栓形成相关。乳腺癌和前列腺癌的血栓形成率没有那么高。临床评分系统，如Khorana评分，可用于根据某些临床因素预测血栓的形成。

血栓形成的病因可能是肿瘤表达的组织因子直接激活凝血因子Ⅶ。凝血因子 X 的直接激活也有一定关系。癌症患者的炎性细胞因子升高，可进一步增加高凝状态。

癌症的治疗也可能导致血栓形成。化疗药物尤其是顺铂、氟尿嘧啶和天冬酰胺酶会增加血栓形成的风险，这可能是由于内皮损伤导致。沙利度胺和来那度胺等生物制剂也会增加血栓形成的风险。手术也会增加癌症患者血栓形成的风险，以至于在某些癌症手术后需进行4周的血栓预防，这已被证明是有益的。激素疗法如他莫昔芬或一些新批准的CDK抑制剂也与血栓风险增加有关。

癌症相关的血栓形成需要积极的抗凝治疗。十多年来，癌症相关血栓形成的初始治疗是使用低分子肝素（LMWH）。4项随机试验表明，在癌症患者中3～6个月的LMWH治疗优于华法林。最近3项主要临床试验表明DOACs，如依度沙班、利伐沙班和阿哌沙班，也可以安全地用于治疗癌症相关的血栓形成。每项试验都表明，DOACs在预防复发性血栓形成方面不劣于LMWH。但一些试验表明，与LMWH相比，上消化道恶性肿瘤患者的消化道出血率可能会增加。

华法林或DOACs失败的患者需要无限期地接受LMWH治疗。LMWH失败的少数患者可能受益于将剂量提高25%或改用磺达肝癸钠。

脑肿瘤或脑转移癌不是抗凝治疗的禁忌证。来自甲状腺、黑素瘤、肾或绒毛膜癌的脑转移癌例外，因为这些转移肿瘤的出血率很高。放置下腔静脉滤器而没有同时进行抗凝治疗会导致较高的并发症发生率，包括因大量血栓形成而死亡。

骨髓增生综合征

血栓形成是骨髓增生综合征中最常见的死亡原因。尽管许多患者的血细胞计数会显著升高，但原发性血小板增多症患者在血小板计数在 400 000～600 000/μL 范围内时可能会出现血栓并发症。当红细胞增多症患者的红细胞压积超过45%时，血栓形成的风险也会增加。血栓形成可能是由于小血管病变，可能部分是由于血黏度增加，或大血管血栓形成。骨髓增生综合征患者即使血细胞计数相对正常，血栓形成的风险也更高，这表明血细胞的内在缺陷导致血栓形成。

骨髓增生综合征患者在任何部位都有可能血栓形成，但2个特定部位的血栓形成应引起对潜在骨髓增生综合征的怀疑。布-加综合征和其他内脏静脉血栓形成的患者，潜在的骨髓增生综合征发病率很高。患有原发性血小板增多症的患者也可能有小的指血管闭塞，导致红斑性肢痛。这些患者的手指会肿胀、发红且非常疼痛，但患者的血小板计数可能仅略微升高，并且经常被误诊为关节炎。每天一次的阿司匹林对这些患者有显著疗效。

某些患者，尤其是布加综合征患者，可能患有"隐匿性"骨髓增生综合征，外周涂片或骨髓穿刺可能没有任何血液学疾病的证据。这些患者可能有骨髓增生性疾病的遗传证据，即 JAK2 或 CALR 突变。

对于血细胞计数异常的患者，骨髓

增生综合征的诊断很容易。然而，许多患有肝静脉或其他不寻常部位血栓形成的患者中血细胞计数仅轻度升高或正常。在这些患者中，*JAK2*、*CALR* 或 *cMPL* 突变的基因检测便可进行诊断。

骨髓增生综合征血栓形成的治疗

对于大多数伴有骨髓增生性疾病的急性静脉血栓栓塞患者，需要静脉注射肝素，然后使用 DOACs 或华法林。对于肝或门静脉急性闭塞的患者，尤其是在进行性肝功能不全的情况下，应考虑导管溶栓治疗，且建议长期口服抗凝剂来预防血栓复发。在少数情况下，肝移植可成功治疗因布加综合征引起的肝功能衰竭。

抗血小板治疗，通常使用阿司匹林，推荐用于预防和治疗脑、冠状动脉或外周血管血栓形成。骨髓增生性疾病患者最好服用低剂量的阿司匹林（每日 81mg），因为阿司匹林的出血风险与剂量相关。有一些证据表明，每日 2 次 81mg 的剂量可以改善抗血小板作用。目前没有关于使用新型药物（如氯吡多格雷）的数据，但这对于对阿司匹林过敏的患者来说可能是合理的。

除了抗血栓治疗外，治疗升高的血细胞计数也很重要。对于血小板增多症患者，羟基脲（每日 1g 开始）是首选疗法，因为试验已显示其对抗血栓形成有益处。对于担心羟基脲不良反应的年轻患者，可以从 45 ～ 90μg 开始使用聚乙二醇干扰素。在骨髓纤维化患者或羟基脲治疗失败的 PV 患者中，JAK 抑制剂鲁索替尼是一种新的治疗选择，已显示改善

骨髓纤维化患者的症状负担并提高生存率。Meta 分析还表明，鲁索替尼可能会降低静脉和动脉血栓形成的风险。对于红细胞增多症患者，使用放血、羟基脲、鲁索替尼或干扰素将血细胞比容降低至 45% 以下至关重要。

另一个问题是，对没有血栓形成病史的骨髓增殖性疾病患者是否要降低血小板或服用阿司匹林。对于无症状的老年受试者（＞65 岁），如果他们有动脉粥样硬化、动脉疾病的危险因素或血管缺血症状，特别是如果他们有 *JAK2v617f* 突变，则应考虑使用羟基脲降低血小板。同样重要的是控制可逆的风险因素，例如吸烟和胆固醇升高。所有红细胞增多症患者的血细胞比容应降至 45% 以下。低剂量阿司匹林治疗适合大多数患者作为主要预防性抗血栓药物，血小板计数高和获得性血管性血友病的患者除外。

阵发性睡眠性血红蛋白尿（PNH）

PNH 仍然是一种鲜为人知的克隆性造血障碍，会导致补体相关的血管内溶血。PNH 患者发病和死亡的主要原因之一是血栓形成。患者可出现静脉或动脉血栓形成。此外，与骨髓增殖综合征一样，PNH 与高发生率内脏静脉血栓形成有关。高凝状态的原因尚不清楚，但与补体激活的血小板有关。在 2 个大型系列中，PNH 的血栓形成率为 28% ～ 39%，血栓形成导致的死亡率为 58%。补体抑制剂依库珠单抗的引入已使大多数 PNH 患者的溶血得到控制，并且有强有力的证据表明它还可以降低血栓形成率。任何有血栓形成、严重溶血或显著的 PNH

克隆体（＞50%）的PNH患者都应使用依库珠单抗。最近，在证明每8周给药的拉武珠单抗不劣于每2周给药的依库珠单抗之后，长效拉武珠单抗也获得了FDA批准。

导管血栓形成

中心静脉导管对癌症治疗的许多方面都是必不可少的。中心静脉导管引起明显血栓形成的发生率估计为5%～30%。导管血栓形成的迹象是非特异性的，因此血栓形成的发生率便被低估了。导管血栓形成也可能是肝素诱导的血小板减少症（HIT）的征兆，因为肝素通常用于确保导管通畅。

血栓形成患者经常注意到手臂疼痛和肿胀。诊断由超声多普勒进行，有些患者只有中心静脉血栓形成，可能需要静脉造影或CT血管造影才能做出诊断。在进行常规超声筛查的研究中偶然发现导管血栓形成率高达50%。因此，许多患者是在因其他原因进行扫描时发现了静脉血栓形成。

最佳的治疗仍不确定。如果导管功能正常并且需要用于癌症治疗，则只要开始抗凝，它就留在原位。虽然一些指南建议在拔除导管后进行3个月的抗凝治疗，但越来越多的关于经外周置入中心静脉导管的数据表明，简单地拔除导管可能是最安全的方法，因为抗凝治疗出血的风险很高。抗凝剂仅用于症状严重的患者。对于隧道管路内的血栓形成，除非出血风险很大，否则应给予抗凝治疗。预防导管血栓形成是困难的，因为许多预防措施未证明有效。

化疗药物

乳腺癌辅助化疗与动脉和静脉血栓栓塞的风险增加有关（在5%～7%的患者中）。血栓形成机制尚不清楚，但这可能反映了化学治疗剂对血管的损害，或者可能是蛋白C或蛋白S浓度降低。几种常用的乳腺癌激素治疗药物也有血栓形成的风险。在辅助治疗中，与安慰剂相比，选择性雌激素受体调节剂他莫昔芬和拉尔昔芬都增加了血栓形成的风险。在转移性乳腺癌患者中，新改进的CDK抑制剂似乎在不同程度上增加了血栓形成的风险。阿贝西利特别带有血栓形成的黑框警告。

L-天冬酰胺酶作为一种治疗急性淋巴细胞白血病的有效药物，与高血栓形成率有关。儿童血栓形成的总体发生率为5%，但如果包括无症状血栓形成，则可能高达36%，成人的血栓形成率为5%～18%。潜在灾难性中枢神经系统血栓形成的发生率在儿童ALL患者中为1%～2%，在成人中则高达4%。血栓形成通常发生在疗程开始后2～3周。大多数患者都能康复，但据报道有几例死亡病例，部分患者则留下了使人衰弱的神经系统缺陷。

L-天冬酰胺酶血栓并发症的发病机制可能与L-天冬酰胺酶对肝脏蛋白质合成的广泛抑制导致抗凝血酶Ⅲ、蛋白C、蛋白S和纤溶酶原水平降低有关。

在使用肝素治疗血栓形成之前，应进行纤维蛋白原的测量，并在抗凝期间保持高于150mg/dL的水平。血小板需要保持在50 000/μL以上。

鉴于临床试验的不同结果，对于预防血栓形成仍未达成共识。大多数人会建议在天冬酰胺酶治疗开始时检查APTT、PT-INR、抗凝血酶和纤维蛋白原，然后可能需要每隔一天检查1次，每次给药后总共检查7天。如果使用PEG-天冬酰胺酶，鉴于5～6天的半衰期，监测可能需要更长的时间。关于抗凝血酶或抗凝剂预防血栓形成的有效性仍存在争议。越来越多的数据表明，不同剂量的LMWH可能对预防血栓形成有效。迄今为止，关于使用DOACs进行预防的数据很少。

抗骨髓瘤药物沙利度胺和来那度胺可与高达36%～75%的血栓形成率相关。使用地塞米松和化疗，尤其是多柔比星（阿霉素）的发生率更高。这些药物可能对血管内皮有直接的毒性作用从而促进血栓前状态。阿司匹林似乎可用于预防低风险患者的血栓形成，而既往有血栓形成的患者、正在接受地塞米松、化疗的患者或有中心静脉导管的患者可能需要华法林或LMWH来预防。DOACs正在进行临床试验以评估其在这一领域的效能。

血栓性微血管病（TM）可能与钙调神经磷酸酶抑制剂、丝裂霉素和噻吩并吡啶等药物有关。对于钙调神经磷酸酶抑制剂，TM会在药物使用后几天内发生，表现为血小板计数下降、血细胞比容下降和血清LDH水平升高。有些病例是致命的，但TM通常会随着钙调磷酸酶抑制剂的剂量降低或换用另一种药物而消除。

目前，最常见的引起TM的抗肿瘤药物是吉西他滨，发生率为0.1%～1%。与吉西他滨相关的TM综合征可能会延迟出现，且这种情况通常是致命的。严重

的高血压通常先于TM的临床表现。血浆置换的治疗是有争议的，越来越多的报道使用短疗程补体抑制剂依库珠单抗。

骨髓移植

肝静脉阻塞症（VOD或肝窦阻塞综合征）是干细胞移植相对常见的并发症，见于1%～50%的患者，但发生率似乎由于所使用的方案不同和中心不同而有很大差异。临床综合征包括体重增加、肝压痛和移植后不久出现黄疸，可发展为肝功能衰竭和肝肾综合征。肝小静脉早期血栓形成导致阻塞和最终纤维化是VOD最普遍接受的机制。预先存在的肝功能障碍，尤其是丙型肝炎，之前接受过吉妥珠单抗和奥佐霉素治疗、移植前使用万古霉素和高龄是该疾病发展的一些重要危险因素。包括白消安在内的预处理方案也增加了发病率，并且在接受同种异体移植而不是自体移植的患者中风险似乎也更高。

在有VOD风险的患者中已证实存在多种凝血缺陷。升高的纤溶酶原激活物抑制物-1可作为VOD的无创检测。V因子Leiden突变和凝血酶原20210突变也被报道为潜在危险因素。VOD患者的促血栓细胞因子（如TNF和IL-6）可升高。

尽管血栓形成在VOD的发病机制中发挥作用，但使用传统抗血栓治疗的研究令人失望。去纤维蛋白多核苷酸（一种具有多种抗炎作用的寡核苷酸）的使用具有较好的前景，且最近获得了FDA的批准。该批准基于对102名移植相关的VOD患者进行的多机构临床Ⅲ期研究，该研究表明与历史对照组相比，100天生

存率有所提高。

TM是自体和异体骨髓移植的并发症。发生率从同种异体骨髓移植的15%到自体骨髓移植的5%。在骨髓移植中识别出几种类型的TM。一种是早期（20～60天）发生的"多器官暴发型"，涉及多器官系统，通常是致命的。另一种类型的TM类似于钙调神经磷酸酶抑制剂导致的TM，即"条件作用型"TM，发生于全身照射后6个月或更长时间，与原发性肾脏受累有关。最后，全身性CMV感染患者可能会出现与CMV血管感染相关的TM综合征。骨髓移植相关TM的病因学似乎不同于"经典"TTP，因为在骨髓移植相关的TTP中未发现ADAMTS13的改变，提示与治疗相关的血管损伤有关。骨髓移植TM的治疗方法尚不确定。应减少钙调神经磷酸酶抑制剂的剂量。尽管经常尝试进行血浆置换，但暴发型或条件作用型TM患者的治疗效果较差。涌现出的数据表明，与化疗诱导的TMs相似，依库珠单抗可能是一种有用的治疗药物。

（段玉珊 译）

建议阅读

Barbui T, Finazzi G, Falanga A. Myeloproliferative neoplasms and thrombosis. Blood. 2013; 122（13）: 2176-2184.

Choudhry A, DeLoughery TG. Bleeding and thrombosis in acute promyelocytic leukemia. Am J Hematol. 2012; 87（6）: 596-603.

Kraaijpoel N, Carrier M. How I treat cancer-associated venous thromboembolism. Blood. 2019; 133（4）: 291-298.

Leebeek FW. Update of thrombosis in multiple myeloma. Thromb Res. 2016; 140（Suppl 1）: S76-80.

Patel HK, Khorana AA. Anticoagulation in cancer patients: a summary of pitfalls to avoid. Curr Oncol Rep. 2019; 21（2）: 18.

Patriquin CJ, Kiss T, Caplan S, Chin-Yee I, Grewal K, Grossman J, Larratt L, Marceau D, Nevill T, Sutherland DR, Wells RA, Leber B. How we treat paroxysmal nocturnal hemoglobinuria: a consensus statement of the Canadian PNH Network and review of the national registry. Eur J Haematol. 2019; 102（1）: 36-52.

Shatzel J, Scherber R, DeLoughery TG. Bleeding and thrombosis in hematologic neoplasia. In: Neoplastic diseases of the blood. Switzerland: Springer; 2018. p. 1263-1289.

妊娠期止血和血栓形成

30

莫利·M.多赫蒂和贝萨妮·T.塞缪尔森·班诺

妊娠期血小板减少症

血小板减少症在妊娠期很常见，它通常是良性的，不需要干预，但在极少数情况下，它可能代表一种危险的综合征，需要如下所述的管理。

妊娠期血小板减少症

妊娠期血小板减少症是妊娠期血小板减少最常见的原因，占病例的70% ~ 80%（Burrows and Kelton 1993；Gernsheimer et al. 2013；Boehlen et al. 2000；Sainio et al. 2000）。虽然确切的病理生理尚不清楚，但血浆容量增加和血小板加速清除可能是其原因。妊娠期血小板减少症的特征是轻度至中度血小板减少，通常出现在没有血小板减少症病史的女性的妊娠中晚期。血小板计数通常在 130×10^9/L ~ 150×10^9/L。如果血小板计数低于 100×10^9/L，则认为妊娠期血小板减少症的可能性较小，建议进一步检查以评估是否有其他病因（Gernsheimer et al. 2013；Reese et al. 2018）。另外2个重要特征是：① 分娩后 1 ~ 2个月内自然缓解；② 新生儿出生时血小板计数正常（James 2011）。妊娠

期血小板减少症是临床诊断，推荐的治疗方法是每次常规产前检查时进行血小板计数监测，分娩后 1 ~ 3个月随访血小板计数以确保问题缓解（Gernsheimer et al. 2013年）。

免疫性血小板减少性紫癜

免疫性血小板减少性紫癜（ITP）是妊娠期单一血小板减少症的第二大常见原因，发生率约为3%（Gernsheimer et al. 2013）。与妊娠期血小板减少症鉴别有些困难，因为两者都是排除性诊断。然而，妊娠期ITP通常表现为血小板计数 < 100×10^9/L，并且可以发生在妊娠期间的任何阶段（Gernsheimer et al. 2013）。此外，抗体可能穿过胎盘并导致新生儿患同种免疫性血小板减少症（NAIT）。患者既往ITP病史有助于诊断，但并不是所有患者都有相应病史。最后，妊娠期的ITP并不总是随着分娩自然缓解。

妊娠期ITP的治疗

妊娠期ITP的治疗不是必须的。在妊娠早期和中期，血小板 > 30×10^9/L 的无症状女性不需要治疗，直到即将分娩。然而，如果这些患者出现临床症状

如出血、血小板 $< 30 \times 10^9$/L 或计划行手术，则建议使用低剂量类固醇或 IVIG。当即将分娩时，需要治疗达到血小板目标 $\geq 50 \times 10^9$/L 才可行紧急剖宫产，血小板目标 $\geq 80 \sim 100 \times 10^9$/L 才可行硬膜外麻醉。值得注意的是，妊娠期 ITP 不是阴道分娩的禁忌证。

对于对类固醇和 IVIG 无效的严重 ITP 病例，可考虑在妊娠中期进行脾切除术。关于妊娠期抗 D 免疫球蛋白和硫唑嘌呤的安全性数据很少，这些药物只能作为最后的手段（Michel et al. 2003；Alstead et al. 1990；Price et al. 1976）。不推荐使用在非妊娠 ITP 患者中使用的其他常用药物（霉酚酸酯、环磷酰胺、环孢素 A、利妥昔单抗、促凝血酶原生成素受体激动剂和氨苯砜）。

血栓性微血管病

当妊娠期血小板减少症伴有微血管病性溶血性贫血时，必须考虑 3 种综合征：① 先兆子痫/HELLP；② 血栓性血小板减少性紫癜（TTP）；③ 非典型溶血性尿毒症综合征（aHUS）。这些情况可能会危及生命，并且每种情况都需要个性化治疗来降低相关的发病率和死亡率。

先兆子痫/HELLP

先兆子痫的定义是妊娠第 20 周后新发的高血压和蛋白尿。HELLP（溶血、肝酶升高、血小板减少）通常被认为是先兆子痫的一种严重变体，当伴有以下任何异常时被定义为先兆子痫：血压 $> 160/110$ mmHg，血小板计数 $< 100 \times 10^9$/L，肝功能受损功能、肌酐 > 1.1 mg/

dL、肺水肿或脑功能障碍（George et al. 2015）。血小板减少症通常是 HELLP 的第一个征象，而微血管病性溶血的征象虽然诊断时不需要，通常在血涂片上能见到。HELLP 综合征可导致严重的母体和胎儿并发症，包括弥散性血管内凝血病、器官衰竭和死亡（Haram et al. 2009）。HELLP 治疗的基石是血压管理和胎儿分娩。

血栓性血小板减少性紫癜

TTP 是一种罕见的血栓性微血管病（TMA），由 ADAMTS13（一种负责切割血管性血友病因子多聚体的金属蛋白酶）缺乏引起。大多数情况下，ADAMTS13 缺乏是由于获得性活性抑制剂，但也可能是遗传性。经典的 TTP 定义为 ADAMTS13 活性 $< 10\%$，但由于在几天内可能无法获得该测定的结果，因此诊断 TTP 和启动血浆置换通常基于出现以下表现时的临床疑诊，如微血管病性溶血性贫血、LDH 升高和血小板减少症，且没有其他临床上明显的病因（George et al. 2015）。妊娠期 TTP 的初始治疗与普通人群相同，每天进行血浆置换，直到血小板和 LDH 恢复到接近正常水平，然后逐渐减少频率（Gernsheimer et al. 2013）。如果 TTP 发生在孕早期，可以在血细胞计数指导下进行定期血浆置换。

非典型溶血性尿毒症综合征（aHUS）

aHUS 是一种补体介导的 TMA，由补体系统替代途径的先天性缺陷而引起。它在临床上与 TTP 几乎没有区别，但它不是由 ADAMTS13 缺乏（ADAMTS13 水平＞10%）或志贺毒素引起的。aHUS的主要治疗方法是依库珠单抗，有数据表明在妊娠期间使用它是安全的（Canigral et al. 2014；Kelly et al. 2015）。

妊娠期急性脂肪肝（AFLP）

在适当的临床情况下必须考虑的妊娠期血小板减少症的一个罕见且危及生命的原因是妊娠期急性脂肪肝。发病率尚不明确，文献中的估计差异很大。ALFP由母体肝细胞微泡脂肪浸润引发，导致急性肝功能衰竭，并可导致母体和胎儿死亡。最初出现的症状通常不特异，包括恶心、呕吐和腹痛，发病时间平均在妊娠第36周左右（Knight et al. 2008）。疾病进展的特点在于显著的肝酶升高和肝功能障碍，例如脑病、凝血障碍和低血糖。AFLP的诊断基于临床症状和实验室征象。肝活检是诊断尚不确定且是否确定诊断将影响治疗的患者的最后手段。早期识别、及时分娩和支持治疗对于改善母婴结局至关重要。如果分娩后肝功能没有快速改善，建议进行肝移植评估，因为肝移植提供了最佳的生存机会（Ockner et al.1990；Riely et al.1987）。

妊娠期出血

产后出血（PPH）

产后出血是分娩期间死亡的主要原因，占全球孕产妇死亡人数的35%（Victora et al. 2016）。99% PPH导致的死亡发生在低收入和中等收入国家，而只有1% PPH导致的死亡发生在发达国家（Haeri and Dildy, 2012）。原发性PPH定义为分娩后头24小时内失血量＞1 000mL（Committee on Practice B-O 2017）。原发性PPH最常见的原因是子宫收缩乏力，其次是胎盘滞留和生殖道创伤。催产素和其他宫缩剂通常用于一般产科人群的PPH预防。最近，一项随机安慰剂对照试验（WOMAN试验）显示氨甲环酸可显著降低PPH女性出血相关死亡的风险（1.5% vs 1.9%，［RR］0.81，［95%CI 0.65 ～ 1.00］；P=0.045）（Shakur et al. 2010）。对于药物治疗无效的患者，可行子宫动脉栓塞、局部填塞和手术子宫切除术。

迟发性产后出血

迟发性产后出血定义为产后24小时至6周之间发生的PPH（Committee on Practice B-O 2017）。虽然在具有正常凝血功能的女性中并不常见，但已知患有出血性疾病的女性中，其风险增加。血液科医生应参与合并血管性血友病（vWD）、血友病携带者以及其他罕见出血性疾病的妇女的妊娠管理，以确保适当的监测和预防出血。在本节中，我们将概述妊娠期间每种出血性疾病的病理生理和合理的治疗。

血管性血友病（vWD）

vWD是最常见的遗传性出血性疾病，发生率高达1%。然而只有一小部分患病的人有症状（Sadler et al. 2000）。血管性血友病因子（vWF）在初期止血中至关重要，因为它充当血小板和受损内皮组织之间的桥梁；它还作为Ⅷ因子的载体蛋白帮助纤维蛋白凝块的形成（Wagner

1990）。vWF定量（I型和III型）或定性（II型）缺陷导致vWD。妊娠期间，雌激素会上调大多数凝血因子的产生，包括vWF和VIII因子，因此妊娠期间的诊断可能很困难，孕前检查是最可靠的。2B型vWD的女性，在功能障碍的vWF水平升高时仍可能发生血小板减少症。建议在妊娠34～36周检查vWF，从而制定分娩计划。在大多数情况下，硬膜外分娩和阴道分娩的所需最低vWF水平为50IU/dL（Tuohy et al. 2011）。如果水平低于此值或患者曾发生出血并发症，建议在分娩前和分娩后3～5天内将vWF水平升至≥50IU/dL（Tuohy et al. 2011）。vWF浓缩物是妊娠期和产后出血的首选治疗药物。由于担心母体低钠血症和胎盘功能不全，去氨加压素（DDAVP）的使用存在争议。然而，虽然DDAVP还没有在任何前瞻性临床试验中出现，血液学家的调查却表明它经常被使用（Kujovich 2005）。值得注意的是，vWF水平往往会在分娩后7～21天内恢复到孕前水平（James et al. 2015）。因此，我们建议分娩后监测产后出血直至产后3周。

血友病

血友病是一种X连锁隐性遗传性出血性疾病，由凝血因子VIII（血友病A）或凝血因子IX（血友病B）缺乏引起。主要发生于男性，但有一条受影响的X染色体的女性可能具有较低水平的凝血因子VIII或IX，在重大止血挑战如分娩期间应给予关注。血友病携带者可能有不同程度的因子活性水平，因此应在妊娠期间

至少检查1次，如果低（＜40%）则在接近分娩时重复检查以确定是否需要补充凝血因子（Kadir et al. 2013）。与vWF一样，凝血因子VIII水平在整个妊娠期间都会增加，因此在基线水平较低的女性中也可能上升至正常或高于正常范围。凝血因子IX水平在妊娠期间不会增加。由于血友病携带者所生的男孩中有50%会受到该综合征的影响，因此建议进行无创性别鉴定，无论是通过超声还是通过检测母体血液中游离胎儿DNA中的Y染色体特异性序列（Chalmers et al. 2011）。如果确定性别为男性，建议进行明确血友病诊断的检查以帮助指导产时管理。早孕期的绒毛膜取样和羊膜穿刺术是早期诊断的方法，然而导致流产的风险分别为1%～2%和0.5%～1%（Ludlam et al. 2005）。对于希望避免早期诊断相关风险的女性，妊娠晚期羊膜穿刺术也是一种选择，由于有1%的引产风险，通常在妊娠35～36周进行（Chalmers et al. 2011）。

对于有血友病风险或已知有血友病的胎儿的最佳分娩方式是一个颇有争议的问题，建议和意见各不相同。一般而言，由于颅内和颅外出血风险的增加，应避免侵入性监测，例如产时头皮电极和胎儿头皮血液采样，以及使用产钳和胎头吸引助产（Chalmers et al. 2011）。我们建议关于阴道分娩还是剖宫产的决定应基于产妇的状况。血友病携带状态不是阴道分娩的禁忌证。对于需要凝血因子替代的女性，应在产后3～4天继续使用浓缩凝血因子，以达到谷浓度＞50IU/dL（Kadir et al. 2013）。

罕见的出血性疾病

许多罕见的出血性疾病在妊娠期间需要关注，包括凝血因子Ⅰ、Ⅱ、Ⅴ、Ⅶ、Ⅹ、Ⅺ和Ⅻ的遗传缺陷，占所有遗传性出血性疾病的5%。对每种疾病治疗方法的广泛讨论超出了本章的范围。一般来说，临床相关的因子缺乏是用新鲜冰冻血浆或因子浓缩物来治疗。重要的是，纤维蛋白原在妊娠期胎盘植入和维持中起着关键作用，因此应在妊娠期尽早诊断和治疗低纤维蛋白原血症。

妊娠期血栓形成

急性静脉血栓栓塞

肺栓塞（PE）始终是发达国家孕产妇死亡的主要原因，估计每10万活产婴儿就有1～3名孕产妇死亡（Lu et al. 2017；Heit et al. 2005；Bates et al. 2012）。静脉血栓栓塞（VTE）估计发生率每1 000名孕产妇中为0.5～2.2人，比未怀孕者高5倍（Heit et al. 2005；Gherman et al. 1999；Lindqvist et al. 1999；Simpson et al. 2001；James et al. 2006；Andersen et al. 1998；Jacobsen et al. 2008；McColl et al. 1997）。分娩后6～12周血栓风险最高，与产前相比，深静脉血栓形成（DVT）和PE的风险分别高出5倍和15倍（Heit et al. 2005；Kamel et al. 2014）。

急性VTE的诊断

妊娠由于雌激素和孕酮水平升高而导致高凝状态，导致凝血因子（包括纤维蛋白原、Ⅱ、Ⅶ、Ⅷ、Ⅸ和Ⅻ）水平上调和抗凝水平下调（蛋白C、蛋白S和抗凝血酶Ⅲ）（Bremme 2003；James et al. 2014），这使得血栓不仅在妊娠期更常见，而且更难以诊断，因为D-二聚体在妊娠期生理性升高，不能作为该人群的临床预测指标。对于疑似DVT，加压超声（CUS）是首选的诊断手段，据报道对有症状患者诊断DVT的敏感性为95%，特异性＞95%（Polak and Wilkinson 1991）。如果CUS显示DVT阳性，则需要及时进行治疗性抗凝治疗。然而，如果最初CUS为阴性，则建议使用连续CUS、多普勒超声或MRI进行进一步检查，尤其是在临床高度怀疑近端DVT（如髂静脉）的情况下。

妊娠期PE的首选诊断方式存在争议，多个学会的指南各不相同（Konstantinides et al. 2014；Chan et al. 2014；Leung et al. 2011；McLintock et al. 2012）。对于怀疑PE但没有下肢DVT症状的患者，计算机断层扫描肺血管造影（CTPA）是我们首选的检查方法，而不是通气灌注闪烁照相检查，因为其具有卓越的诊断敏感性和特异性，并且胎儿辐射剂量显著低于通气灌注闪烁照相检查（Winer-Muram et al. 2002；Russell et al. 1997；British Thoracic Society Standards of Care Committee Pulmonary Embolism Guideline Development G 2003；Hayashino et al. 2005；Quiroz et al. 2005）。然而一些协会更喜欢通气灌注闪烁照相检查，因为它避免了CTPA时女性乳房组织的高辐射剂量，这可能会增加乳腺癌的风险（Einstein et al. 2007年）。最终决定将取决于患者就诊时医院可用的检查手段以及患者和家属之间的共同决策。

急性VTE的治疗

治疗剂量的低分子量肝素（LMWH）是妊娠期VTE的首选抗凝治疗，已在国际重要指南中达成共识（Bates et al. 2016）。与普通肝素（UFH）相比，LMWH具有较低的出血风险、较低的肝素相关血小板减少症（HIT）的风险、较少的骨质疏松并发症和更可预测的药代动力学（Lu et al. 2017）。与华法林不同，研究表明LMWH不会穿过胎盘（Andrew et al. 1985；Dimitrakakis et al. 2000）并且实验数据表明LMWH不增加胎儿患病率或胎儿死亡率（Bar et al. 2000）。由于临床安全数据不足，怀孕期间不应使用直接口服抗凝剂（Beyer-Westendorf et al. 2016年）。

分娩时，治疗性LMWH应在阴道分娩或剖宫产前至少停用24小时，以便进行区域麻醉。阴道分娩后4～6小时，剖宫产后6～12小时可以安全地恢复治疗性抗凝（Bates et al. 2012）。恢复治疗性抗凝不应早于硬膜外导管取出后12小时（Horlocker et al. 2010年）。如果大量出血阻碍了重新开始抗凝治疗，则应尽快止血，以便尽快恢复抗凝治疗。

分娩后，建议母亲使用LMWH或华法林桥接LMWH进行抗凝。对于这些女性，可以在产后立即安全地开始母乳喂养，同时给予LMWH和/或华法林。尽管已在母乳中检测到抗Ⅹa因子水平，但它的浓度很低，不太可能对婴儿造成任何不良影响（Richter et al. 2001年）。华法林似乎不经母乳排泄（Orme et

al.1977）。由于安全性数据不足，目前不建议哺乳期妇女使用DOACs。

VTE的孕妇，建议在整个孕期和产后至少6周内使用全剂量皮下LMWH。患者可在产后过渡到华法林（目标INR 2.0～3.0），总持续时间最短为3个月（Bates et al. 2012）。

既往VTE的管理

产后预防

产前和产后的抗凝治疗不适用于妊娠期间发生的VTE事件。对于既往有VTE发作的孕妇，推荐产后6周采用低或中等剂量LMWH或华法林（目标INR 2.0～3.0）抗凝来预防产后VTE复发（Bates et al. 2012年）。

产前预防

在这些既往有VTE的女性中，产前管理是根据复发风险来确定的。对VTE复发风险低的女性（即由与妊娠或雌激素无关的一过性风险因素导致的单次VTE发作），指南建议在产前期间进行临床监测，产后如前所述进行6周标准预防。对VTE复发风险中到高危的女性（即多发性无诱因的VTE、妊娠或雌激素相关的VTE），指南建议在产前使用低剂量或中等剂量的LMWH进行预防，产后如前所述进行6周标准预防（Bates et al. 2012年）。对VTE复发风险中到高危的孕妇，预防血栓的最佳LMWH剂量尚不清楚，但目前正在进行一项随机对照试验来回答这个问题（Bleker et al. 2016年）。

先天性易栓症

随着科学的进步，人们对易栓症

的先天性病因有了更多的认识和更广泛的诊断。这些先天性病因包括但不限于Ⅴ因子Leiden突变（FVL）和凝血酶原G20210A基因的突变以及蛋白S、蛋白C和抗凝血酶Ⅲ（ATⅢ）的缺陷。一些人估计，在怀孕期间和产后发生的静脉血栓事件中，高达50%的患者存在遗传性易栓症（Greer 1999），但易栓症并不总是导致血栓事件。

产前和产后预防

有人试图量化这些先天性易栓症患者妊娠期VTE的风险。一般而言，在FVL纯合子突变和凝血酶原20210GA基因突变、FVL合并凝血酶原基因突变杂合子以及ATⅢ缺乏症患者VTE的相对风险最高。因此，CHEST指南建议，对于既往没有VTE但有VTE家族史且已知为FVL或凝血酶原20210GA突变纯合子的孕妇产前使用低剂量或中剂量LMWH预防血栓和产后进行6周的预防（Bates et al. 2012）。ACOG指南将FVL合并凝血酶原基因突变杂合子和ATⅢ缺乏包括在高危易栓症组中，也建议对这些患者产前使用LMWH预防和产后进行6周预防（James 2011）。对于所有其他易栓症且既往无VTE但有VTE家族史的孕妇，建议产前临床预警和产后进行6周预防（James 2011；Bates et al. 2012）。

先天性易栓症筛查

长期以来，人们一直担心易栓症会使妊娠复杂化并导致胎儿死亡率增加。这些担心基于病例对照研究或具有方法学局限性的观察性研究。最近一项对易栓症女性进行的产前血栓预防的随机试验显示，在降低VTE、流产或胎盘相关妊娠并发症的风险方面没有益处（Rodger et al. 2014年），并且指南建议不要对有妊娠并发症史的女性进行遗传性易栓症筛查（Bates et al. 2012年）。

获得性易栓症：抗磷脂综合征

APS的诊断

与先天性易栓症不同，有强有力的证据表明抗磷脂综合征（APS）与不良妊娠结局之间存在关联。APS是一种由自身免疫病引起的获得性易栓症，其临床特征是静脉或动脉血栓形成，或反复妊娠早期流产，或妊娠中期或晚期出现胎儿死亡，或存在抗磷脂抗体的情况下发生的严重先兆子痫或胎盘功能不全导致的早产（Miyakis et al. 2006）。用于实验室诊断的抗磷脂抗体有狼疮抗凝物、抗心磷脂ELISA（IgG或IgM，中等或高滴度 > 99%百分位）和抗 β_2 微球蛋白ELISA（IgG或IgM，中等或高滴度 > 99%百分位），必须在2个或多个不同的时间点呈阳性，且至少相隔12周（Miyakis et al. 2006年）。

APS的产前和产后管理

不同于遗传性易栓症，研究表明，产前使用肝素（UFH或LWMH）加阿司匹林预防血栓对APS女性预防流产有好处（Mak et al. 2010；Empson et al. 2005）。指南建议APS孕妇给予产前预防性或中等剂量UFH或预防剂量LMWH联合低剂量阿司匹林来预防血栓形成（Bates et al. 2012）。对持续APS抗体阳性但没有既往血栓形成的患者进行产后血栓预防的益处尚不清楚，需要进行随机对照试验来建立治疗标准。基于当前证据的合理做法是产后使用LMWH进行预防至少6周或直到患者恢复长期口服抗凝剂治疗。

（杨渊 译）

建议阅读

Alstead EM, Ritchie JK, Lennard-Jones JE, Farthing MJ, Clark ML. Safety of azathioprine in pregnancy in inflammatory bowel disease. Gastroenterology. 1990; 99(2): 443−446.

Andersen BS, Steffensen FH, Sorensen HT, Nielsen GL, Olsen J. The cumulative incidence of venous thromboembolism during pregnancy and puerperium — an 11 year Danish population-based study of 63,300 pregnancies. Acta Obstet Gynecol Scand. 1998; 77(2): 170−173.

Andrew M, Boneu B, Cade J, Cerskus AL, Hirsh J, Jefferies A, et al. Placental transport of low molecular weight heparin in the pregnant sheep. Br J Haematol. 1985; 59(1): 103−108.

Bar J, Cohen-Sacher B, Hod M, Blickstein D, Lahav J, Merlob P. Low-molecular-weight heparin for thrombophilia in pregnant women. Int J Gynaecol Obstet. 2000; 69(3): 209−213.

Bates SM, Greer IA, Middeldorp S, Veenstra DL, Prabulos AM, Vandvik PO. VTE, thrombophilia, antithrombotic therapy, and pregnancy: antithrombotic therapy and prevention of thrombosis, 9th ed: American College of Chest Physicians Evidence-Based Clinical Practice Guidelines. Chest. 2012; 141(2 Suppl): e691S−736S.

Bates SM, Middeldorp S, Rodger M, James AH, Greer I. Guidance for the treatment and prevention of obstetric-associated venous thromboembolism. J Thromb Thrombolysis. 2016; 41(1): 92−128.

Beyer-Westendorf J, Michalski F, Tittl L, Middeldorp S, Cohen H, Abdul Kadir R, et al. Pregnancy outcome in patients exposed to direct oral anticoagulants — and the challenge of event reporting. Thromb Haemost. 2016; 116(4): 651−658.

Bleker SM, Buchmuller A, Chauleur C, Ni Ainle F, Donnelly J, Verhamme P, et al. Low-molecular-weight heparin to prevent recurrent venous thromboembolism in pregnancy: rationale and design of the Highlow study, a randomised trial of two doses. Thromb Res. 2016; 144: 62−68.

Boehlen F, Hohlfeld P, Extermann P, Perneger TV, de Moerloose P. Platelet count at term pregnancy: a reappraisal of the threshold. Obstet Gynecol. 2000; 95(1): 29−33.

Bremme KA. Haemostatic changes in pregnancy. Best Pract Res Clin Haematol. 2003; 16(2): 153−168.

British Thoracic Society Standards of Care Committee Pulmonary Embolism Guideline Development G. British Thoracic Society guidelines for the management of suspected acute pulmonary embolism. Thorax. 2003; 58(6): 470−483.

Burrows RF, Kelton JG. Fetal thrombocytopenia and its relation to maternal thrombocytopenia. N Engl J Med. 1993; 329(20): 1463−1466.

Canigral C, Moscardo F, Castro C, Pajares A, Lancharro A, Solves P, et al. Eculizumab for the treatment of pregnancy-related atypical hemolytic uremic syndrome. Ann Hematol. 2014; 93(8): 1421−1422.

Chalmers E, Williams M, Brennand J, Liesner R, Collins P, Richards M, et al. Guideline on the management of haemophilia in the fetus and neonate. Br J Haematol. 2011; 154(2): 208−215.

Chan WS, Rey E, Kent NE, Group VTEiPGW, Chan

WS, Kent NE, et al. Venous thromboembolism and antithrombotic therapy in pregnancy. J Obstet Gynaecol Can. 2014; 36(6): 527–553.

Committee on Practice B-O. Practice bulletin no. 183: postpartum hemorrhage. Obstet Gynecol. 2017; 130(4): e168–e186.

Dimitrakakis C, Papageorgiou P, Papageorgiou I, Antzaklis A, Sakarelou N, Michalas S. Absence of transplacental passage of the low molecular weight heparin enoxaparin. Haemostasis. 2000; 30(5): 243–248.

Einstein AJ, Henzlova MJ, Rajagopalan S. Estimating risk of cancer associated with radiation exposure from 64-slice computed tomography coronary angiography. JAMA. 2007; 298(3): 317–323.

Empson M, Lassere M, Craig J, Scott J. Prevention of recurrent miscarriage for women with antiphospholipid antibody or lupus anticoagulant. Cochrane Database Syst Rev. 2005; (2): CD002859.

George JN, Nester CM, McIntosh JJ. Syndromes of thrombotic microangiopathy associated with pregnancy. Hematology Am Soc Hematol Educ Program. 2015; 2015: 644–648.

Gernsheimer T, James AH, Stasi R. How I treat thrombocytopenia in pregnancy. Blood. 2013; 121(1): 38–47.

Gherman RB, Goodwin TM, Leung B, Byrne JD, Hethumumi R, Montoro M. Incidence, clinical characteristics, and timing of objectively diagnosed venous thromboembolism during pregnancy. Obstet Gynecol. 1999; 94(5 Pt 1): 730–734.

Greer IA. Thrombosis in pregnancy: maternal and fetal issues. Lancet. 1999; 353(9160): 1258–1265.

Haeri S, Dildy GA. Maternal mortality from hemorrhage. Semin Perinatol. 2012; 36(1): 48–55.

Haram K, Svendsen E, Abildgaard U. The HELLP syndrome: clinical issues and management. A review. BMC Pregnancy Childbirth. 2009; 9: 8.

Hayashino Y, Goto M, Noguchi Y, Fukui T. Ventilation-perfusion scanning and helical CT in suspected pulmonary embolism: meta-analysis of diagnostic performance. Radiology. 2005; 234(3): 740–748.

Heit JA, Kobbervig CE, James AH, Petterson TM, Bailey KR, Melton LJ. Trends in the incidence of venous thromboembolism during pregnancy or postpartum: a 30-year population-based study. Ann Intern Med. 2005; 143(10): 697–706.

Horlocker TT, Wedel DJ, Rowlingson JC, Enneking FK, Kopp SL, Benzon HT, et al. Regional anesthesia in the patient receiving antithrombotic or thrombolytic therapy: American Society of Regional Anesthesia and Pain Medicine evidence-based guidelines (third edition). Reg Anesth Pain Med. 2010; 35(1): 64–101.

Jacobsen AF, Skjeldestad FE, Sandset PM. Incidence and risk patterns of venous thromboembolism in pregnancy and puerperium — a register-based case-control study. Am J Obstet Gynecol. 2008; 198(2): 233 e1–7.

James A. Committee on Practice B-O. Practice bulletin no. 123: thromboembolism in pregnancy. Obstet Gynecol. 2011; 118(3): 718–729.

James AH, Jamison MG, Brancazio LR, Myers ER. Venous thromboembolism during pregnancy and the postpartum period: incidence, risk factors, and mortality. Am J Obstet Gynecol. 2006; 194(5): 1311–1315.

James AH, Rhee E, Thames B, Philipp CS. Characterization of antithrombin levels in pregnancy. Thromb Res. 2014; 134(3): 648–651.

James AH, Konkle BA, Kouides P, Ragni MV, Thames B, Gupta S, et al. Postpartum von

Willebrand factor levels in women with and without von Willebrand disease and implications for prophylaxis. Haemophilia. 2015; 21(1): 81−87.

Kadir RA, Davies J, Winikoff R, Pollard D, Peyvandi F, Garagiola I, et al. Pregnancy complications and obstetric care in women with inherited bleeding disorders. Haemophilia. 2013; 19(Suppl 4): 1−10.

Kamel H, Navi BB, Sriram N, Hovsepian DA, Devereux RB, Elkind MS. Risk of a thrombotic event after the 6-week postpartum period. N Engl J Med. 2014; 370(14): 1307−1315.

Kelly RJ, Hochsmann B, Szer J, Kulasekararaj A, de Guibert S, Roth A, et al. Eculizumab in pregnant patients with paroxysmal nocturnal hemoglobinuria. N Engl J Med. 2015; 373(11): 1032−1039.

Knight M, Nelson-Piercy C, Kurinczuk JJ, Spark P, Brocklehurst P, System UKOS. A prospective national study of acute fatty liver of pregnancy in the UK. Gut. 2008; 57(7): 951−956.

Konstantinides SV, Torbicki A, Agnelli G, Danchin N, Fitzmaurice D, Galie N, et al. 2014 ESC guidelines on the diagnosis and management of acute pulmonary embolism. Eur Heart J. 2014; 35(43): 3033−69, 69a−69k.

Kujovich JL. von Willebrand disease and pregnancy. J Thromb Haemost. 2005; 3(2): 246−253.

Leung AN, Bull TM, Jaeschke R, Lockwood CJ, Boiselle PM, Hurwitz LM, et al. An official American Thoracic Society/Society of Thoracic Radiology clinical practice guideline: evaluation of suspected pulmonary embolism in pregnancy. Am J Respir Crit Care Med. 2011; 184(10): 1200−1208.

Lindqvist P, Dahlback B, Marsal K. Thrombotic risk during pregnancy: a population study. Obstet Gynecol. 1999; 94(4): 595−599.

Lu E, Shatzel JJ, Salati J, DeLoughery TG. The safety of low-molecular-weight heparin during and after pregnancy. Obstet Gynecol Surv. 2017; 72(12): 721−729.

Ludlam CA, Pasi KJ, Bolton-Maggs P, Collins PW, Cumming AM, Dolan G, et al. A framework for genetic service provision for haemophilia and other inherited bleeding disorders. Haemophilia. 2005; 11(2): 145−163.

Mak A, Cheung MW, Cheak AA, Ho RC. Combination of heparin and aspirin is superior to aspirin alone in enhancing live births in patients with recurrent pregnancy loss and positive anti-phospholipid antibodies: a meta-analysis of randomized controlled trials and meta-regression. Rheumatology (Oxford). 2010; 49(2): 281−288.

McColl MD, Ramsay JE, Tait RC, Walker ID, McCall F, Conkie JA, et al. Risk factors for pregnancy associated venous thromboembolism. Thromb Haemost. 1997; 78(4): 1183−1188.

McLintock C, Brighton T, Chunilal S, Dekker G, McDonnell N, McRae S, et al. Recommendations for the diagnosis and treatment of deep venous thrombosis and pulmonary embolism in pregnancy and the postpartum period. Aust N Z J Obstet Gynaecol. 2012; 52(1): 14−22.

Michel M, Novoa MV, Bussel JB. Intravenous anti-D as a treatment for immune thrombocytopenic purpura (ITP) during pregnancy. Br J Haematol. 2003; 123(1): 142−146.

Miyakis S, Lockshin MD, Atsumi T, Branch DW, Brey RL, Cervera R, et al. International consensus statement on an update of the classification criteria for definite antiphospholipid syndrome (APS). J Thromb Haemost. 2006; 4(2): 295−306.

Ockner SA, Brunt EM, Cohn SM, Krul ES, Hanto DW, Peters MG. Fulminant hepatic failure caused by acute fatty liver of pregnancy treated by orthotopic liver transplantation. Hepatology. 1990; 11(1): 59–64.

Orme ML, Lewis PJ, de Swiet M, Serlin MJ, Sibeon R, Baty JD, et al. May mothers given warfarin breast-feed their infants? Br Med J. 1977; 1(6076): 1564–1565.

Polak JF, Wilkinson DL. Ultrasonographic diagnosis of symptomatic deep venous thrombosis in pregnancy. Am J Obstet Gynecol. 1991; 165(3): 625–629.

Price HV, Salaman JR, Laurence KM, Langmaid H. Immunosuppressive drugs and the foetus. Transplantation. 1976; 21(4): 294–298.

Quiroz R, Kucher N, Zou KH, Kipfmueller F, Costello P, Goldhaber SZ, et al. Clinical validity of a negative computed tomography scan in patients with suspected pulmonary embolism: a systematic review. JAMA. 2005; 293(16): 2012–2017.

Reese JA, Peck JD, Deschamps DR, McIntosh JJ, Knudtson EJ, Terrell DR, et al. Platelet counts during pregnancy. N Engl J Med. 2018; 379(1): 32–43.

Richter C, Sitzmann J, Lang P, Weitzel H, Huch A, Huch R. Excretion of low molecular weight heparin in human milk. Br J Clin Pharmacol. 2001; 52(6): 708–710.

Riely CA, Latham PS, Romero R, Duffy TP. Acute fatty liver of pregnancy. A reassessment based on observations in nine patients. Ann Intern Med. 1987; 106(5): 703–706.

Rodger MA, Hague WM, Kingdom J, Kahn SR, Karovitch A, Sermer M, et al. Antepartum dalteparin versus no antepartum dalteparin for the prevention of pregnancy complications in pregnant women with thrombophilia (TIPPS): a multinational open-label randomised trial. Lancet. 2014; 384(9955): 1673–1683.

Russell JR, Stabin MG, Sparks RB, Watson E. Radiation absorbed dose to the embryo/fetus from radiopharmaceuticals. Health Phys. 1997; 73(5): 756–769.

Sadler JE, Mannucci PM, Berntorp E, Bochkov N, Boulyjenkov V, Ginsburg D, et al. Impact, diagnosis and treatment of von Willebrand disease. Thromb Haemost. 2000; 84(2): 160–174.

Sainio S, Kekomaki R, Riikonen S, Teramo K. Maternal thrombocytopenia at term: a population-based study. Acta Obstet Gynecol Scand. 2000; 79(9): 744–749.

Shakur H, Elbourne D, Gulmezoglu M, Alfirevic Z, Ronsmans C, Allen E, et al. The WOMAN trial (World Maternal Antifibrinolytic Trial): tranexamic acid for the treatment of postpartum haemorrhage: an international randomised, double blind placebo controlled trial. Trials. 2010; 11: 40.

Simpson EL, Lawrenson RA, Nightingale AL, Farmer RD. Venous thromboembolism in pregnancy and the puerperium: incidence and additional risk factors from a London perinatal database. BJOG. 2001; 108(1): 56–60.

Tuohy E, Litt E, Alikhan R. Treatment of patients with von Willebrand disease. J Blood Med. 2011; 2: 49–57.

Victora CG, Requejo JH, Barros AJ, Berman P, Bhutta Z, Boerma T, et al. Countdown to 2015: a decade of tracking progress for maternal, newborn, and child survival. Lancet. 2016; 387(10032): 2049–2059.

Wagner DD. Cell biology of von Willebrand factor. Annu Rev Cell Biol. 1990; 6: 217–246.

Winer-Muram HT, Boone JM, Brown HL, Jennings SG, Mabie WC, Lombardo GT. Pulmonary embolism in pregnant patients: fetal radiation dose with helical CT. Radiology. 2002; 224(2): 487–492.

女性出血和血栓形成 **31**

贝萨妮·T.塞缪尔森·班诺

出血性并发症

月经大出血

由于月经和怀孕，与男性相比，出血性疾病的女性出现症状更早且更频繁。一个常见的初始症状是月经大出血（HMB），以前称为月经过多，或其他异常子宫出血（AUB）。HMB定义为每个周期的月经失血量 > 80mL。由于该定义在临床环境中不实用，临床医生可能会依赖更实用的组合预测因素，包括缺铁（低铁蛋白）、直径大于2.54cm（1英寸）的凝块和频繁更换卫生巾（超过每小时1次）。其他常见特征包括月经期延长（月经持续时间超过7天）、一次需要佩戴不止一种形式的卫生用品（例如卫生巾和卫生棉条），以及需要在夜间醒来更换卫生巾或卫生棉条（Warner et al. 2004）。大约1/3的女性会在某个时候因HMB寻求治疗。

HMB可以在各种研究中看到。据报道，接受抗凝治疗的女性HMB发生率为20% ～ 30%，偶尔高达60% ～ 70%。其他病因包括解剖学原因（肌瘤或息肉）、不规则排卵（特别是在初潮后的前1 ～ 3年和围绝经期）、妊娠相关（流产、异位

妊娠）、盆腔炎、子宫内膜异位症和癌症（尤其是绝经后患者）。多达1/4的HMB女性有基础的出血性疾病。HMB的检查应包括仔细询问病史、注意潜在的药物作用（抗血小板药物或抗凝剂）、创伤、贫血的体征和症状、排卵功能障碍的影响因素或特征（例如多囊卵巢综合征）或恶性肿瘤 [绝经后出血、巴氏试验异常和（或）已知人乳头瘤病毒感染]，还应详细了解是否有出血性疾病及家族史。在某些情况下，还应考虑基础止血疾病的实验室评估和妇科评估。

实验室检查

对HMB且怀疑出血性疾病患者的初步实验室检查应包括全血细胞计数（CBC），注意总血红蛋白和平均红细胞体积（MCV），以寻找缺铁性贫血的证据，并留意总血小板计数和铁蛋白水平。如果怀疑存在潜在的出血性疾病，应进行基础凝血检测，包括凝血酶原时间（PT）、活化部分凝血活酶时间（APTT）和纤维蛋白原、血管性血友病因子（vWF）抗原和活性以及凝血因子Ⅷ（FⅧ）。应该注意的是，vWF和FⅧ是急性期反应物质，因此在疾病或应激

情况下可能会出现假阴性。在极少数情况下，雌激素疗法也可能导致轻度血管性血友病（vWD）患者的检查结果正常。如果临床怀疑，但单次检查正常，建议重复检测。如果患者的所有这些指标都在正常范围内，但临床医生强烈怀疑存在潜在的出血性疾病，特别是有皮肤黏膜出血证据的患者，应考虑进行包括聚集功能在内的血小板检查，因为多达47%的HMB女性的血小板即便在一种或多种激动剂作用下聚集功能仍然降低（Philipp et al. 2003）。

妇科检查

除了上述详细的病史外，还应考虑转诊至妇科。需要检查月经史的其他特征，包括周期规律和初潮年龄、性史［包括怀孕风险和（或）性传播疾病（STIs）］、甲状腺功能障碍的症状或雄激素增多症。额外的检查包括盆腔检查、妊娠试验、巴氏（pap）测试、子宫内膜活检和（或）性传播疾病测试。根据患者的年龄和意愿，行经腹或经阴道超声有助于识别子宫异常。

治疗

除了潜在的并发症，如缺铁和（或）贫血，HMB与许多患者的生活质量显著下降有关，并可能导致误工和耽误上学。幸运的是有多种治疗选择，包括激素疗法、止血药物和手术干预。在大多数情况下，治疗的主要目标是减少失血和后续带来的影响。表31.1概述了一般的治疗方法，下面详细讨论了治疗方案。

左炔诺孕酮宫内节育系统（LNG-

表31.1 月经大出血的治疗策略

一线治疗
激素治疗 　左炔诺孕酮 IUS/ 依托孕烯皮下植入剂 　复方激素避孕药[a]
二线治疗
氨甲环酸（从月经开始，持续5d） 氨基己酸
三线疗法（用于确诊出血性疾病且出现难治性出血的女性）
Stimate®（鼻内去氨加压素） 因子输注
已完成生育的妇女的治疗
子宫内膜消融术 子宫切除术
辅助治疗
补铁：无论是否贫血的缺铁 非甾体抗炎药[b]

[a] 省略安慰剂周可能是有益的
[b] 仅适用于没有潜在出血性疾病的患者

IUS）已被证明在治疗HMB方面非常有效，可减少71%～95%的月经失血。依托孕烯皮下植入剂同样有效。这2种方法都可能导致间歇性或频繁少量出血，在这种情况下可以考虑替代疗法。然而考虑到闭经率高（宫内节育器40%～60%，植入剂20%～70%）和出色的避孕效果（>99%），这2种方法常常是HMB女性的绝佳选择（Adeyemi-Fowode et al. 2017；Di Carlo et al. 2015）。

许多女性联合使用复方口服避孕药（OCPs）后也取得了良好的效果，已证实可减少35%～69%的失血量，并且可以不间断地连续给药以完全防止月经，从而改善HMB对学习、工作的影响。但是偶尔会出现突然性出血，在这种情况下，偶尔的中断也能为患者提供一定的方便。对于感到LNG-IUS或皮下植入物放置不舒服的未产妇女和青少年，这种选择可能更可取。避孕贴片和阴道环对HMB的影响尚未得到很好的证实。

在某些情况下，可以使用止血药物作为替代或补充疗法，最常用于有止血缺陷且激素治疗无效的HMB的女性。对许多患者来说，抗纤溶药物是不错的选择，在月经开始时给予氨甲环酸（每日3次，每次1 300mg），是最常用的药物，疗程通常限制为5天，可以在每个月经周期重复用药。氨基己酸是另一种替代品，但给药方式不太方便，用药量较高，在HMB中的研究也不多。使用抗纤维蛋白溶解剂的潜在问题是血栓风险，特别是与含雌激素的避孕药合用。药物说明书表明使用联合激素避孕是使用氨甲环酸的禁忌。然而在临床试验中并没有血栓形成风险的增加，并且在高危人群（如产后出血患者和创伤患者）中进行的大规模氨甲环酸研究并没有证明血栓形成率显著增加。在HMB未得到控制而导致症状性贫血且无血栓病史的患者中，这种组合的益处可能超过风险。

因子替代治疗，包括F Ⅷ和vWF和/或去氨加压素对于患有血管性血友病和其他止血障碍的患者，很少有效和必要。去氨加压素的功效通常受到快速耐受性的限制，患者需要提前测试疗效以并对患者进行低钠血症的风险、体征和症状的教育。值得注意的是，如果使用鼻内去氨加压素（这可能是优选的给药方法），应注意确保使用止血剂量（150μg，

以Stimate®为例），而不是较低的遗尿剂量（通常为10～40μg）。vWF/F Ⅷ组合浓缩剂可在诊所或家中注射，但价格昂贵且给药不方便。对于具有特定止血缺陷患者的子宫内大量出血，包括获得性或先天性血小板减少症、罕见因子缺乏症、低纤维蛋白原血症或无纤维蛋白原血症，可能需要其他因子浓缩物或血液成分输注。但这些药物应仅限于使用先前讨论的治疗都无法充分控制HMB的女性。

HMB的手术治疗包括子宫内膜消融术和子宫切除术。子宫内膜消融术初始疗效通常是非常好的，但许多女性最终都需再次手术，无论是重复消融还是子宫切除术，这一发现在接受子宫切除术的女性中要少得多（1年时的相对风险为14.9）。子宫切除术确实具有额外的术后并发症的风险，需要更长的恢复期，并且可能会给患有潜在止血疾病的女性带来额外的风险，但它是HMB的最终和永久解决方案。子宫动脉栓塞术可能对患有子宫肌瘤的女性有所帮助，但尚未针对其他形式的HMB进行研究。手术应仅限于已完成生育的患者，因为所有术后患者都将不孕。

辅助疗法

缺铁伴或不伴贫血，是AUB和HMB的常见并发症。在怀孕和产后期间，可能会进一步恶化。强烈建议口服补充铁剂或必要时静脉注射铁剂，补铁可改善预后，尤其是在学龄儿童。

非甾体抗炎药（NSAID）通常可用于痛经，并已证明可减少一些患者的月

经出血量（10%～52%）。但是由于其他部位出血的风险增加，通常禁用于患有潜在出血性疾病的患者。非月经出血（鼻出血或其他皮肤黏膜出血）或有出血家族史的患者应进行潜在出血性疾病的检查。

特殊人群

携带血友病A或B的女孩和妇女也可能出现HMB。在这种情况下，由于倾斜的莱昂作用（正常因子基因的失活增加），可能会发现因子水平显著低于预期值的50%。HMB也可能出现在因子水平"正常"或"充足"的携带者中，原因是上述许多其他原因之一或由于出血症状和因子水平之间的不完全相关性，导致血友病携带者的出血率高于之前的预期（Plug et al. 2006）。在这些情况下，除了上述推荐的检查外，还应检查特定因子水平（FⅧ或FⅨ）。如果确定了这些缺陷，这些缺陷还将产生进一步的影响，包括可能增加手术和怀孕时的出血风险，且每个男性后代患血友病的概率为50%，每个女性后代有50%的机会携带血友病基因。

需要抗凝治疗的女孩和妇女经常会遇到HMB，且难以控制。转换药物会使某些患者的出血减少，尤其是那些使用利伐沙班的患者，与阿哌沙班或华法林相比，利伐沙班的HMB发生率可能更高（Martinelli et al. 2016）。在许多情况下，LNG-IUS或皮下植入药物可提供减少HMB和高效避孕的双重益处（在使用潜在致畸抗凝剂时预防妊娠很重要，并且妊娠期和产后复发性血栓形成的风险

增加）。对于不接受这些疗法或尽管这些疗法仍不能充分控制病情的患者，可以在患者接受治疗性抗凝治疗且没有明显增加血栓形成复发时考虑含雌激素疗法。所有含雌激素的治疗应在计划停用抗凝治疗前至少1个月停止，并且在停用含雌激素药物后，血栓形成风险的增加仍可持续长达3个月。

血栓并发症

雌激素相关血栓形成

含雌激素的避孕药如OCPs长期以来与静脉血栓栓塞（VTE）的风险增加有关。服用OCPs的女性血栓形成的相对风险增加了2～4倍。鉴于年轻女性血栓形成的基线风险仅为2:10 000～3:10 000，使用OCPs只会导致每1 666名女性中出现一例额外的血栓形成。雌激素剂量≥50μg时血栓形成的风险最高（见于"第一代"配方），并且在含有去氧孕烯、孕二烯酮和诺孕酯的"第三代"药或使用屈螺酮的药中也略有增加，尽管其绝对风险很小，在含有30μg或更少雌二醇的含左炔诺孕酮的组合中风险最低。

避孕环和避孕贴可进一步放大本已较高的血栓形成风险，血栓形成风险大约是使用OCPs治疗的2倍。仅含孕激素的药剂（小剂量）似乎不会增加血栓形成，但会大大降低避孕效果。但是注射用长效孕酮使血栓形成风险增加2.2～3.6倍。左炔诺孕酮宫内节育器和依托孕烯皮下植入剂均与血栓形成风险增加无关，并且对于患有易栓症的女性

来说可有效地避孕，在治疗抗凝相关的HMB有潜在益处。

病理生理学

随着雌激素水平的增加，凝血系统发生了许多变化，使女性"转变"为高凝状态。凝血因子Ⅶ和Ⅷ以及纤维蛋白原等促凝蛋白水平升高。还可以看到天然抗凝剂降低相关血栓形成。较低水平的抗凝血酶Ⅲ和游离蛋白S很常见，这些自然变化与任何潜在的高凝状态具有协同作用。高达60%怀孕期间发生血栓的女性有因子Ⅴ莱登突变（FVL）。患有FVL的女性（尤其是纯合子）更容易在任何雌激素暴露下发生血栓。由于雌激素会提高凝血因子Ⅷ的水平，因此女性可能更依赖C蛋白来降解凝血因子Ⅴ并控制凝血。如果降解凝血因子Ⅴ的能力受损，这将促进高凝状态。

治疗

使用含雌激素治疗的女性一旦诊断VTE，应立即进行抗凝治疗。任何直接口服抗凝剂（DOACs）都是合理的初始选择，但应注意，与利伐沙班和阿哌沙班不同，达比加群和依度沙班需要5～10天的先期注射抗凝，这可能非常不方便，特别是对于适合门诊治疗的患者。利伐沙班或阿哌沙班均可立即开始，注意在初始阶段增加剂量（利伐沙班15mg每日2次，21天，阿哌沙班10mg每日2次，7天）。在此初始阶段之后，可以每日服用1次利伐沙班，随餐服用，这对于那些难以记住每日服用2次的年轻女性可能更可取。然而，与阿哌沙班（与

维生素K拮抗剂相比的风险比为1.18）相比，利伐沙班可能导致更高的HMB发生率（与维生素K拮抗剂相比的风险比为2.1），因此不是非抗凝状态下月经过多女性的首选药物。

由于雌激素相关血栓形成的复发风险极低（1年＜1%和5年约6%，而非雌激素相关血栓形成女性分别为5%和17%）（Eischer et al. 2014），在没有持续雌激素暴露（包括怀孕）的情况下，抗凝的持续时间通常限制在3个月。强烈建议停止含雌激素的治疗。同样，由于复发风险低，易栓症检查的结果通常不会影响治疗，因此不推荐常规进行。在某些患有非典型血栓形成（即动脉或内脏静脉）或其他相关体征、症状（例如，异常的全血细胞计数参数、不明原因的体重减轻、体格检查异常）的患者中，建议进行额外检查，例如针对易栓症的抗磷脂抗体检查、阵发性睡眠血红蛋白尿、骨髓增生性肿瘤和（或）适当的癌症筛查。

有血栓病史的患者使用雌激素治疗

避孕

既往有血栓形成且目前未接受抗凝治疗的女性不应使用含雌激素的OCPs、贴片或阴道环。由于增加母亲和胎儿的风险，预防意外怀孕至关重要（见第30章讨论有血栓病史患者的妊娠治疗）。表31.2描述了各种避孕药具血栓形成的相对风险和预期失败率。

有VTE病史的患者首选仅含孕酮的治疗，LNG-IUS和依托孕烯皮下植入剂可有效预防怀孕，且不会增加血栓形成

表31.2 血栓形成的相对风险和各种避孕方法的疗效

避孕方法	血栓形成的相对风险	1年意外怀孕
无/屏障避孕法	参考	12%～85%
联合OCPs	1.9～4.2	0.1%～8%
组合避孕贴	7.9	9%
阴道环	6.5	9%
左炔诺孕酮IUD	0.3～0.9[a]	0.2%
依托孕烯植入剂	1.4[a]	0.05%
仅含孕激素的药丸	0.9～1.0[a]	9%
长效甲羟孕酮	2.2～3.6	6%

[a] 与不使用避孕药相比无统计学意义

的风险。虽然仅含孕酮的药剂似乎不会增加血栓形成的风险，但它的失败率相对较高（＞9%），因漏服（或延迟服用）而大大增加。从血栓形成风险的角度来看，屏障避孕同样是安全的，并且具有减少性传播感染的好处，但对避孕的效果参差不齐（完美使用的年失败率为2%，典型使用的失败率为18%）。长效甲羟孕酮可有效避孕，但不推荐用于有血栓病史的患者，因为复发风险增加。包括输卵管结扎或输精管切除术（对于只有一个男性伴侣的女性）在内的手术也非常有效，不会增加血栓形成的长期风险，但在围术期必须采取适当的措施以降低抗凝女性血栓形成复发或出血的风险。与往常一样，建议在VTE诊断和择期手术之间至少间隔3个月。

继LNG-IUS和皮下植入剂之后，含雌激素的OCPs是最有效的非手术避孕方式之一（完美使用的年失败率为0.1%，经典使用的失败率为8%）。在极少数情况下，这些疗法可能是首选或唯一有效的避孕方式，或者用于治疗单独的妇科问题，例如HMB。如果在持续使用抗凝药物的情况下开始使用OCPs，并在停用抗凝药物前1个月或以上停药，OCPs似乎不会显著增加血栓复发的风险。

已知患有Ⅴ因子基因突变或其他易栓症但没有血栓形成病史的患者使用含雌激素的疗法是有争议的。尽管风险可能很低，但大多数人不建议采用含雌激素的疗法，而支持上面讨论的仅使用孕激素方案。对于一级亲属患有无诱因或雌激素相关VTE的女性，这些选择也更可取。

激素替代疗法

在特定情况下，可能需要激素替代疗法（HRT），以控制自然绝经后的严重症状，或对抗原发性卵巢功能衰竭或年轻时经历手术后绝经的患者早期绝经的不良影响。强烈建议避免口服雌激素，因为有较强证据表明血栓复发风险增加（HRT患者为10.7%，而安慰剂患者为2.3%）（Hoibraaten et al. 2000）。这也适用于具有特定已知易栓症（FVL或凝血酶原基因突变）的患者。经皮雌激素似乎不会增加没有血栓形成史的女性（包括已知有易栓症的女性）的VTE风险，但对于有血栓形成史患者的安全性尚不清楚。有子宫的女性雌激素使用必须与孕酮治疗相结合，因为无拮抗的雌激素使用显著增加子宫癌风险，心血管风险（动脉血栓形成）的长期效应尚不清楚。阴道制剂（包括乳膏、阴道环和片剂）似乎不会将血清雌激素水平升高至绝经期范围以上，与VTE风险增加无关，应优先用于更年期的泌尿生殖系统症状，但不能解决潮热等全身症状。对于已有血栓病史且已接受抗凝治疗的女性，全身性HRT的安全性尚不清楚，但推测与未接受抗凝治疗的患者相比，这种安全性会降低。

总结

　　大量月经出血是育龄妇女的常见诊断，可能与许多不良反应有关，包括缺铁性贫血和生活质量下降。有此诊断的女性有必要适当怀疑潜在的出血性疾病，但在大多数情况下，症状可以通过激素方法得到很好的控制，偶尔需要抗纤溶治疗。应向缺铁的女性提供铁疗法。

　　静脉血栓栓塞在年轻女性中是一种不常见的诊断，但在雌激素升高的情况下（包括联合激素避孕、怀孕和使用激素替代疗法）风险会增加。经历这些事件的女性在这些情况以外的复发风险较低，但将来必须避免此类状态或进行适当的抗凝预防。LNG-IUS和依托孕烯皮下植入剂是这些患者避孕的绝佳选择，因为它们在避孕方面具有很高的功效，而且不会增加VTE复发的风险。

（杨渊　译）

建议阅读

Adeyemi-Fowode OA, Santos XM, Dietrich

JE, Srivaths L. Levonorgestrel-releasing intrauterine device use in female adolescents with heavy menstrual bleeding and bleeding disorders: single institution review. J Pediatr Adolesc Gynecol. 2017; 30: 479−483. https://doi.org/10.1016/j.jpag.2016.04.001.

Di Carlo C, Guida M, De Rosa N, Sansone A, Gargano V, Cagnacci A, Nappi C. Bleeding profile in users of an etonogestrel sub-dermal implant: effects of anthropometric variables. An observational uncontrolled preliminary study in Italian population. Gynecol Endocrinol. 2015; 31: 491−494. https://doi.org/ 10.3109/09513590.2015.1018163.

Eischer L, Eichinger S, Kyrle PA. The risk of recurrence in women with venous thromboembolism while using estrogens: a prospective cohort study. J Thromb Haemost. 2014; 12: 635−640. https://doi.org/10.1111/jth.12528.

Hoibraaten E, Qvigstad E, Arnesen H, Larsen S, Wickstrom E, Sandset PM. Increased risk of recurrent venous thromboembolism during hormone replacement therapy — results of the randomized, double-blind, placebo-controlled estrogen in venous thromboembolism trial (EVTET). Thromb Haemost. 2000; 84: 961−967.

Martinelli IL, Anthonie WA, Middeldorp S, Levi M, Beyer-Westendorf J, van Bellen B, Bounameaux H, Brighton TA, Cohen AT, Trajanovic M, Gebel M, Lam P, Wells PS, Prins MH. Recurrent venous thromboembolism and abnormal uterine bleeding with anticoagulant and hormone therapy use. Blood. 2016; 127: 1417−1425. https://doi.org/10.1182/blood-2015-08-665927.

Philipp CS, Dilley A, Miller CH, Evatt B, Baranwal A, Schwartz R, Bachmann G, Saidi P. Platelet functional defects in women with unexplained menorrhagia. J Thromb Haemost. 2003; 1: 477−484.

Plug I, Mauser-Bunschoten EP, Brocker-Vriends AH, van Amstel HK, van der Bom JG, van Diemen-Homan JE, Willemse J, Rosendaal FR. Bleeding in carriers of hemophilia. Blood. 2006; 108: 52−56. https://doi. org/10.1182/blood-2005-09-3879.

Warner PE, Critchley HO, Lumsden MA, Campbell-Brown M, Douglas A, Murray GD. Menorrhagia I: measured blood loss, clinical features, and outcome in women with heavy periods: a survey with follow-up data. Am J Obstet Gynecol. 2004; 190: 1216−1223. https://doi.org/10.1016/j.ajog.2003.11.015.

儿童血栓形成

32

克里斯蒂娜·海莉

简述

血栓形成在儿科中是罕见事件，但在过去10年中发病率有所增加，目前调查表明，发达国家的发病率为儿童0.07/万～0.49/万，或每一万次入院4.9～21.9（Mahajerin and Croteau 2017；Takemoto et al. 2014；Setty et al. 2012）。儿童血栓形成的发生呈双峰型分布，第一个高峰出现在新生儿期，第二个高峰出现在青春期。但是将住院和出院标准化后，血栓形成的发病率随着年龄的增长而增加（Mahajerin and Croteau 2017；Setty et al. 2012）。一般来说，儿科血栓形成是一个三级保健问题，更多发生在患有慢性疾病如先天性心脏缺陷、肾脏疾病或恶性肿瘤的儿童以及创伤或有中心静脉导管的ICU住院儿童中。绝大多数儿童血栓形成是由基础状况诱发或与之相关（Setty et al. 2012；Jaffray and Young 2018）。儿童的抗凝治疗需要特殊考虑，因为发育中的凝血系统具有特殊性，影响儿童的因素在血栓形成事件后可能继续存在数10年，以及对年轻且活跃的患者抗凝的风险。儿童血栓形成的治疗可依据第9版CHEST指南以及美国血液学会2018年静脉血栓栓塞管理指南：儿科静脉血栓栓塞的治疗（Monagle et al. 2012，2018）。

正常范围

凝血系统受到发育调节，导致凝血因子、纤溶蛋白的质和量与血小板功能具有年龄依赖性（Jaffray and Young 2013）。"发育止血"一词用于指止血系统促凝和抗凝功能处于不断发展平衡的时期。大多数凝血蛋白水平在出生时很低，并在1年内慢慢上升到成人范围。出生时抗凝血酶、蛋白质C和蛋白质S的水平极低，蛋白质C水平持续低于正常范围直到青少年时期（Jaffray and Young 2013）。在解释年少患者的实验室值时，使用特定年龄的正常范围非常重要。

深静脉血栓形成和肺栓塞

静脉血栓栓塞症（VTE）在儿童时期仍然罕见，但其发病率正在增加。绝大多数儿科VTE存在诱发因素，并且在大多数VTE中至少发现了一个风险因素（Mahajerin and Croteau 2017；Setty et al. 2012；Jaffray and Young 2018）。与儿科患者VTE相关的危险因素包括慢性疾病过程，例如先天性心脏病、炎症性肠病或恶性肿瘤（Mahajerin and Croteau 2017；Setty et al. 2012；Jaffray and Young 2018；Branchford et al. 2012）。与儿童血栓形成相关的其他危险因素包括制动、全身或局部感染、入住ICU、住院时间延长（>5天）、机械通气、肥胖、使用外源性激素、中心静脉导管（Branchford et al. 2012）。遗传性易栓症，如Ⅴ因子莱登突变、蛋白质C缺乏、蛋白质S缺乏、抗凝血酶缺乏或凝血酶原基因突变，这些因素可能会与获得性危险因素协同作用增加血栓形成的风险（van Ommen and Nowak-Gottl 2017；Tormene et al. 2002；Mahajerin et al. 2014）。

因为DVT和PE在儿科中极为罕见，诊断儿童DVT和PE最重要的是临床高度怀疑。与成人相似，患者会出现患肢皮肤的疼痛、肿胀和发热，在出现肺栓塞时会出现持续的胸痛或呼吸急促（Jaffray and Young 2018）。对于有中心静脉导管的儿童，可能会出现复发性中心静脉导管故障。此外，它们可能会出现类似上腔静脉综合征（superior vena cava syndrome，SVC综合征）的阻塞相关并发症（Jaffray et al. 2017）。

尽管缺乏儿科相关的研究，但多普勒超声仍然是首选的诊断性检查（Jaffray and Young 2018）。使用多普勒超声看到上端中心静脉近端血栓具有挑战性，当临床高度怀疑中心静脉近端血栓形成但多普勒检测阴性时，有时会使用超声心动图、CT血管造影和MRA。CT肺血管造影是高度怀疑PE的幼儿的首选检查，因为在不能配合的幼儿中很难进行V/Q扫描（Zaidi et al. 2017）。然而，在年龄较大的儿童中，V/Q扫描可用作检查PE的第一步。但是，如果V/Q扫描为阴性，但临床仍然高度怀疑，则需要使用CT进行进一步的评估。

关于D-二聚体在儿科人群中效用的数据有限，并且D-二聚体的阴性预测值尚未在儿童中得到验证（Zaidi et al. 2017）。在这些数据更加可靠之前，应谨慎使用D-二聚体，在青少年人群中也是如此。遗传性易栓症检测在儿科中的作用存在争议，其结果很少影响急性或慢性治疗决策，特别是在诱发性血栓形成中。目前的指南反对针对诱发性血栓形成进行易栓症检测（Chalmers et al. 2011）。遗传性易栓症检测对评估无诱因VTE儿科患者可能有一些效用，虽然结果不太可能改变诊疗（Jaffray and Young 2018）。但是测试结果可能有助于了解无诱因血栓形成的病理生理。在诊断VTE时检测抗磷脂抗体（狼疮抗凝物、抗心磷脂抗体IgG和IgM，以及抗β$_2$糖蛋白IgG和IgM），如果无诱因VTE的初始检测呈阳性，则在诊断后12周再次检测也有助于确定疗程，但该测试在诱发性VTE中的作用尚不清楚。在儿科患者开始抗凝之前，应获得基线全血细胞计数、PT/INR、PTT、肝功能和肾功能。

栓塞或血栓形成相关的死亡风险是儿科年龄组需要考虑的重要因素，然而这些事件在儿科中相对罕见。据报道，儿科患者的VTE死亡率为11.4‰每儿童岁，儿科患者VTE全因死亡率估计为9% ～ 17%（Mahajerin and Croteau 2017）。然而，归因于VTE本身的死亡率很低，仅为1.5% ～ 2.2%（Mahajerin and Croteau 2017）。小儿VTE更常见的有害结果是血栓形成后综合征以及由此导致的异常静脉解剖和慢性静脉功能不全。与成人VTE患者相比，血栓形成后综合征（PTS）在儿科VTE患者中的报道较少，12.4%的VTE儿童报告患有PTS（Mahajerin and Croteau 2017）。然而，由于怀疑指数低和随访期短，PTS的发生率可能被低估。儿科患者可能会在血栓形成事件后存活数十年，因此，预防可能对生活质量和医疗成本产生重大影响的长期并发症很重要。通过凝块消退恢复正常的血管流动是抗凝的一个重要目标。

各指南中均提到VTE的治疗，美国血液学会2018年指南提供了最新的建议（Monagle et al. 2012，2018）。然而，这些指南通常没有强有力的证据，一般是从成人数据中推断出来的，并且经常基于专家意见。不过，该指南确实提供了治疗框架，并且通常用于儿童VTE的治疗。由于发展中的止血系统的独特性以及儿科VTE管理中涉及的儿科特定风险和收益平衡，如果有儿童血液科医生，则应与其协调进行儿科VTE的治疗。

新生儿的治疗以血栓形成的程度和症状为指导，在某些情况下，建议重新行影像检查而不是立即开始抗凝治疗，特别是在极早产儿抗凝治疗出血风险过高的情况下。然而，大多数新生儿静脉血栓栓塞症都给予了抗凝治疗（Monagle et al. 2012）。对于诱发性血栓形成的儿童，3个月的抗凝治疗通常是标准治疗（Monagle et al. 2012，2018）。如果诱发因素仍然存在，则可以考虑持续抗凝直至诱发因素被去除。然而，对于无诱因血栓形成的儿童，治疗延长至6 ～ 12个月，有时甚至无限期延长（Monagle et al. 2012，2018）。目前正在进行研究以确定针对诱发性儿科血栓形成的最佳抗凝持续时间。预防措施对新生儿和儿童的作用尚未明确，但至少应在年龄较大的青少年和复发血栓形成的儿童中考虑基于风险的预防措施（Branchford et al. 2012）。

导管相关血栓形成

与成人一样，在儿童中使用导管与静脉血栓形成的高发生率相关，而中心静脉导管（CVC）是儿童发生VTE的最常见危险因素（van Ommen et al. 2001）。与CVC相关的血栓形成最常见于1岁以下的儿童，这可能是因为婴儿血管直径较小。此外，CVC相关血栓形成更容易发生在恶性肿瘤、危重病、先天性心脏病、全身感染、全胃肠外营养、创伤以及新生儿重症监护病房的患者中（Jaffray et al. 2017）。中心静脉导管阻塞或频繁的中心静脉相关感染有时是血栓形成的前兆，应增加对VTE的筛查。在患有导管相关血栓形成的新生儿中，血小板减少可能是主要表现。

脐动脉和静脉是新生儿导管插入的独特部位。在尸检中发现，在死亡时有脐血管导管的新生儿中，20% ～ 65%有血栓形成（Veldman et al. 2008）。对婴儿脐血管导管相关症状性VTE的估计较为宽泛，长期并发症包括肾病、门静脉高压和静脉曲张。脐动脉血栓形成更为罕见（Veldman et al. 2008），但可能与严重并发症有关，例如肾动脉或肠系膜动脉血栓形成、肾衰竭或死亡（Ergaz et al. 2012）。

对儿科患者与成人患者CVC相关血栓形成的治疗不同（Monagle et al. 2012，2018）。当前指南（2018年）建议，如果患者需要持续的静脉通路，则在存在血栓形成时反对移除有功能的CVC。但是，如果CVC不需要或无功能，则建议移除。如果导管需要被移除，指南建议将CVC的移除延迟到开始抗凝之后。推荐CVC相关VTE的抗凝持续时间为3个月或更短。如果抗凝治疗3个月后其他诱因素仍然存在，CVC仍然存在，则可以考虑延长抗凝疗程（Monagle et al. 2012，2018）。动脉血栓形成要求移除导管，如果发生严重缺血，应考虑导管定向溶栓治疗（Monagle et al. 2012，2018）。

腹部静脉血栓形成

腹部静脉血栓比四肢静脉血栓少见。然而，12%～17%的儿科VTE发生在腹腔内，IVC（下腔静脉）是最常见的受累血管（Kumar and Kerlin 2017）。IVC血栓形成通常是下肢近端血栓延伸的结果。在儿科患者中一种罕见的发现是先天性IVC发育不全或闭锁（发生率为0.6%），但在表现为看似无诱因下肢近端DVT的儿科患者中应考虑这种情况（Kumar and Kerlin 2017）。

肾静脉血栓形成最常见于出生后的第一个月，大多数发生在出生后的第一周。肾静脉血栓形成的高危疾病有发绀型心脏病、脱水、败血症和脐静脉导管置入（Kumar and Kerlin 2017）。常见的体征是血小板减少、血尿、肾功能不全和腰部肿块，可以通过超声或血管成像进行诊断（Kumar and Kerlin 2017）。但新生儿肾静脉血栓的治疗仍然存在争议，在没有IVC侵犯时建议保守治疗，复查影像，如果发生延伸，则建议开始抗凝治疗。对于有IVC侵袭的RVT（肾静脉血栓形成），建议抗凝治疗（Monagle et al. 2018）。

门静脉血栓形成在儿科人群中并不常见。它在新生儿中比在年龄较大的儿童中更常见，通常与脐静脉导管置入术有关（Kumar and Kerlin 2017）。在年龄较大的儿童中，它与肝移植、腹腔内感染、脾切除术、镰状细胞病和抗磷脂抗体有关，但在>50%的儿童中，潜在病因并未确定。对于无诱因门静脉血栓形成的青少年，评估夜间睡眠性血红蛋白尿和Janus酪氨酸激酶2（JAK2）突变可能有用（Kumar and Kerlin 2017）。理想的治疗还没有研究，但目前的儿童门静脉血栓指南推荐，如门静脉血栓出现在肝移植后，血管闭塞且为特发性的则建议抗凝治疗。然而，指南不支持对非闭塞性门静脉血栓患者进行抗凝治疗。如果存在海绵样变，抗凝可能会增加静脉曲张出血的风险，通常不适用（Monagle et al. 2012，2018）。

小儿中风

儿童急性缺血性卒中（AIS）的发病率约为2.4/（100 000/年），但确切数字难以确定（Felling et al. 2017）。围产期 AIS 的发病率更高，估计每 2 500～4 000 名活产婴儿中有一名（deVeber et al. 2017）。围产期是个体生命中 AIS 风险最高的时期之一。对于儿科 AIS，发生风险随着年龄的增长而降低，直到青春期。除去围产期和一岁以前，AIS 的风险非常低（Felling et al. 2017）。

围产期 AIS 的危险因素可归因于母亲、胎盘或新生儿，病因是多因素的。具体的危险因素包括母体发热、胎膜破裂时间过长、APGAR 评分低、胎盘血栓形成、新生儿酸中毒、新生儿发热、新生儿败血症和新生儿先天性心脏病（Felling et al. 2017；deVeber et al. 2017）。围产期 AIS 的复发率非常低，这支持了病理生理与妊娠、胎盘或新生儿期特征相关的观点（Felling et al. 2017）。在患有 AIS 的新生儿中确定易栓症的情况并不少见，然而，易栓症存在与否并不改变治疗。新生儿或围产期 AIS 的治疗通常是支持治疗，很少采用抗凝或抗血小板治疗（deVeber et al. 2017）。然而，某些情况可能有抗凝或抗血小板治疗的指征，例如存在其他 VTE、先天性心脏病或心源性栓塞源，儿童血液病专家参与治疗决策可能会有所帮助（Monagle et al. 2012，2018）。

儿童期 AIS 有许多危险因素，并且与成年人群有很大差异。风险因素包括动脉病、先天性心脏病、镰状细胞病、恶性肿瘤、胶原血管病、风湿性疾病和易栓症（获得性和先天性）（Felling et al. 2017）。动脉病变是儿科患者的常见危险因素，40%～80%的 AIS 儿童血管成像发现动脉异常（Felling et al. 2017）。脑动脉病可能与感染相关，水痘感染与一过性脑动脉病有关，尤其是在水痘诊断后 1 年内（Felling et al. 2017）。然而，通过接种疫苗，水痘相关的血管病变与过去相比成为不太常见的原因。新近的研究确定其他疱疹病毒是小儿 AIS 发展的相关因素。与成人患者相比，儿科患者动脉夹层可能更常见（Felling et al. 2017）。先天性和后天性心脏病是儿童 AIS 的另一个重要风险因素。据报道，与一般人群相比，该人群患 AIS 的风险增加了 16 倍。虽然儿童期 AIS 的复发风险较低（Felling et al. 2017；deVeber et al. 2017），但与其他原因导致的 AIS 患者相比，患有相关先天性心脏病的患者 AIS 复发风险高于因其他原因导致 AIS 的患者。镰状细胞病是儿童 AIS 的另一个重要危险因素，慢性输血治疗对于根据经颅多普勒血流速度确定卒中高风险的儿童是一种有效的一级预防策略，但并非全世界可以输血（Felling et al. 2017）。镰状细胞病患者应被视为 AIS 的高危人群，尤其是当他们正在经历急性疾病、急性镰状细胞病、感染或严重贫血时。

CHEST 指南为儿童 AIS 的治疗提供了建议（Monagle et al. 2012）。除了神经科和重症监护病房的支持性治疗外，一般治疗方法是针对动脉夹层和心源性栓塞原因进行抗凝治疗，并在未发现颅内出血的情况下由于其他原因使用阿司匹林治疗（Monagle et al. 2012）。建议在 AIS 后继续使用阿司匹林治疗 2 年（Monagle et al. 2012）。对于 AIS 的心源性栓塞原因，建议抗凝治疗至少 3 个月（Monagle et al. 2012）。对于与动脉夹层相关的AIS，建议抗凝治疗至少6周，并持续评估血管。基于病因的额外治疗与镰状细胞病一样。

儿童期AIS具有显著的长期并发症，据报道31%～51%儿童期AIS患者存在明显的神经功能缺陷（Felling et al. 2017），情绪和行为挑战很常见。年龄较大的儿童比年幼的儿童更容易出现AIS的长期影响，复发通常不常见。在加拿大的AIS登记中1%的新生儿和12.6%的年龄较大的儿童经历了复发性AIS或短暂性脑缺血发作，大多数复发性AIS患者在头3个月内复发，加拿大的登记中仅有一小部分儿童1年后复发（deVeber et al. 2017）。

脑窦静脉血栓形成（CSVT）的发病率约为0.6/10 000，其中30%～50%的脑窦静脉血栓形成病例发生在新生儿期（Ichord 2017）。CSVT主要与潜在疾病相关，例如脱水、头颈部感染、创伤、近期的中枢神经系统手术或缺铁性贫血（Ichord 2017）。CSVT导致流出道阻塞、静脉充血、水肿，最终导致梗死伴或不伴相关出血（Ichord 2017）。CSVT的症状是多变的，取决于患者的年龄和血栓形成的促成因素，新生儿可能会出现意识水平下降和（或）癫痫发作（Ichord 2017），年龄较大的儿童通常表现为意识水平下降、头痛和呕吐（Ichord 2017）。体检需要注意精神状态受损、视乳头水肿、第Ⅵ对脑神经麻痹或新生儿囟门膨出（Ichord 2017），最好使用MRI和MR静脉造影进行诊断，这将识别血栓形成以及任何相关的脑损伤（Ichord 2017）。CSVT有抗凝治疗的指征，出血并不是治疗的绝对禁忌证，因为出血很可能是静脉阻塞的结果（Monagle et al. 2012, 2018）。抗凝治疗的持续时间至少为3个月，但6～12个月的抗凝治疗可能更适合于无诱因的CSVT或治疗3个月后仍未缓解的CSVT。大多数儿童能够在急性CSVT中存活下来，大约50%的儿童继续过正常的生活。然而，有高达40%的人继续有神经功能缺损。

纯合子蛋白质C或蛋白质S缺乏症

当暴发性紫癜在分娩后数小时至数天出现时，应怀疑纯合子蛋白质C或蛋白质S缺乏（Monagle et al. 2001）。其他症状包括因视网膜血栓和出血导致的失明、中枢神经系统出血、严重的弥散性血管内凝血（DIC）和大血管血栓形成（Takemoto et al. 2014）。通过证明新生儿缺乏蛋白质C或蛋白质S（利用特定年龄的参考范围）并通过证明父母是蛋白质C或蛋白质S缺乏症的杂合子来进行诊断（Price et al. 2011）。治疗旨在补充缺失的蛋白质，通常每6～12小时给予新鲜冰冻血浆（10～20mL/kg）（Price et al. 2011）。蛋白质C浓缩物是可用的，可提供更具针对性的治疗（Manco-Johnson et al. 2016），没有可用的蛋白质S浓缩物。一旦患者病情稳定且所有皮肤损伤均已愈合，则可长期使用FFP或蛋白质C浓缩物±抗凝治疗。

儿科使用抗血栓药物

抗血小板治疗

尽管儿童有使用抗血小板治疗

的需要，但关于这些药物剂量的数据很少（Monagle et al. 2001）。特别是在新生儿中，血小板功能的差异可能会影响抗血小板治疗。针对机械瓣膜，6～20mg/（kg·d）的阿司匹林剂量都有使用（Monagle et al. 2001）。较低剂量［1～5mg/（kg·d）］曾用在患有Blalock-Taussig（BT）分流、其他血管内分流和一些缺血性卒中的个体（Monagle et al. 2001）。关于在儿童中使用噻氯匹定、氯吡格雷或GpⅡb/Ⅲa抑制剂的剂量的数据很少（Monagle et al. 2001）。

肝素和肝素诱导的血小板减少症

由于婴儿的抗凝血酶水平低以及凝血系统存在其他差异，因此在婴儿中使用普通肝素具有挑战性（Monagle et al. 2001）。肝素治疗通常以75U/kg的剂量静脉推注开始，维持剂量应基于抗Ⅹa水平的检测，目标为0.3～0.7IU/mL，但通常1岁以下儿童使用剂量为28U/（kg·h）左右，较大儿童20U/kg.h（Monagle et al. 2001；Samuel et al. 2016；Malec and Young 2017）。

肝素诱导的血小板减少症（HIT）可发生在新生儿和儿童中，但非常罕见。由于需要频繁血管内置管并伴有肝素暴露，对于有复发性血栓形成或新发血小板减少症的先天性心脏病儿童应考虑HIT。

低分子量肝素

低分子量肝素（LMWH）在儿童中具有多种优势，尤其是易于给药和监测（表32.1）。新生儿比年龄较大的儿童需要更高的剂量。在儿科患者中研究的最多的药物是依诺肝素，2个月以上儿童的剂量为1mg/（kg·12h），2个月以下儿童的剂量为1.5～1.75mg/（kg·12h）（Malec and Young 2017）。应在第二次或第三次给药后4小时检查抗Ⅹa水平，目标水平为0.5～1.0IU/mL（Monagle et al. 2001；Malec and Young 2017）。在患者体重可能在短时间内发生变化的新生儿中，应注意评估体重显著增加或减少时基于体重的药物剂量，以确保药物处于治疗窗内。磺达肝癸钠也用于儿科人群，具有每日给药1次、无HIT风险和无骨质疏松症风险的优点（Malec and Young 2017）。

表32.1　肝素和低分子量肝素的儿科剂量

标准肝素
推注：75U/kg
维持
<1岁：每小时28U/kg
>1岁：每小时20U/kg
调整到反映肝素水平为0.35～0.70抗Ⅹa单位的APTT范围
依诺肝素
治疗剂量
<2个月：每12小时1.5mg/kg
>2个月–成人：每12小时1.0mg/kg

华法林

尽管儿童通常比成人具有较低的维生素K依赖蛋白，但通常儿童比成人每单位体重需要更多的华法林（Streif et al.

1999）。目前已有基于年龄的剂量起点（表32.2）：2个月至1岁，0.2mg/kg；1～5岁，0.09mg/kg；6～10岁，0.07mg/kg；11～18岁，0.06mg/kg。由于饮食摄入的差异，华法林可能难以用于婴儿或儿童，对于急性抗凝，LMWH通常是首选（Malec and Young 2017）。如果患者服用华法林，应密切监测INR，以使其保持在所治疗疾病要求的范围内。

表32.2　华法林的儿科剂量

第1天：华法林 0.2mg/kg	
第2～4天方案	
INR	措施
1.1～1.3	重复第1天的剂量
1.4～1.9	第1天剂量的50%
2.0～3.0	第1天剂量的50%
3.1～3.5	第1天剂量的25%
>3.5	停药到 INR<3.5，然后给予以前剂量的50%
维持指南	
INR	措施
1.1～1.3	增加20%剂量
1.4～1.9	增加10%剂量
2.0～3.0	不变
3.1～3.5	减少10%剂量
>3.5	停药到 INR<3.5，然后予以以前剂量的20%

溶栓治疗

　　溶栓治疗在小儿血栓形成中的作用是有争议的，尚未得到很好的研究。儿童中研究最多的溶栓剂是组织型纤溶酶原激活剂（tPA）。目前的指南建议在小儿深静脉血栓形成和亚大块肺栓塞中不要使用溶栓（Monagle et al. 2012）。然而，指南建议在血流动力学失代偿的PE中使用溶栓（Monagle et al. 2012）。虽然关于在儿科患者中使用溶栓的数据有限，但在某些情况下可以使用溶栓，特别是在有经验丰富的介入放射科医师或心脏病科医师以及重症监护室和儿童血液病专家的中心（Tarango and Manco-Johnson 2017）。

新型口服抗凝剂

　　新型口服抗凝剂尚未在儿科人群中研究，但它们可能为改善该人群的抗凝作用提供极好的机会（Malec and Young 2017）。

　　　　　　　　　　　　　　　　（杨渊　译）

建议阅读

Branchford BR, Mourani P, Bajaj L, Manco-Johnson M, Wang M, Goldenberg NA. Risk factors for in-hospital venous thromboembolism in children: a case-control study employing diagnostic validation. Haematologica. 2012; 97(4): 509–515.

Chalmers E, Ganesen V, Liesner R, et al. Guideline on the investigation, management and prevention of venous thrombosis in children. Br J Haematol. 2011; 154(2): 196–207.

deVeber GA, Kirton A, Booth FA, et al. Epidemiology and outcomes of arterial ischemic stroke in children: the Canadian Pediatric Ischemic Stroke Registry. Pediatr

Neurol. 2017; 69: 58–70.

Ergaz Z, Simanovsky N, Rozovsky K, et al. Clinical outcome of umbilical artery catheter-related thrombosis — a cohort study. J Perinatol. 2012; 32(12): 933–940.

Felling RJ, Sun LR, Maxwell EC, Goldenberg N, Bernard T. Pediatric arterial ischemic stroke: epidemiology, risk factors, and management. Blood Cells Mol Dis. 2017; 67: 23–33.

Ichord R. Cerebral sinovenous thrombosis. Front Pediatr. 2017; 5: 163.

Jaffray J, Young G. Developmental hemostasis: clinical implications from the fetus to the adolescent. Pediatr Clin N Am. 2013; 60(6): 1407–1417.

Jaffray J, Young G. Deep vein thrombosis in pediatric patients. Pediatr Blood Cancer. 2018; 65(3).

Jaffray J, Bauman M, Massicotte P. The impact of central venous catheters on pediatric venous thromboembolism. Front Pediatr. 2017; 5: 5.

Kumar R, Kerlin BA. Thrombosis of the abdominal veins in childhood. Front Pediatr. 2017; 5: 188.

Mahajerin A, Croteau SE. Epidemiology and risk assessment of pediatric venous thromboembolism. Front Pediatr. 2017; 5: 68.

Mahajerin A, Obasaju P, Eckert G, Vik TA, Mehta R, Heiny M. Thrombophilia testing in children: a 7 year experience. Pediatr Blood Cancer. 2014; 61(3): 523–527.

Malec L, Young G. Treatment of venous thromboembolism in pediatric patients. Front Pediatr. 2017; 5: 26.

Manco-Johnson MJ, Bomgaars L, Palascak J, et al. Efficacy and safety of protein C concentrate to treat purpura fulminans and thromboembolic events in severe congenital protein C deficiency. Thromb Haemost. 2016; 116(1): 58–68.

Monagle P, Michelson AD, Bovill E, Andrew M. Antithrombotic therapy in children. Chest. 2001; 119(1 Suppl): 344S–370S.

Monagle P, Chan AKC, Goldenberg NA, et al. Antithrombotic therapy in neonates and children: antithrombotic therapy and prevention of thrombosis, 9th ed: American College of Chest Physicians evidence-based clinical practice guidelines. Chest. 2012; 141(2 Suppl): e737S–801S.

Monagle P, Cuello CA, Augustine C, et al. American Society of Hematology 2018 guidelines for management of venous thromboembolism: treatment of pediatric venous thromboembolism. Blood Adv. 2018; 2(22): 3292–3316.

Price VE, Ledingham DL, Krumpel A, Chan AK. Diagnosis and management of neonatal purpura fulminans. Semin Fetal Neonatal Med. 2011; 16(6): 318–322.

Samuel S, Allison TA, Sharaf S, et al. Antifactor Xa levels vs. activated partial thromboplastin time for monitoring unfractionated heparin. A pilot study. J Clin Pharm Ther. 2016; 41(5): 499–502.

Setty BA, O'Brien SH, Kerlin BA. Pediatric venous thromboembolism in the United States: a tertiary care complication of chronic diseases. Pediatr Blood Cancer. 2012; 59(2): 258–264.

Streif W, Andrew M, Marzinotto V, et al. Analysis of warfarin therapy in pediatric patients: a prospective cohort study of 319 patients. Blood. 1999; 94(9): 3007–3014.

Takemoto CM, Sohi S, Desai K, et al. Hospital-associated venous thromboembolism in children: incidence and clinical characteristics. J Pediatr. 2014; 164(2): 332–338.

Tarango C, Manco-Johnson MJ. Pediatric thrombolysis: a practical approach. Front Pediatr. 2017; 5: 260.

Tormene D, Simioni P, Prandoni P, et al. The incidence of venous thromboembolism in thrombophilic children: a prospective cohort study. Blood. 2002; 100(7): 2403–2405.

van Ommen CH, Nowak-Gottl U. Inherited thrombophilia in pediatric venous thromboembolic disease: why and who to test. Front Pediatr. 2017; 5: 50.

van Ommen CH, Heijboer H, Buller HR, Hirasing RA, Heijmans HS, Peters M. Venous thromboembolism in childhood: a prospective two-year registry in The Netherlands. J Pediatr. 2001; 139(5): 676−681.

Veldman A, Nold MF, Michel-Behnke I. Thrombosis in the critically ill neonate: incidence, diagnosis, and management. Vasc Health Risk Manag. 2008; 4(6): 1337−1348.

Zaidi AU, Hutchins KK, Rajpurkar M. Pulmonary embolism in children. Front Pediatr. 2017; 5: 170.